W0333429

HOMMES ET DESTINS
A LA CLINIQUE DE LA FORÊT-NOIRE

Déjà parus :

La Clinique de la Forêt-Noire, 1987.
Mariage à la Clinique de la Forêt-Noire, 1988.

PETER HEIM

HOMMES ET DESTINS
A LA CLINIQUE
DE LA FORÊT-NOIRE

d'après le scénario de
HERBERT LICHTENFELD
pour la série télévisée
de la ZDF

Traduit de l'allemand
par Dominique Peters

PIERRE BELFOND
216, boulevard Saint-Germain
75007 Paris

Ce livre a été publié sous le titre original
MENSCHEN UND SCHICKSALE
IN DER SCHWARZWALDKLINIK
par Hestia Verlag GmbH, Bayreuth

Si vous souhaitez recevoir notre catalogue
et être tenu au courant de nos publications,
envoyez vos nom et adresse, en citant ce livre,
aux Éditions Pierre Belfond,
216, bd Saint-Germain, 75007 Paris.
Et, pour le Canada, à
Edipresse Inc., 945, avenue Beaumont,
Montréal, Québec H3N 1W3.

ISBN 2.7144.2390.6

Copyright © Hestia Verlag GmbH, 1986

Copyright © Belfond 1990 pour la traduction française

Jamais Käte Marek n'aurait permis qu'on la comparât à une reine. Mais, quand Klaus Brinkmann la vit dans son fauteuil près du poêle de faïence, il lui trouva un air singulièrement royal. Elle était assise très droite, rigide, comme changée en une figurine d'ivoire. Elle semblait si distante et hautaine que Brinkmann dut chercher ses mots – en vain.

Qu'y avait-il à dire, d'ailleurs ? Rien. Bon, alors autant se taire.

Käte, les bras croisés sur la poitrine telle une dame de jeu d'échecs dépossédée de son échiquier, n'était accessible à nulle objection, à nul argument.

Silence dans la maison.

Pas d'autre mouvement que ceux du vent. Des branches effleuraient le toit, claquaient contre les gouttières, et là-haut, sur le versant de la colline, la bourrasque feulait et courbait les troncs, arrachait les feuilles, avant de déferler contre les murs de la maison et de secouer les fenêtres du premier étage.

Cela non plus, Käte ne paraissait pas le percevoir.

– Allons, Käti ! Buvons au moins quelque chose.

Elle ouvrit alors les yeux pour lui lancer un regard qui lui fit mal. Il n'obtint pas d'autre réponse.

Il se dirigea vers le buffet, en sortit la bouteille de vieux porto que Schäfer lui avait offerte lors de sa dernière visite, et fouilla dans le meuble en prenant tout son temps, à la recherche d'un verre idoine.

Käte... Comme si Udo n'avait pas suffi ! Des réfugiés ? Non, des naufragés. Ou les deux à la fois. En tout cas, deux victimes, qui tombaient du ciel le même soir pour annoncer la faillite de leurs couples respectifs. Comment appeler cela ? Funeste dimanche ou retrouvailles de la famille ?

– Peine partagée, plus vite oubliée !

Udo était décidément incapable de renonçer à ses dictons.

– Je ne peux pas récupérer mon ancienne chambre ? Eh bien, je me contenterai du garage. N'importe quoi me conviendra. A Käte aussi, sans doute – n'est-ce pas, mon trésor ? Le vernis s'est écaillé, les ailes sont coupées, Käte. A cela aussi, on s'habitue. Il y a probablement pire.

L'haleine chargée d'alcool, le ricanement typique d'Udo. Soit... Quand même, la situation n'avait rien de gai. Tout en versant le porto, Brinkmann cherchait à se faire une idée de ce qui avait bien pu se passer entre Käte et son chevalier servant de la maison de retraite, le galant juge Taubricht. Les réponses obtenues jusqu'à présent ne permettaient en rien de parvenir à une explication sensée. Quoi qu'il ait pu arriver, la déception semblait écrasante. Sans doute Udo avait-il raison sur ce point : les ailes étaient coupées.

Il tendit le verre à Käte.

– Allons, Käti, voilà une petite merveille qui vient du Portugal et qui a probablement séjourné des années dans la cave des Grossmann. Un vieux porto comme tu les aimes.

– Merci, en ce moment, je n'ai pas envie de boire.

Käte renonçait même à son vin de liqueur préféré ?

Brinkmann posa le verre, s'accroupit près d'elle et lui saisit les poignets.

– Käti, tu ne dis rien, tu ne bois rien, j'en suis même à me demander si tu respires encore, si tu es encore de ce monde ! Où est-ce qu'on va, comme ça ?

Elle souffla par le nez. Puis elle leva le menton, ouvrit enfin la bouche et dit :

– Je m'en doutais bien !

– De quoi est-ce que tu te doutais ?

– Que, chez toi, je ne récoltais que des moqueries. Que vous ririez de moi.

Il cherchait encore à encaisser ce coup quand le second le frappa :

– Tu as vraiment de quoi être fier, Klaus.

– Moi ? Fier de quoi ?

– De tes connaissances en psychologie, je présume. Tu en es fier, n'est-ce pas ?

– Je ne comprends pas un mot de ce que tu dis.

– Eh bien, tes prophéties... Tu avais raison.

Mon Dieu ! pensa-t-il. Et c'est lui qui but le porto. Il le trouva trop doux et passablement poisseux.

– Donne-m'en aussi un verre. Ça peut se boire sur du cognac, non ?

– Pourquoi ?

– Parce que je viens de m'offrir quelques cognacs. Avec Udo.

– Tu as bu ?

– Oh oui ! Pourquoi pas ? Est-ce que tu as des objections ?

– Non, naturellement. Pourquoi en aurais-je ?

Brinkmann avait pourtant l'air plutôt troublé.

– Alors, tu vois... Et ce porto devrait me faire du bien.

– A ta santé !

Dehors, contre les murs, le vent s'enfla en plainte tremblante d'orgue funèbre. Une lueur d'un bleu blafard balaya les vitres. La nature, elle aussi, semblait se libérer des tensions accumulées. Mais Käte, d'ordinaire si prompte à manifester sa sensibilité aux intempéries, ne cilla pas. Elle parut même n'avoir rien remarqué.

L'embarras de Brinkmann se transforma en stupéfaction. Il chercha péniblement à renouer le fil, mais saisit le mauvais bout.

– Käte, je t'ai déjà dit à quel point nous étions heureux de te retrouver parmi nous. Mais j'ignore évidemment à quelles circonstances nous le devons. Quoi qu'il en soit, il me semble pourtant que ton idée du bonheur, ou disons ta conception de la vie...

– Ah ! mon Dieu ! Ma conception de la vie ! Et mon idée du bonheur, par-dessus le marché !

Elle se leva, avec une promptitude étonnante. La reine d'ivoire était redevenue Käte Marek.

– Donne-moi un peu de porto ! dit-elle.

Il reprit la bouteille.

– A ton service...

– Et ne dis pas de bêtises, s'il te plaît.

– Je ne comprends pas...

– Évidemment ! Tu ne peux pas comprendre, puisque tu n'étais pas là !

Elle le regarda verser le porto.

– Tu trembles !

– Et ça t'étonne ?

Mais elle n'entendit pas cette réplique.

– Ce type est timbré ! Et pas qu'un peu. A ta santé !

Brinkmann allait répondre : « A la tienne » quand il s'aperçut que son verre était vide. De toute façon, comment aurait-il pu trinquer avec Käte Marek quand cette victime accablée sous les ruines de ses rêves, venue se réfugier dans son ancienne maison, se mettait soudain à rire ?

– Les miettes... je ne devais pas jeter les miettes de pain aux oiseaux ! Ni saluer certaines personnes. Voilà ! Et la cafetières à fleurs, il ne fallait l'utiliser que le dimanche. Quant à la défunte Gunhilde, sa femme, il voulait me la coller au-dessus de mon lit ! A la place du garde forestier...

– Ton garde forestier ?

– Exactement : à la place de mon garde forestier. Je suis peut-être pénible, mais lui, ce Taubricht, il bat vraiment tous les records. Est-ce que j'allais me laisser tyranniser ? Par un tel maniaque ?

Brinkmann avait maintenant repris contenance.

– Non, jamais de la vie ! Surtout pas par un tel maniaque !

– Justement.

–Si tu dois te laisser tyranniser, que ce soit seulement par des gens normaux – comme nous.

Elle le fut aussitôt sur le qui-vive, ce que Brinkmann nota avec soulagement. Käte Marek semblait avoir totalement retrouvé son aptitude à réagir avec la vivacité de l'éclair.

– Je ne vois pas très bien où tu veux en venir, Klaus. Mais naturellement, je ne reste pas. Tu sais bien que je ne veux être à charge à personne.

Il gagna la fenêtre et ferma les rideaux.

– Il ne s'agit pas de ça, Käti. Nous avons besoin de toi !

– Vous avez besoin d'une gouvernante, et vous en avez trouvé une. Elle occupera d'ailleurs tout un appartement, celui d'Udo, équipé de tout ce qu'il faut.

Il prit une profonde inspiration. Que répondre à cela ? Malgré son apathie pétrifiée, elle avait tout enregistré. Était-ce étonnant, d'ailleurs ?

– Écoute, Käte, chez nous, ce n'est pas la place qui manque. Et puis la question n'est pas là.

– Ah bon ?

– Non. Tu restes le bon génie de cette maison.

Cette déclaration pouvait paraître bêtement sentimentale, mais il pensait ce qu'il disait, il le pensait du fond du cœur. Après tout, aussi loin qu'il remontât dans ses souvenirs, c'était bien ce qu'elle avait toujours été. Elle le serait de nouveau, nom de nom !

Mais maintenant, Brinkmann s'inquiétait du petit rire de Käte, et même de sa vivacité opiniâtre, du regard dont elle le dévisageait. Il n'avait pas réussi à percer les défenses dont elle s'était entourée.

Elle reposa son verre et toussa. Ses épaules tremblèrent. Elle avait vraiment vieilli au cours des quelques jours où ils ne s'étaient pas vus. Avait-elle vécu de durs moments ? En avait-elle trop fait ? Seulement, qu'y pouvait-il ?

– Le bon génie qui casse la porcelaine, dit-elle. Et qui en plus oublie de régler les factures, n'est-ce pas ?

Il s'approcha d'elle et chercha sa main.

– Pourquoi es-tu si sévère avec toi-même, Käti ? Alors qu'à moi, tu me pardonnes tout... Et Mme Michaelis, eh bien, tu t'habitueras à elle. Elle sera là pour faire le travail. Tu pourras enfin te reposer.

– Ah ! me reposer ? Je me tournerai les pouces en la regardant ? Non, non.

– Quoi, « non, non » ?

– Je me trouverai bien quelque chose ailleurs.

Il sentit la colère monter en lui.

– Bon sang ! Fais donc ce dont tu as envie. Enfin et pour toujours. Promène Molli, sarcle le jardin, plante des fleurs. Et tu retrouveras ta chambre, naturellement, puisque Mme Michaelis...

– Doit habiter l'appartement d'Udo.

– Et alors, qu'est-ce que ça change ? Tu resteras... disons notre grand-mère, ou notre hôte d'honneur à vie.

– Votre grand-mère..., dit-elle avec son vieux sourire ironique. Il faut encore que je réfléchisse à tout ça, Klaus. C'est très gentil, ce que tu dis là. Hôte d'honneur, en revanche... Je ne sais pas. Faudrait-il que je me fasse servir par la nouvelle gouvernante, moi aussi ? Ça part vraiment d'une bonne intention, Klaus, mais ça mérite réflexion. Tu en es bien conscient ?

Brinkmann acquiesça. Käte semblait enfin prête à des concessions. Des éclairs convulsifs embrasèrent le ciel,

Dans la remise, Molli s'était réfugiée en rampant sous le vieux canapé de cuir. Les orages la plongeaient dans une panique sans nom, ils étaient sa croix. Et pourtant, ce soir, l'orage ne s'était encore manifesté que par la lueur blême d'éclairs occasionnels. Mais la tempête déchaînait ses grandes orgues, et l'air semblait saturé d'électricité. Le monde était devenu menaçant – au moins pour Molli qui, muette et vaincue, continuait à trembler en s'abandonnant à la terreur qui lui hérissait les poils jusqu'au bout du museau.

– Il fait vraiment un temps à ne pas mettre un chien dehors ! dit justement Udo, au premier étage de la maison, en refermant la fenêtre de la salle de bains et en la verrouillant soigneusement, car maintenant l'averse battait les vitres, et les branches basses, derrière la maison, tambourinaient sur le toit comme des doigts de fantômes.

– Tu peux le dire, approuva Christa d'un ton convaincu. Au moins, tu es au sec.

Udo hocha la tête, se regarda dans le miroir, attendit que les maux de tête s'atténuent. En vain. Et le visage qui lui faisait face n'était guère réjouissant non plus : ces cernes sous les yeux, cette peau flasque et grise, c'était pitoyable.

Au moins il était au sec... Oui, comme un poisson échoué sur le rivage, non seulement chassé de son élément, mais aussi privé de la faculté de penser. Trente-quatre ans, complètement perdu, et sans la moindre idée de ce qu'il était censé entreprendre. Ce qu'on appelle une « crise »... Ou une débâcle, tout aussi bien. En tout cas, quelque chose s'était brisé, quelque chose d'important : sa confiance en Katharina, l'assurance qu'il pouvait encore être heureux avec elle, que leur mariage pouvait encore devenir un succès.

Il avait tenté de faire taire les émotions et de se livrer à une analyse tout à fait lucide. La conclusion l'effrayait. Fini ? Est-ce que tu le penses sérieusement ? Pis encore : est-ce qu'il n'y a vraiment aucun moyen de revenir en arrière ?

– Je t'ai préparé ton lit.

Il se retourna vers Christa. Le regard calme de ses yeux clairs observait tout, semblait tout enregistrer, constamment, en conservant cependant une distance qui permettait à la jeune femme de jauger les choses, de peser le pour et le contre. Un regard d'infirmière plutôt que de médecin.

Et Udo se réjouit, se sentit heureux qu'elle fût là.

Il se rinça la bouche pour éliminer l'amertume des comprimés, s'aspergea le visage d'eau, se sécha, sans que Christa le quittât des yeux.

– C'est gentil, Christa. Je crois que je vais avoir besoin de vos draps. Et pas seulement ce soir, je le crains.

Elle sourit.

– Est-ce que tu ne veux pas savoir ?...
– Tu vas me raconter ça, je pense.
– Oui.
– Vous vous êtes disputés ?
– C'est peu dire.
Elle hocha la tête.
–Et Käte ? Est-ce que vous vous êtes donné rendez-vous, dans votre misère ?
– Non, c'est un hasard. Je l'ai vue dans le car. Et pour commencer, nous nous sommes offert un verre. Ensuite, je l'ai conduite ici. Pour elle aussi, c'est fini, avec ce Taubricht. Le même jour ! Est-ce que ça n'a pas l'air d'une plaisanterie ?
– Ah ! tu sais, il y a des plaisanteries dont on ne sait pas si l'on doit rire.
Il s'avança vers elle, lui posa la main sur l'épaule et dit d'une voix étouffée :
– Ma vieille Christa !
Il remarqua qu'une rougeur fugitive colorait le visage de Christa. Elle souriait toujours.
– Il faudra que tu dormes dans la petite chambre d'amis. Tu comprends, puisque Mme Michaelis doit occuper ton ancien appartement...
– Qu'elle l'occupe ! Ça me convient tout à fait.
– C'est bien.
Il gagna la porte. La question de Christa le rattrapa sur le seuil.
– J'espère que Katharina ne m'en voudra pas à moi aussi. Qu'en penses-tu ?
Soit. Mieux valait en finir avec cette histoire.
– Tu n'as rien à craindre. Du moment qu'elle ne me voit plus, Katharina est contente.
– Tu parles sérieusement ?
Il hocha la tête.
– Je fais tout de travers, tu comprends ? Tout ! Je n'aurais jamais cru qu'un seul être humain puisse commettre autant d'erreurs.
Il continua bravement à sourire tout en se disant que ce sourire lui était étranger, comme s'il avait plaqué sur son visage celui de quelqu'un d'autre, tel un masque de carton.
– Toute chose a ses bons côtés. Je m'offre une petite pause. Mon couple est une catastrophe unique en son genre et...
Le tonnerre l'interrompit. Son roulement commença en dou-

ceur, par une vibration lointaine, mais des coups de timbale menaçants envahirent bientôt le ciel au-dessus d'eux.

«Je trouve qu'il est temps que je m'examine un peu au lieu de fuir sans cesse en avant.» C'est ce qu'Udo avait eu l'intention d'ajouter. Mais il lut sur le visage de Christa qu'il pouvait s'en dispenser. Elle le savait depuis longtemps.

– Et la petite ? Angie ?

C'était bien la question.

Il s'était interdit ne fût-ce que de penser à ce nom. Chacun élabore pour survivre la stratégie qui lui convient. A quoi bon arracher le pansement de la plaie ? Demain peut-être, se dit-il, en espérant qu'il y verrait plus clair. Ce problème-là, même une Christa ne peut t'aider à le résoudre. Mais il est bon qu'elle existe – elle, le vieux, la maison...

Cette fois-ci, le tonnerre se déchaîna sans crier gare. Et, quand il se tut, ils entendirent des pas précipités dans l'escalier.

La porte s'ouvrit brusquement. C'était Brinkmann.

– Klaus ! Qu'est-ce qui se passe ?

Oui, que se passait-il ? La cravate de travers, les cheveux mouillés collant à son front, il les fixait d'un œil plein d'inquiétude.

– Käte...

– Käte ? Qu'est-ce qui lui arrive ?

– Partie. Elle est partie...

Ils se regardèrent. Dehors, il faisait un temps de fin du monde : les éclairs, le tonnerre, un vrai déluge !

– Je viens de sortir pour lui courir après, j'ai crié, je l'ai appelée, mais avec ce vacarme...

Käte dehors ? Inimaginable.

– C'est incroyable ! dit Christa.

– Évidemment, mais c'est ainsi. Comportement psychotique, peut-être ? Trop d'épreuves accumulées, ces derniers temps ; elle aura craqué... Elle était déjà tellement bizarre, toute la soirée ! Vous ne trouvez pas ?

– A vrai dire, elle m'a semblé tout à fait raisonnable.

– Raisonnable ou pas, en tout cas, elle est partie !

Udo courut vers l'escalier et prit la lampe torche au vestiaire.

– Où vas-tu ?

– Restez dans la maison, je fais vite le tour du jardin.

Il était dehors. La pluie se déversait à seaux sur son visage. En quelques secondes, il fut trempé jusqu'aux os. Seigneur ! Qu'est-ce qui était passé par la tête de Käte ? Est-ce qu'elle était devenue complètement folle ? Avec ce temps, elle allait attraper la mort !

Le puissant faisceau de la torche n'était d'aucune aide. Le rideau gris argent de la pluie arrêtait la lumière à quelques pas. Çà et là, des formes mouvantes. Des branches. Et de nouveau la lueur blême, bleuâtre, de toute une salve d'éclairs. Un tonnerre assourdissant submergea l'univers. Pourtant, Udo avait vu la remise. L'ombre pentut du toit. Käte devait être là.

Käte sous un arbre ou sous des arbustes par un tel temps, même si elle était devenue folle, c'était exclu !

Il courut et se retrouva à l'abri, au sec, entouré d'une odeur vague d'engrais artificiel et de bois. La porte. Il l'ouvrit.

– Käte !

La pluie martelait le toit.

– Käti ! Bon Dieu, Käti, est-ce que tu es là ?

Et il l'entendit répondre :

– Ne fais donc pas tant de vacarme ! Qu'est-ce qui te prend de hurler ainsi ? Et cette lumière stupide me fait mal aux yeux. Cesse de m'éblouir.

Cette lumière stupide l'éblouissait ! Eh bien, tant pis pour elle ! Il l'avait vue, accroupie entre une pile de bois et une vieille machine à coudre, trempée. Elle tenait dans ses bras une Molli tout aussi ruisselante. Ses pieds baignaient dans une flaque d'eau noire.

– Dis-moi, Käte, que tu aies un grain, ça n'est pas nouveau, mais est-ce que tu as complètement perdu la raison ?

– Regarde la pauvre Molli ! Maintenant, à cause de toi, elle est encore plus terrorisée...

Qu'il soit encore plus terrorisé si ça l'amusait, ce cabot. Quant à Udo, c'est pour Käte qu'il avait peur. Il s'approcha d'elle, voulut lui saisir le bras.

– Grrr !

Intervention de Molli. Elle roulait des yeux paniqués et, retroussant les babines, découvrait une denture digne d'attention.

– Tu vois, elle est tout à fait hors d'elle.

– Je vois.

– Et maintenant ?

– Maintenant, nous rentrons à la maison.

Il avait parlé très haut, coupant court à toute objection.

Elle se releva péniblement, il dut la soutenir. L'accès de fureur de Molli s'était calmé. La chienne se pressait entre les jambes de Käte et levait vers elle ses yeux apeurés.

– Tiens, il y a là des sacs vides. Couvre-moi les épaules, Udo. Je ne sais pas ce que j'ai au bras, mais ça ne va pas très bien, aujourd'hui. Voilà. Un autre sac sur ma tête.

Käte se trouva métamorphosée en épouvantail à moineaux, mais elle avait le regard clair, aimable et résolu.

– Maintenant, prends Molli.

– Pour qu'elle me morde ?

– Elle ne risque plus de mordre.

– Viens, Molli !

Il prit la chienne dans ses bras. Elle se laissa soulever comme un sac de charbon. Elle tremblait toujours. Mais du moins, elle ne le mordit pas.

– Donne-moi la lampe et allons-y.

Käte avait quitté la remise la première. Dehors, elle fit front à la tempête déchaînée, s'arrêta quelques secondes, dressée dans la pluie, nimbée de la lueur bleuâtre des éclairs, puis elle avança, et Udo sut que, si longtemps qu'il vécût, il n'oublierait jamais cet instant : Käte, enveloppée dans ses sacs – mais droite comme un I, digne, imperturbable. Bien au-dessus des malignités d'un orage ridicule.

– Ah ! dit-elle quand ils se retrouvèrent dans le hall de la maison. Maintenant, encore un petit verre au coin de la cheminée. Qu'en penses-tu ?

Udo n'en pensait rien. Sa tête était vide. Il avait renoncé à penser. Il prendrait les choses comme elles viendraient : le feu dans la cheminée, le crépitement des flammes, le tonnerre qui faisait toujours vibrer les vitres. Käte, vêtue du peignoir de Brinkmann, les cheveux recouverts d'une serviette que Christa lui nouait soigneusement dans le cou – et Molli séchant sa fourrure aux pieds de la vieille dame.

Tout, sa vie, le fardeau du destin.

Katharina, songea Udo Brinkmann, je devrais te coller en travers de mes genoux et te tanner le bas du dos. C'est cela qui te manque. Mais il savait, dans le même instant, qu'il serait difficile d'appliquer une telle thérapeutique à Katharina Gessner. Et ce n'est qu'alors qu'il se sentit vraiment misérable...

Des pigeons volaient en rond au-dessus des trois pignons du

pavillon des femmes. Au jardin, Johannsen jurait en se battant contre les monceaux de branchages arrachés et de feuilles déchiquetées dont il débarrassait les allées. Il jetait aux plates-bandes dévastées par la tempête des regards découragés, empreints d'une sourde mélancolie. Mais les grandes flaques d'eau devant l'entrée reflétaient un ciel bleu et le soleil matinal recouvrait tout, les ravages de la nuit comme la fraîcheur du jour, de sa splendeur réconciliatrice, rose et dorée.

Le soleil avait ce pouvoir. L'orage avait nettoyé le ciel de toute trace de nuages.

Si le bébé était si sage, c'était sans doute aussi grâce au soleil. De temps à autre, il ouvrait les yeux, regardait en battant paisiblement des paupières ce ciel bleu sous lequel se balançaient quelques branches, mâchonnait, cherchait son pouce et se remettait à somnoler. Le petit bout d'homme se sentait bien. Il portait une combinaison bleu pâle et un bonnet de tricot bleu foncé attaché sous le menton par une cordelière.

L'endroit aussi semblait lui plaire. Il faut dire qu'il y était à son aise : il reposait dans une vaste corbeille à papier ronde en bois, à moins de vingt pas de l'entrée de la clinique.

Il émit un son léger. Son visage se crispa.

Il pleura un peu. Le soleil le caressa, mettant un terme à sa brève protestation. Le bébé se rendormit.

Non, personne ne le remarquait.

Était-ce surprenant ? Son bonnet n'était qu'un point bleu au milieu du cercle de bois, on pouvait le confondre avec une boîte de Kleenex.

Tous passèrent donc devant lui : l'équipe du matin, celle du service de nuit, les aides-cuisinières, les élèves infirmières qui se rassemblaient avant leurs cours, les premiers visiteurs, un gros monsieur très énervé, qui traînait une lourde boîte à outils extraite de son break en grommelant et pestant contre cette sacrée boutique et cette saloperie de boulot.

Jaune d'œuf et semé de gouttes de pluie, le bus montant de la ville s'arrêta. Chuintement d'air comprimé. Cette fois, il était presque vide, seules deux jeunes filles en descendirent : Sheila, rondelette et, comme toujours le matin, mal réveillée sous son rembourrage, et puis Antonella, la peau olivâtre et les cheveux noirs. Toutes deux se rendaient au même endroit : deuxième étage, médecine interne. Astiquage des couloirs, nettoyage des chambres.

Soit, mais le soleil brillait, et on était lundi. Elles sautèrent par-dessus les flaques pour ne pas mouiller leurs chaussures. Elles firent un petit détour. Antonella tirait par la main la plantureuse Sheila, pas si pressée. L'une et l'autre venaient du sud, Sheila d'un village isolé dans les montagnes d'Anatolie, Antonella d'un coin perdu au fond de la Calabre. Mais elles se comprenaient, s'entendaient et s'aimaient bien.

De nouveau, déjà, Antonella avait pris de l'avance. Mais elle s'arrêta soudain, pivota sur ses talons, se retourna, repartit à petits pas précautionneux, se dressa sur la pointe des pieds, retint son souffle.

– C'est quoi ?

Antonella brandit le poing, furieuse.

Sheila pressa le pas. Pourquoi Antonella faisait-elle cette tête-là ? Comme si elle avait mal aux dents ! Non, maintenant elle souriait. Elle avait trouvé quelque chose.

– C'est quoi tu as trouvé ? demanda-t-elle dans la langue approximative qui leur permettait de communiquer.

– Bête turque, toi ! chuchota Antonella. Regarde !

– Un bébé ?

Le visage rebondi de Sheila se colora de rouge, ses yeux s'arrondirent comme deux billes noires.

– Un bébé dans ordures.

– Ordures, non. Pas d'ordures dans la corbeille. Tout très propre... Et le bébé, il est très mignon... Regarde !

Comme pour répondre à cette incitation, le bébé ouvrit les yeux. Il ouvrit la bouche. Pas effrayé pour un sou, il considérait à n'en pas douter que tout allait toujours pour le mieux : lui, la situation, le monde entier, et il se mit même à en rire, lançant tout doucement un petit cri de joie. Antonella se pencha pour mieux entendre et pour se rapprocher du minuscule visage rond.

– Il rit ! Mignon, oui ?

Mais Sheila était bouleversée. Ses mains tremblaient.

– Choses comme ça, en Allemagne seulement... Les Allemands, ils aiment pas les enfants. Pas comme en Anatolie, chez nous. En Anatolie, si arriver pareil, alors les couteaux ! Beaucoup de couteaux, ça je le dis... Si mal, c'est. Méchant. Une...

– *Porceria!* compléta Antonella – en italien, car il ne lui était pas venu d'autre mot à l'esprit. Viens, on l'emporte au patron.

Elle tendit les bras. Mais le petit bonhomme rouge vêtu de laine bleue parut se méprendre sur ce geste. Il se mit à pleurer à fendre le cœur, tout à fait comme l'exigeait son rôle d'enfant trouvé.

Antonella, le tenant sur son bras, le pressa contre elle, le berça, et à l'instant où elle releva la tête, son regard rencontra celui de l'infirmière-chef.

Hildegard tenait le cou à l'une des fenêtres du premier étage.

– Qu'est-ce qu'il y a ? Qu'est-ce qui se passe donc, ici ?

Antonella leva le petit paquet bleu.

– Là. Un bébé !

– D'où sort-il ?

– De la corbeille !

– Là, dans ordures ! dit Sheila en agitant ses bras courts en direction de la poubelle, derrière elle.

Hildegard comprit soudain. Jamais avant ce matin-là elle n'avait dévalé aussi rapidement l'escalier pour se précipiter au jardin – l'ascenseur aurait pris trop longtemps.

Il est vrai qu'il y avait de quoi ! Elle regarda la corbeille à papier dans laquelle quelqu'un avait disposé une misérable couverture de laine. Elle regarda le bébé. Elle regarda le visage de la Calabraise, le visage de la Turque. Les impressions se mêlaient en un tourbillon. Ainsi, quelqu'un avait ?... Oui. La couverture. Afin que cet enfant, cet... Elle n'osa pas aller au bout de sa pensée : afin que cet enfant trouvé ne meure pas de froid... Donc, quelqu'un avait placé une couverture de laine dans la poubelle.

– Tout petit et très mignon, dit Sheila.

– Très mignon, répéta Hildegard sans parvenir à dissiper l'espèce d'engourdissement qui s'était emparé d'elle.

Ainsi, quelqu'un vient avant le début du service, une mère – qui d'autre ? – vient, peut-être qu'il fait encore nuit, elle prend une couverture, y enveloppe son nourrisson et le dépose dans la corbeille à papier. Là, à la porte de leur clinique.

– Mignon !

Antonella lui tendait l'enfant, et Hildegard ne put que le prendre. Elle le leva devant elle. Il ouvrit d'abord sa petite bouche comme une carpe qui bâille, mais bientôtm il écarquilla aussi les yeux. Pas de doute : il riait, d'un léger rire hoquetant. Hildegard en fut touchée au fond du cœur.

– Oh ! mon Dieu ! Qu'il est mignon !...

Elle rapprocha le petit visage de ses yeux, sentit l'odeur de nourrisson, vit deux narines minuscules, quelques croûtes de lait et des cheveux foncés collés sous le bord du bonnet de laine bleue.

Wolters arrivait du parking, le col de son manteau remonté comme s'il risquait de se remettre à pleuvoir d'une seconde à l'autre, le visage affichant la bonne humeur, décidé à commencer sa semaine avec tout l'optimisme possible. Mais il s'arrêta net.

– Docteur Wolters ! criait Hildegard.

Il s'approcha, hésita, hocha la tête en grimaçant un sourire et dit :

– Eh bien ? Maman ou grand-maman ?

– Tête sans cervelle ! C'est un enfant trouvé, docteur Wolters ! Quelqu'un l'a déposé...

– Déposé ! Tiens, tiens ? Au courrier, peut-être ?

– Dans la corbeille à papier.

Sheila se manifesta de nouveau :

– Là ! Corbeille, ordures ! Oui ? Compris ?

– Non !

Wolters venait seulement de saisir ce qu'il en était. Il se frotta le nez, inspira profondément.

– Eh bien, je croyais que les enfants trouvés, ça n'existait que dans les romans...

– Apparemment, non.

– Non.

Il approcha un gros index du petit nez comme s'il allait presser un bouton de sonnette et déclencha de fait, pour la première fois, un hurlement épouvantable.

– Alors il crie ? Bien, c'est qu'il est en bonne santé. Le vieux sera content...

– Pardon, dit Brinkmann. Qu'est-ce que vous dites ? Un enfant trouvé ? Écoutez... C'est sérieux ?

– Sérieux ou pas, le fait est là, professeur.

Le fait ? Brinkmann continuait à se battre contre la manche de sa blouse. La sonnerie du téléphone l'avait surpris comme il entrait dans la pièce. Cette satanée manche ne voulait rien entendre ! Un bouton sauta. A l'envers ! Sacré nom ! Qu'est-ce que Wolters était en train de raconter ? Quel début de semaine ! Comme si la nuit dernière n'avait pas suffi : recueillir chez lui les restes d'une famille en déroute, soigner Käte qui crachait sa bile en tremblant de fièvre dans son lit... Et Udo qui...

– Donc, un enfant trouvé ? Où est-il ?

– En pédiatrie.

– Et le Dr Wehrle ?

– Il n'est pas encore arrivé. Je m'occupe du bébé. Par procuration, pour ainsi dire. (Wolters rit.) Mais il fallait que je vous prévienne puisque vous êtes chef de clinique. Je veux dire que, bien sûr, cette histoire a aussi un aspect juridique.

Les mots « aspect juridique » traversèrent comme des éclairs menaçants la chape de plomb qu'une fatigue opiniâtre faisait peser sur l'esprit de Brinkmann. Cela ne pouvait signifier que des embêtements. Soit. Mais l'aspect juridique de la question, c'était l'affaire de Mühlmann, après tout !

Il n'avait finalement triomphé de sa blouse, mais le bouton était introuvable. Tant pis !

– Je reviens tout de suite, madame Meis, lança-t-il à sa secrétaire.

Il était déjà dehors, longeant le corridor, montant quatre à quatre au service de pédiatrie. Nœuds de rubans roses ; femmes en robe de chambre, le bonheur maternel au fond de leurs yeux ensommeillés; piaillements d'enfants derrière les vitres ; pas pressés des sages-femmes ; élèves infirmières aux bonnes grosses joues – et enfin le jeune Herbert Riedel, un des assistants du service de pédiatrie, qui accourait à sa rencontre, tout excité.

– Bonjour, professeur ! C'est vraiment bien que vous soyez là. A droite, s'il vous plaît, si vous voulez bien me suivre...

Il ne s'agissait pas de vouloir : avait-il le choix ? Le voilà donc, l'enfant trouvé, se dit-il. Talqué, grassouillet, bien en chair. Brinkmann le palpa. Le bébé ouvrit les yeux, des yeux bleus, bleu porcelaine, qui semblaient avoir capturé la couleur du ciel. Il avait l'air satisfait, pas impressionné le moins du monde par la couronne de visages qui flottait autour de lui.

Que faire dans une telle situation ? On sourit. On se sent bien. Cette peau chaude et lisse. Ces battements de paupières béats... La cigogne l'avait laissé tomber du ciel, il avait atterri dans une corbeille à papier. Et maintenant ?

Brinkmann contemplait avec étonnement les ongles microscopiques sur les doigts minuscules qui lui enserraient le pouce. Il déglutit.

– Il pèse deux kilos et demi, et il est en excellente santé, professeur.

C'était Mme Fassmann, une des sages-femmes, qui faisait son rapport sur un ton froidement professionnel. Brinkmann décida de rester tout aussi froidement professionnel. Il sortit son stéthoscope, ausculta le cœur et les poumons, trouva le tout en parfait ordre de marche et se redressa.

– Eh bien oui, il est en excellente santé.

L'assistance hocha la tête avec empressement.

– En excellente santé et anonyme, dit Wolters.

– Qu'est-ce que nous allons... ?

Brinkmann ne termina pas sa question: la porte s'ouvrit sur l'homme à qui, dans la maison, revenait ce genre de cas.

– Entrez donc, Mühlmann, s'exclama Brinkmann d'un ton joyeux. Nous avons un nouveau !

Innocent et jovial, Mühlmann hocha la tête en direction du bébé.

–Ah oui ? C'est une chose assez courante...

–Assez, dit Hildegard, le visage rayonnant d'une rare perfidie. La question est seulement de savoir qui est la mère. A qui il appartient, en d'autres termes...

Mühlmann agrippa son nœud de cravate.

– Pardon ?

– C'est un enfant trouvé, monsieur Mühlmann, expliqua Wolters, jovial. Les femmes de ménage l'ont ramassé devant la porte.

– Oh non ! Pas ça !

Les lunettes de Mühlmann glissèrent sur son nez.

– Revoilà les embêtements ! Vous vous imaginez les problèmes administratifs que ça pose, une histoire pareille ?

– Cet homme-là n'a en tête que le point de vue administratif. Regardez donc ! Approchez-vous un peu, Mühlmann, pourquoi restez-vous planté là ? Vous avez vous-même des enfants, non ? Un si mignon bébé...

– Certes, certes, mais mignon ou pas, il faut prévenir la police.

– C'est déjà fait, intervint l'infirmière-chef. Elle arrive.

– Quel âge a-t-il, d'après vous ?

Brinkmann haussa les épaules.

– Oh ! une semaine, trois jours... C'est difficile à préciser.

– Pas d'indices ?

– Par exemple ?

– Eh bien, il n'y avait pas de lettre ? Un message, un nom, peut-être ?

– Non. Il se suffisait à lui-même. Et il continue. Regardez : il ne hurle pas. Bien qu'il relève de vos attributions et vous ait vu. Il est de bonne humeur, tout simplement. Il nous est arrivé dans une combinaison tricotée, avec un hochet. Tenez, le voilà.

Brinkmann agita le hochet, Hildegard lui prit le jouet des mains. Une poignée de plastique blanc, une petite boule de plastique rouge sur laquelle nageaient des canetons jaunes. Elle contempla l'objet d'un air songeur.

– Savez-vous ce que ça prouve, professeur ?

– Est-ce que c'est censé prouver quelque chose ?

– Oui. La mère n'y connaît pas grand-chose. Comme si un nouveau-né pouvait déjà jouer avec ça !

Le téléphone mural se mit à sonner. Sans un mot, Hildegard tendit le combiné à Brinkmann, et il entendit la voix de Mme Meis :

– Ces messieurs de la police sont là.

– Bon, soupira-t-il, nous arrivons...

Il prit du bout des doigts, précautionneusement, les minuscules vêtements du bébé posés sur la table à langer, et il les contempla.

– Je ferais sans doute bien de les apporter tout de suite aux policiers. Ils pourront noter comment le bébé était vêtu.

– Bien sûr, s'empressa d'approuver la sage-femme. Je vais trouver de quoi l'habiller. Mais j'aurais une question, professeur : vous savez qu'hier Mme Kolb a mis au monde un enfant mort-né.

– Oui, et alors ?

– Eh bien, je me disais... Elle a du lait, beaucoup de lait. Mais ça serait peut-être trop lui demander, je ne sais pas...

– Mieux vaudrait en discuter avec votre chef de service, madame Fassmann. Quant à moi, je n'ai pas d'objections, si la patiente est d'accord, et si son lait convient.

L'enfant trouvé se mit à crier. Vigoureusement, cette fois. Son visage vira à l'écarlate, il agitait les poings. Il ne semblait pas disposé à rester l'estomac vide.

Cette énergique protestation était capable d'impressionner même un directeur administratif. Mühlmann s'agenouilla, agita son index, le pliant et le dépliant.

– Là, là... Cou-cou, cou-cou...

Ça alors ! Brinkmann n'en revenait pas.

– Qu'est-ce que c'est, professeur ? Un garçon ou une fille ?

– Un garçon, dit Wolters.

– Et comment est-ce que nous allons l'appeler ? demanda Hildegard.

Wolters passa la main dans ses cheveux clairsemés, son front bombé se plissa comme celui d'un teckel. Voilà, il avait trouvé :

– Félix ? *Felix* : heureux, en latin. Pour que ça lui porte chance et qu'il retrouve sa mère.

Le regard de Hildegard se fit glacial.

– Hum !... A supposer que ce soit une chance, docteur Wolters...

Le Royaume des cieux, avait dit le curé, nous le portons en nous. C'est le message que Jésus veut nous transmettre. Et parce que nous portons en nous le Royaume des cieux, c'est de nous que vient la réponse, c'est en nous que nous trouvons le soulagement de nos pires peines.

Possible. Pour les autres, peut-être. Peut-être qu'ils avaient leur Royaume des cieux portatif, peut-être qu'ils y trouvaient un soulagement. Mais Olga Kolb ne trouvait rien de tel. Au contraire. Ce que disait le curé, ce n'étaient que des mots creux, des paroles vides de sens. Des recettes brevetées qu'il vendait avec un doux sourire.

Le Royaume des cieux ! Les seins d'Olga étaient de nouveau gonflés. Deux fois déjà, aujourd'hui, l'infirmière était venue lui tirer du lait. Le Royaume des Cieux ! Et elle, qu'est-ce qu'elle était ? Une coque vide. On ne lui avait pas seulement pris son enfant, mais sa vie même. Les autres femmes d ela maternité rayonnaient de bonheur, humaient des bouquets de roses, des corbeilles de fruits, se délectaient des piailleries des bébés, des félicitations, des exclamations ravies. Pour échapper au spectacle de ce bonheur, elle avait obligé Mme Fassmann à la faire transférer dans une chambre individuelle.

Le Royaume des cieux ? L'enfer, oui ! Et la blonde jeune femme du patron lui avait expliqué très précisément ce qu'il en était : incompatibilité fœto-maternelle. On aime son mari, mais les sangs ne s'accordent pas.

Incompatibilité. Quel mot ! On veut un enfant. On essaie à deux reprises d'en avoir un, on vit deux fois les mêmes angoisses, les mêmes terreurs, les mêmes visites chez le médecin, l'attente interminable, les hochements de tête, les visages préoccupés, les examens de laboratoire... Incompatibilité !

– Vous est-il arrivé de subir une transfusion sanguine, madame Kolb?

Cela lui était arrivé. Son sang avait été sensibilisé. Et maintenant? Rhésus positif, rhésus négatif, agglutinines irrégulières, qu'est-ce que ça signifiait? En quoi cela l'aidait-il, qu'on lui dise que cela se produisait rarement? Dans son cas, cela s'était produit. Deux fausses couches. Et Olaf qui avait déjà choisi le nom du bébé! Il voulait l'appeler «Olaf», il parlait du «petit Olaf». pour lui, il avait été évident d'emblée que ce serait un garçon. C'en était un. Mais il était mort!

Le Royaume des cieux? Dieu avait créé le monde, la création était son œuvre. l'incompatibilité aussi? Une de ses plaisanteries, sans doute.

Les pensées d'Olga Kolb tournaient en rond, toujours les mêmes. On n'y pouvait rien.

Elle entendit quelqu'un entrer.

– Madame Kolb?

Cette voix était douce. Elle la connaissait. La femme du professeur. Elle ouvrit les paupières.

– Je pensais que vous dormiez.

Elle secoua la tête.

– Non, Docteur. Je ferme seulement les yeux. Parfois ça me fait du bien, parfois non.

Elle sourit. Elle a un si bon visage, plein de compassion. Elle s'assied près du lit. Bien, qu'elle s'asseye, qu'est-ce que ça change? Olga ne veut plus entendre de bonnes paroles. Surtout, elle en a assez de leur pitié. C'est trop, elle ne supporte plus ces voix qui chuchotent, ces lèvres dont les commissures s'abaissent.

– Vous savez, j'en fais parfois autant, madame Kolb. Juste fermer les yeux.

Olga se taisait.

– Mais, quand on emploie cette tactique, il y a beaucoup de choses que l'on ne voit pas.

– Peut-être.

– On ne voit pas non plus comment on pourrait aider les autres. Tout en se faisant du bien.

De quoi parlait-elle? Que lui voulait-elle donc? «Tout en se faisant du bien» – qu'est-ce que ça signifiait?

– Que voulez-vous dire? demanda Olga Kolb.

Le docteur sourit. Elle était payée pour ça, aussi. Pour sourire de son sourire de médecin. Puis elle dit :

– Madame Kolb, il n'y a pas seulement des parents sans enfants, il y a aussi des enfants sans parents.

Encore des mots. Olga ne répondit pas.

– Madame Kolb, nous avons ici un de ces enfants. Sa mère l'a abandonné devant la porte.

Olga réagit comme à un choc électrique. Elle se dressa dans son lit.

– Une femme qui fait cela, on devrait la jeter en prison !

Christia sourit.

– Sans doute, mais ça n'apportera rien à l'enfant. C'est pourquoi je viens vous voir.

– Je ne comprends pas.

– Une seule question, madame Kolb : pensez-vous que vous pourriez nourrir ce bébé qui n'a pas de mère ?

Olga Kolb essaya de s'imaginer cela. Sa tête retomba sur son oreiller. Nourrir... Ses seins sont chauds, le lait monte, se presse dans les mamelons. A cela aussi la nature a pourvu. Tout son corps demande à être libéré de cette pression...

Le sein est une glande, comme on le lui avait dit pendant les cours de préparation à l'accouchement. On lui en avait très clairement exposé le fonctionnement. Étranger ou non, un bébé reste un bébé. Peut-être que l'homme n'est en vérité rien d'autre qu'une machine. Et bien des machines ont des pannes. Un système cède, un autre continue à fonctionner.

– Bon, puisqu'il n'a pas de mère et que j'ai du lait, dit-elle lentement, le mieux est sans doute... Je veux dire : après tout, l'homme n'est qu'une machine, n'est-ce pas, docteur ?

– Ce n'est pas mon avis.

– Mais si, mais si..., dit Olga Kolb. Enfin, si je peux aider, volontiers.

Olaf Kolb s'était habitué à prendre les défaites pour ce qu'elles étaient : des revers que l'existence tient en réserve. Et les revers étaient faits pour être surmontés, finalement. Cette philosophie l'avait toujours conduit au succès. Il suffisait d'ailleurs de le regarder : un mètre quatre-vingt-dix, une carrure de Viking, les cheveux coupés court, et derrière les verres sans monture de ses lunettes deux yeux marron qui tenaient à distance gens et problèmes –

toujours aimable, mais froid, le directeur des achats d'un grand supermarché de Fribourg devait à son caractère à toute épreuve sa réputation d'«Olaf aux nerfs d'acier».

Mais, cette fois, Olaf se demandait si sa philosophie suffisait. La déception était trop dure. Otto, Oskar, Ottfried, il avait songé à tous ces noms quand il cherchait comment ils appelleraient le bébé. Ou Olaf, comme lui-même. Pourquoi pas ? Oui, il s'était très vite fait à cette idée, à tous les souhaits, à toutes les projections qui l'accompagnaient. Et puis tout semblait se présenter au mieux.

Cela ne s'était pas passé au mieux. Et maintenant, Olaf Kolb était à bout de nerfs. Pis: il ne savait que faire, il se sentait impuissant. D'abord et surtout parce que aucune parole, aucun appel, aucun encouragement n'atteignait Olga plongée dans son malheur.

Il longeait d'un pas lent le couloir de la maternité. Les patientes le suivaient du regard. «Un homme si gentil, ce M. Kolb! et maintenant... Quelle misère!...» Ici, on était habitué aux visages d'hommes nerveux ou rieurs, pas à des visages si tristes. Arrivé devant la porte, il s'arrêtait, hésitant, et ne levait là main que très lentement – hélas, on pouvait le comprendre. Ce n'était vraiment pas facile pour lui. Et cette pauvre femme...

Ce matin-là, «cette pauvre femme» réservait à Olaf la surprise de sa vie. Les bras lui en tombèrent. Il se sentit la tête étrangement lourde, il avait même oublié de fermer la porte, il ne pouvait que rester figé sur place, le regard fixe.

– Olga!

Elle était dans son lit, un oreiller derrière le dos, le peignoir de soie bleu, qu'il lui avait acheté spécialement pour la clinique, ouvert, découvrant sa poitrine, sur laquelle elle pressait doucement un minuscule paquet de linge blanc qu'elle tenait dans ses bras, un petit être qui lui tétait le sein droit avec ardeur.

Et elle souriait.

Sur la table, il y avait un gros bouquet d'œillets, apporté par quelqu'un d'autre que lui. Et, près de la table, Gabi, la puéricultrice. Elle aussi souriait. Les visages des deux femmes étaient comme illuminés de l'intérieur par une chaude lumière, empreints de cette étrange expression rêveuse dont les hommes, en règle générale, ne savent que penser ni que faire.

– Tu ouvres de grands yeux, hein? Regarde, c'est Olaf.

– Olga! bredouilla Olaf.

Le bébé se détacha d'elle. Gabio se pencha au-dessus du lit et prit une serviette de toilette. Puis elle enveloppa le nourrisson dans une couverture. Olga referma sa chemise et son peignoir, sa main reposait sur la tête ronde du bébé, les femmes échangèrent quelques mots, et c'était comme si Olaf Kolb n'existait plus. Étais-ce important ? Il avait de toute façon le sentiment de rêver.

Il ne rêvait pas.

– Et voilà, mon petit, annonça Gabi d'un ton énergique. C'est fini pour cette première fois. Nous reviendrons dans quatre heures.

Mon petit ? Le petit Olaf était mort. Ils l'avaient enterré. Un autre avait-il pris sa place ?

– Qu'as-tu à le regarder ainsi ? Assieds-toi donc là près de moi, viens, il faut que je t'explique.

– C'est aussi mon impression.

– C'est simple : j'ai du lait, le petit en a besoin. Il n'a pas de mère. Mais tu vois...

Elle jeta un regard mélancolique à la porte qui s'était refermée derrière la puéricultrice emportant le bébé. Ses yeux se voilèrent et elle reprit d'une petite voix tremblante :

– Tu vois, Olaf, cela aurait pu...

Il lui prit la main. La vision s'était dissipée, cédant de nouveau la place à la réalité.

– Oui, Olga, mais nous ne devons pas perdre espoir.

– Espoir, Olaf ? Qu'est-ce que ça veut dire ? Après deux fausses couches en quelques années... Tu sais pourtant bien ce qu'il en estf: incompatibilité. Et la femme du professeur, à qui j'ai parlé, elle aussi, et le Dr Körber, tous disent la même chose : pas question d'une nouvelle grossesse.

Il hocha la tête. Il ne savait plus que dire. Le petit drapeau de l'espoir qu'il brandissait toujours quand Olga menaçait de glisser dans sa mélancolie, de sombrer dans ce trou, dans cette mare de tristesse et de larmes qui la rendait inaccessible, ce petit drapeau lui avait échappé. Il lâcha la main d'Olga et se leva. Elle le dévisagea. Jamais encore elle ne l'avait regardé ainsi, avec ces yeux. Et jamais non plus elle ne lui avait parlé ainsi, d'une voix si dure, aussi vite :

– Il ne faut pas qu'ils retrouvent la mère du petit, tu m'entends ?

– Comment cela ? Qu'est-ce qu'il t'arrive ?

– Elle s'est tout simplement débarrassée du bébé. Elle l'a jeté comme un sac d'ordures ! Elle l'a abandonné dans une corbeille à papier. Tu imagines ?

Non, Olaf ne pouvait se l'imaginer. Et puis cela ne le concernait pas. a moins que ?... Soudain, il comprit et s'alarma. Attention, se dit Olaf Kolb. Et il demanda, hésitant :

– Et alors ? Ça ne nous avance pas à grand-chose.

– Moi, si.

– Tu veux dire...

– Je veux dire que nous pouvons le garder.

Elle en venait donc là ? C'était fou. Mais pouvait-on lui en vouloir ? « Nous reviendrons dans quatre heures... » Donner chaque jour le sein à cet enfant, le sentir contre soi – qu'est-ce qu'un homme pouvait y comprendre ? Que pouvait-il savoir de la relation entre une femme et un bébé ?

Olaf Kolb décida de procéder avec une prudence toute tactique : ne peut heurter les sentiments d'Olga, rester calme. Il dit d'une voix très tranquille :

– au cas où tu songerais à une adoption, je dois te dire tout de suite que, sans la mère du petit, c'est impossible. C'est pourquoi...

Elle tourna la tête, écarta de son front une mèche de ses cheveux bruns, et le regarda.

– C'est pourquoi ?... Eh bien, dis-le donc !

– C'est pourquoi il vaut mieux que nous n'y pensions pas.

Toujours ce regard, et maintenant cette voix tendue.

– Pourquoi pas ? Olaf, je veux un enfant ! Je le veux pour toujours, pas jusqu'à mon départ de la clinique.

Olaf fut on ne peut plus heureux de voir la porte s'ouvrir et un homme de haute stature, en blouse blanche, entrer dans la chambre. Il l'avait déjà aperçu dans le hall. « Le patron », avait dit Olga. C'était donc le professeur. Ils se serrèrent la main.

– Alors, vous avez fait la connaissance de notre jeune amif?

Olaf eut du mal à répondre.

– Professeur, j'aurais aimé faire la connaissance de mon propre bébé.

– Je vous comprends, bien sûr. Mais on ne peut rien y changer. C'est ainsi : une femme a un bébé dont elle ne veut pas, une autre en veut un et ne peut le garder.

Brinkmann tira sa pipe de la poche de sa blouse. Il en polit dans sa paume le fourneau rond veiné de rouge, puis la rangea précipitamment.

Olaf connaissait ce genre de geste. C'est ainsi que se comportent les hommes lorsqu'ils sont nerveux. Un professeur pouvait donc aussi être nerveux? C'était consolant. Il chercha à mettre de l'ordre dans tout cela, à y réfléchir, mais. il ne parvenait pas à démêler ses idées. De quoi parlaient le professeur et Olga ? Il était question de la police, de tutelle, de tribunal... Mais où allaient-ils, tous les deux ? Nom de nom! on n'en était pas là. Pas du tout !

Naturellement, on rechercherait la mère, expliquait le professeur. C'était d'ailleurs nécessaire: abandonner ainsi un enfant, c'était criminel.

– Mais, si on la retrouve, insistait Olga Kolb, je voudrais lui parler.

Le professeur hésita. Il dévisagea Olaf Kolb – Kolb savait ce qu'elle avait en tête. Le professeur le formula.

– Voudriez-vous parler à la mère en vue d'une adoption ?

– Oui. Est-ce que je n'en aurais pas le droit ?

– Si, bien sûr. Mais une adoption, comme le sait aussi votre mari... N'est-ce pas, monsieur Kolb ?...

Olaf hocha la tête.

– ... une adoption est une affaire complexe, bureaucratique. Quant au fond, ce qui compte, c'est moins l'accord de la mère que celui de l'assistance sociale et du service de protection de l'enfance.

Olaf se décida à intervenir :

– J'ai déjà conseillé à ma emme d'éviter la précipitation.

Olga ne lui prêta pas attention. Qui était cette nouvelle Olga, si complètement transformée ? On ne peut tout de même pas se jeter ainsi à...

Olga ne le laissa pas terminer sa pensée, et moins encore l'exprimer.

– Je veux cet enfant, dit-elle. Et mon mari sera d'accord. Je le sais.

Elle le savait !

Le professeur sourit, écarta les mains – c'était bien là un geste de professeur, et puis qu'aurait-il pu faire d'autre ?

– Eh bien, monsieur Kolb, s'il en est ainsi... Il faudra sans doute que nous en parlions...

La nuit dernière, il avait eu de la fièvre !

– Ça n'est pas grave, avait dit Gabi. Les premières semaines, les bébés ont facilement de la fièvre, c'est courant.

Et ça n'avait rien à voir avec l'allaitement, avait-elle ajouté. Et pourtant, Félix ne voulait pas téter. Il avait fallu tirer son lait à Olga, et elle n'avait pas pu dormir de la nuit. Comment aurait-elle dormi, alors que le petit n'était pas bien ? Mais ce matin, tout semblait réglé. Plus de fièvre. Une faim de loup. Maintenant, elle était assise avec l'enfant dans les bras sur un banc devant le buisson de sureau, sur le versant d'où l'on voit, en contrebas, la route montant de la vallée et l'entrée de la clinique. Il y avait bien un peu de vent, mais elle avait chaudement vêtu le petit. Et cela semblait plaire à Félix.

Il la contemplait de ses yeux ronds et clairs auxquels elle avait déjà tant pensé, car on ne pouvait que se demander d'où venait ce beau bleu profond, aigue-marine. Ses cheveux fins, eux, étaient châtains et brillants...

Olga Kolb se redressa, serra la couverture autour de la tête du petit. Que se passait-il, là en bas ? C'était une voiture de police. Deux hommes en descendaient. Et qui venait discuter avec eux ? Le professeur et Gabi. Ils se serraient la main. Courbettes. Le chef policier était gros et chauve. De quoi parlaient-ils ? Que voulait la police ?

Elle avait pressé le bébé contre elle si fermement qu'il se mit à pleurer. Elle ne le remarqua même pas. Gabi, qui l'avait repérée, leva la main, mais Olga ne put répondre à ce signe, elle avait les bras comme rivés au corps, le cœur vide et glacé, et une seule idée au fond de la tête : je ne les laisserai pas me le prendre ! Même Olaf, la veille au soir, avait eu de drôles de remarques :

– Tu sais, Olga, avait-il dit, ça n'est pas si simple : l'allaiter, puis le garder. Ça suppose un monceau de paperasses, tu comprends ?

« Tu comprends ? – Un monceau de paperasses ! » Et eux, que comprenaient-ils ? Procédure d'adoption. Loi sur la tutelle. Les lois étaient faites par les hommes, et ces messieurs n'avaient jamais rien compris.

Elle s'était levée et se disposait à regagner la clinique, mais Gabi lui fit signe, de nouveau, et monta vers elle en courant.

– Je vous ai cherchée.

Olga Kolb sentit ses jambes faiblir. Elle ne parvint même pas à saluer Gabi.

– C'est qu'il y a des gens de la police, poursuivit Gabi d'un ton important.

Olga se taisait, serrant le bébé contre elle. Gabi caressa le petit visage.

– Eh bien, nous allons recoucher M. Félix, pour qu'il dorme un peu.

Olga s'entendit demander :

– Que veulent-ils ?

– Rien. C'est au sujet de la mère.

– Est-ce que... Est-ce qu'ils l'ont retrouvée ?

– Non, mais elle a été identifiée. Maintenant, on sait de qui il s'agit.

– Et qui est-ce ?

– Une jeune femme qui était en ville avec un groupe de démarcheurs qui font de la publicité pour des journaux. On ne sait pas où elle est passée. Mais on est sûr que c'est elle qui a abandonné l'enfant et qu'elle est la mère. Le professeur voudrait en parler avec vous, madame Kolb. Vous voyez, les policiers repartent déjà. Descendez donc le voir tout de suite.

– Moi ? Maintenant ?

– Oui, pourquoi pas ?

Elles redescendirent donc ensemble. Gabi portait le bébé et, bien qu'elle eût du mal à trouver le chemin, Olga Kolb suivait. Ressaisis-toi, se disait-elle. Après tout, qu'est-ce que ça peut faire ? Le professeur veut te parler ? Qu'il parle ! Mais tu ne te laisseras pas enlever Félix.

– Bonjour, madame Kolb !

Il lui posa la main sur l'épaule et elle sentit la confiance croître en elle.

– Nous venons de parler de vous.

– Je suis au courant, dit-elle. On sait qui est la mère. Mais vous n'allez pas... je veux dire... On ne va quand même pas rendre Félix à quelqu'un d'aussi irresponsable, à une femme qui abandonne ainsi son bébé ?

– Non, on ne le lui rendra pas. Quant au reste – comme nous le disions hier –, eh bien, les rouages de l'administration tournent lentement.

Qu'ils tournent à l'allure qu'ils veulent ! Olga prit le nourrisson des bras de Gabi. Félix, songea-t-elle, en quoi est-ce que cela nous concerne? Et le professeur sourit, puis caressa le bébé qui se cramponna aussitôt à son doigt.

– Malgré toute la peine que cela me fait, madame Kolb, il faut pourtant que je vous prévienne que vous ne pourrez pas l'emmener avec vous quand vous quitterez la clinique, la semaine prochaine. Il se trouve que l'enfant a été confié à la clinique, non à vous. Naturellement, vous pourrez venir le voir tant que vous voudrez.

– Oui, dit-elle tout en pensant: C'est impossible, ils ne peuvent pas faire ça. Je ne me séparerai pas de lui. Jamais. Oui, professeur, mais...

– Il n'y a malheureusement rien à faire, madame Kolb.

Il haussa les épaules, écarta les mains. On voyait bien que cela le peinait beaucoup, mais voilà : il n'y avait malheureusement rien à faire.

Cette phrase était comme une coupure nette, qui ne provoque même pas de douleur sur le moment. La douleur ne vient qu'après, avec le choc. Elle se redressa, posa la main sur le crâne rond du bébé, le pressa de nouveau si fort contre elle qu'il se remit à pleurer, et elle n'y prit pas garde.

– Il n'en est absolument pas question. Je veux cet enfant, je veux le garder. Lui, et aucun autre.

Brinkmann se frotta le nez, très vigoureusement.

– Mais bien sûr. Tout va s'arranger, croyez-moi. Après tout, j'ai un avantage: je connais les responsables des services concernés, à la mairie. Et ils me connaissent.

– Professeur, je vous en prie, aidez-moi.

– Naturellement. Je ferai tout ce que je pourrai. Mais on ne déclare pas aussi vite qu'un bébé est adoptable, madame Kolb. C'est ainsi. En tout cas, je vous aiderai, c'est promis.

Le soleil de juin dessinait sur le mur du bureau des bandes mouvantes de lumière. Le verre de cristal, la pendule de laiton, le presse-papiers et même le stéthoscope que Brinkmann avait posé sur sa table de travail, tout étincelait. Et la lumière brillait aussi sur le front d'Olaf Kolb. La lumière et une très fine pellicule de sueur.

– Une cigarette, monsieur Kolb?

Olaf Kolb secoua la tête.

– Merci, professeur, je ne fume pas.

– Vous faites bien.

Allait-il lui proposer un cognac ? Non, pourquoi l'aurait-il fait ? L'homme paraissait détendu, presque un peu trop, si Brinkmann ne croyait son instinct. Il était tranquillement assis, les jambes croisées, arborant un sourire aimable.

– J'ai demandé à mon directeur administratif de se joindre à nous. Peut-être est-il mieux au courant de ces questions d'adoption.

– Excusez-moi, professeur, mais en sommes-nous déjà là ? Je veux dire qu'il serait quand même très prématuré de discuter dès maintenant des éventuels problèmes d'une adoption, ne trouvez-vous pas ?

– Bien sûr, vous avez tout à fait raison.

Brinkmann était fort embarrassé. Encore une fois, tu t'avances trop loin et trop vite. Pourquoi foncer ainsi tête baissée ? Il fut bien content de l'arrivée du directeur administratif, qui apparut à cet instant à la porte du bureau. Les présentations furent brèves. Brinkmann voyait moins clairement que jamais comment aborder cette histoire d'enfant trouvé. Pourquoi ce Kolb ne disait-il rien ?

Brinkmann exposa donc les données du problème. Mühlmann écouta puis remarqua d'un ton froid :

– Je vois déjà une question sans doute un peu difficile à régler : qui se chargera des frais ?

Brinkmann s'éclaircit la gorge.

– Pardon ?

– Eh bien, un nourrisson, c'est aussi un lit occupé. Comment est-ce que je fais entrer ça en comptabilité ?

Brinkmann sentit le sol se raffermir sous ses pieds. Ce Mühlmann !

– N'êtes-vous pas un bon chrétien, monsieur Mühlmann ?

Les yeux du directeur administratif clignèrent derrière ses lunettes.

– Si, je crois. Mais quel est le rapport ?

– Vous ne voyez pas le rapport ? Encore une histoire de nouveau-né ! Écoutez : pour votre comptabilité, débrouillez-vous comme l'a fait le propriétaire de l'étable, à Bethléem.

Le cou de Mühlmann se raidit.

– Est-ce pour cela que vous m'avez fait venir, professeur ?

– Non. Mais telles que je vois les choses... Hum... J'ai peut-être mis la charrue avant les bœufs. Le mieux serait que nous rediscutions de tout cela une autre fois. Y compris du problème du lit; monsieur Mühlmann.

Il se montrait conciliant. Mais pourquoi diable fallait-il qu'en toute occasion il utilise Mühlmann comme paratonnerre? Le malheureux n'avait pas mérité ça.

Il se retrouva seul avec Olaf Kolb.

– Monsieur Kolb, ce que je voudrais est un peu compliqué. Il s'agit de faire en sorte que votre femme retrouve son équilibre, il faut lui donner du courage. Je suis convaincu que vous le comprenez.

brinkmann leva une main apaisante et poursuivit.

– C'est une situation exceptionnelle, voyez-vous. Et, dans de tels cas, il est toujours important de chercher une sorte de compensation. Comprenez-vous ?

– Pas tout à fait, professeur.

– Eh bien, je remarquais tout à l'heure que vous avez déjà vous-même examiné la question.

– La question de l'enfant ?

– Oui. Et quelle que soit votre décision, croyez-moi: votre femme se trouve psychiquement en danger.

Kolb hocha la tête. Peu à peu, l'ensemble de la situation de dessinait à ses yeux. Olga, si étrange, qui l'avait regardé comme s'il voulait lui planter un couteau dans le cœur.

– Mais bon Dieu !... Excusez-moi, professeur.

– Je vous en prie...

Brinkmann tenait sa pipe. Il la bourra soigneusement, l'alluma, ferma les yeux, tira une première bouffée, l'air ravi.

– Je pourrais vous dire que les choses se sont trouvées ainsi, tout simplement: un enfant sans mère, et une femme qui peut l'allaiter. Mais je veux être honnête avec vous. Je ne crois pas toujours à de tels hasards. J'ai parfois le sentiment qu'une loi se cache derrière ce genre de coïncidences.

– Une loi ?

Olaf Kolb sentait décliner sa faculté de penser, du moins sa capacité d'analyser clairement les faits, ce qu'il considérait comme la première étape indispensable de toute réflexion. Que cherchait donc ce Brinkmann ? A lui faire comprendre qu'Olga voulait cet enfant, le voulait à tout prix ?

– Il ne faut pas que votre femme pousse trop loin son désir de ne pas le rendre.

Olaf respira. Ah ! Dieu merci ! C'était exactement ce qu'il pensait. Cet homme était raisonnable ; avec lui, il y avait moyen de discuter.

– Tout à fait, professeur. C'est-à-dire que c'est ce que je crains, moi aussi. Voyez-vous, Olga est de façon générale... sans doute peut-on dire « dépressive ». Elle a des accès de ce genre. Notre médecin de famille lui a déjà prescrit des tranquillisants. Ça n'a d'ailleurs rien d'étonnant. Ces espoirs sans cesse renouvelés, toujours déçus. Les hauts et les bas. Une perpétuelle douche écossaise : on se réjouit, et puis une fois encore c'est l'échec. Même moi, cela m'a mis à bout. Et vous savez bien comment sont les femmes. Mais...

Il se tut soudain.

– Oui ? dit Brinkmann. Vous alliez dire quelque chose ?

– Que voulez-vous que je dise ? Un enfant complètement inconnu, professeur... D'où sort-il ? On ignore tout de ses parents. Sa mère l'a abandonné dans une poubelle ! Vous vous imaginez le genre de personnalité qu'elle doit avoir. Comment savoir ce qu'un tel enfant risque de...

–L'hérédité, c'est bien ça ?

Brinkmann suivit des yeux ses nuages de fumée qui tournoyaient, légers, et délicates spirales, flottaient en direction de la fenêtre et s'effilochaient. Des voix venaient de l'entrée. Puis le vrombissement d'un camion. Le linge, nota-t-il automatiquement. Il lui fallut se concentrer pour revenir au sujet de sa conversation avec Olaf Kolb. Ce n'était pas simple ! Mais qu'est-ce qu'il y a de simple dans la vie ?

– Monsieur Kolb, avez-vous déjà réfléchi avec votre femme à la possibilité d'adopter un enfant ?

– Bien sûr. Assez souvent.

– Alors, vous voyez... Cela comporte toujours des incertitudes. Les parents adoptifs ne savent jamais qui sont les parents biologiques. Ils commencent à zéro. On accepte un enfant sans poser de questions. D'ailleurs ce qui est décisif, ce n'est pas le potentiel génétique, mais l'éducation.

Olaf Kolb soupira.

– Pauvre Olga...

Lorsqu'il était entré dans sa chambre, quand elle tenait le bébé dans ses bras, il avait découvert sur son visage une expression si étrange, si heureuse...

– Il faut que vous compreniez que pour moi, le problème se pose en des termes tout à fait différents, monsieur Kolb. Votre femme ne se soucie pas d'adopter *un* enfant. Et le point de vue juridique ne l'intéresse pas. Elle veut ce bébé-là, c'est tout. Nous avons appelé l'enfant Félix, c'est un collègue qui a trouvé ce prénom, Félix, avec le sentiment que cela lui porterait chance et qu'il trouverait une mère. Drôle d'idée, peut-être, mais on dirait maintenant qu'elle devient réalité.

Olaf fut sur le point de s'exclamer: « Mais moi, j'ai quand même aussi mon mot à dire, non ? » Il se tut pourtant. Elle lui donne le sein, songea-t-il, elle lui donne son lait, son corps, son amour. Ils ne forment plus qu'un.

Il s'était toujours défendu contre les excès de sentimentalité. Mais là, c'était différent. Le professeur avait raison: le sentiment devenait réalité. La réalité d'Olga. Et moi, pensa Olaf Kolb, je m'interposerais ? De quel droit ? Elle a toujours fait ce que je voulais. « Comme une bonne épouse », aurait-on dit autrefois. Aujourd'hui, peut-être dirait-on: « Comme une exclave. » Le problème de l'égalité des droits n'avait jamais été abordé entre eux. Ils n'avaient que faire de cette bêtise à la mode.

Il s'était occupé d'elle, il l'avait aimée, toutes ces années. Et quant à tout le reste: le couple, la fidélité... il pouvait marcher la tête haute. En voyage, il téléphonait toujours à Olga. Jamais une petite amie. Rien à voir avec le comportement des autres cadres de l'entreprise. Peut-être n'était-elle pas indépendante, peut-être qu'il l'avait étouffée, après tout; mais en tout cas, il s'était bien occupé d'elle. Et maintenant ?

OLAF ! JE VEUX CET ENFANT ! J'ESPÈRE QU'ILS NE RETROUVERONT PAS SA MÈRE.

C'était ainsi, il n'avait pas son mot à dire. Il savait quand il était inutile de chercher à répondre. Avec Olga, cela ne lui était jamais arrivé. Peut-être le moment était-il venu.

Olaf Kolb se pencha en avant. Il se sentait libéré, il avait chaud, très chaud, mais c'était de soulagement, si fou que cela pût paraître. Pourquoi ne s'en tiendrait-il pas ppour une fois, pour la première fois de sa vie, à ce qu'Olga avait décidé ?

– Si je comprends bien, professeur, vous êtes inquiet à l'idée qu'on puisse lui reprendre l'enfant ?

– Pas vraiment. Mais une adoption est un processus qui prend du temps. La bureaucratie, la paperasse, le juge des tutelles, le service de protection de l'enfance... Vous vous imaginez bien...

– Et si nous nous battons ?

Brinkmann leva les yeux. Son regard hésitant, méditatif, se fit ouvert et direct.

– Est-ce que cela signifie que vous... ?

– Cela signifie que je soutiens complètement ma femme. Et que je ferai tout mon possible pour que nous gardions le bébé.

– Eh bien, dit Brikmann en croisant les bras, s'il en est ainsi, je peux vous dire que je suis avec vous et que je ferai moi aussi tout mon possible. Quant à vous, vous veillerez à l'équilibre psychique de votre femme, afin qu'elle ne s'effondre pas aux premières difficultés.

– Vous pouvez compter sur moi.

Brinkmann se leva et lui tendit la main par-dessus le bureau.

– Alors, voilà notre complot sur pied, monsieur Kolb.

Kolb sourit. La plupart du temps, il ne se fiait pas à la première impression. Mais cette fois, elle se confirmait: ce brinkmann était quelqu'un de bien. On pouvait en venir aux questions pratiques.

– Et maintenant, comment cela va-t-il se passer? D'abord, est-ce que le bébé va rester ici ?

– Pour l'instant, oui. Les autorités ne peuvent rien décider d'autre. En premier lieu, il s'agit de retrouver la mère. Ensuite, il peut y avoir des complications – au cas où elle voudrait le reprendre. Mais même si cela se produisait, je pèserais de tout mon poids.

Kolb hocha la tête. Il avait la bouche sèche. Il sentit monter en lui ce qui ressemblait à de la peur.

– Nous mettrons l'accent sur la forte relation affective qui s'est établie entre votre femme et l'enfant. Cela sera pris en considération.

La forte relation affective...

– Tout cela prendra sans doute des mois, n'est-ce pas ?

– C'est possible. L'essentiel est que nous ayons clairement conscience des difficultés.

– Et que nous sachions ce que nous voulons, ajouta Olaf Kolb.

– Il me semble que nous le savons, dit Brinkmann en souriant.

Au centre de rééducation, au sous-sol, on parlait peu, on gémissait davantage, mais toujours à voix basse. Les tapis de caoutchouc clair qui revêtaient le sol absorbaient le bruit des pas, des voix, des mouvements. Seuls retentissaient, sonores, les commandements que la physiothérapeute lançait d'une voix tranchante.

– Un, deux ! Oui, c'est bien. Plus tendu. Vous y arriverez. Et un, et deux, et trois...

Odeur d'eucalyptus et de talc, patients jeunes et vieux, les plus âgés peinant un peu, les cadets en tenues colorées. Tous, le visage sérieux et affairé, conscients de l'importance de leur tâche.

L'infirmière-chef Hildegard était plantée devant le grand miroir de la salle de repos. Ce n'était pas elle qu'elle contemplait. Elle regardait le miroir lui-même, ou plutôt l'empreinte grasse qu'y avait laissée une main enduite de pommade. C'était dégoûtant !

La pièce était vide, et comme toujours surchauffée. Combien de fois déjà avait-elle répété à Johannsen de modifier le réglage du thermostat ? Et ces cris de Mme Amregger, ses éternels : « Et un, et deux, et trois... » Est-ce qu'elle n'aurait pas pu y mettre une sourdine ?

Mais cette trace sur le miroir, c'était vraiment un scandale !

Hildegard réfléchissait : à qui revenait-il d'intervenir, en ce genre d'affaires ? A elle, sans aucun doute. Mais à qui pouvait-elle demander des comptes ?

Ses pensées ne la menèrent pas très loin. Car sans un bruit, comme un fantôme, une blouse blanche apparut derrière elle. Et un visage. Deux yeux qui clignaient, un regard ironique : le patron !

– Regardez-moi ça, professeur ! Alors qu'hier encore j'ai dit à tout le monde de veiller à la propreté du sous-sol. J'ai particulièrement insisté là-dessus.

– Eh bien, Hildegard...

La vieille indifférence polie du professeur ! Elle connaissait ! Bien sûr, il se jugeait au-dessus de ce genre de problèmes.

L'infirmière-chef redressa sa broche d'un geste énergique et fit face à Brinkmann.

– Et je voulais vous dire autre chose, professeur. J'avais justement l'intention de passer vous voir. Ça ne peut plus continuer ainsi !

– Qu'est-ce qui ne peut pas continuer ?

– La patiente Busch. Wiepke Busch.

– Ah ! notre Wiepke. Qu'a-t-elle encore fait ?

– Je ne sais pas. Rien de particulier, du moins je l'espère. Mais tous les deux, avec son ami, son fiancé, là – on ne sait même pas ce qu'il y a entre eux –, en tout cas ce garçon qui dès le début a passé ses jours et ses nuits à la clinique... Eh bien, il n'y a pas moyen de lui faire quitter la chambre de la patiente.

– Ah? Et qui lui demande de la quitter?

– Écoutez, professeur, je ne suis pas d'humeur à plaisanter. C'est encore une clinique, ici, pas une... maison de rendez-vous. Il arrive dès le matin, et il monte à la chambre 314. Il apporte à manger, d'ailleurs. Le placard est plein de pain grillé, de confitures, toute une épicerie... Ils vont bientôt se mettre à faire la cuisine!

– Eh bien, demandez-leur donc si nos menus ne leur plaisent pas. Malheureusement, Hildegard, je dois maintenant...

– Vous devez malheureusement prendre une décision sur ce point. Je vous l'ai dit, ça ne peut plus durer. J'espère au moins que vous êtes de mon côté dans cette affaire?

– Quelle affaire? Je ne vois pas où est le problème... Désolé, mais la police est dans la maison.

Brinkmann savait qu'il pressait sur le bon bouton: aussitôt, le visage d'Hildegard se changea en tout un paysage de rides interrogatrices et effrayées, et il savoura le plaisir de la planter là avec une nouvelle énigme à résoudre.

Oui, la police était dans la maison. Mme Meis l'avait prévenu que Hörster, le directeur de la police criminelle, l'attendait au bureau. Et Hörster n'était pas seul.

A grands pas, Brinkmann longea le corridor, passa devant le laboratoire, gravit l'escalier menant au hall principal, puis continua jusqu'au deuxième étage. Finalement, un peu de mouvement était bon pour la circulation. Il avait été tellement surchargé de travail, ces dernières semaines, qu'il lui avait même fallu renoncer aux promenades avec Molli. Seuls les couloirs et les escaliers lui offraient encore la possibilité de prendre quelque exercice.

Lorsqu'il arriva enfin devant son bureau, le souffle court, haletant, une idée lui vint soudain. Il refréna sa curiosité. Mieux valait prévenir Olga Kolb de ce qui l'attendait. Encore un étage, donc...

Soufflant bruyamment et le cœur cognant, Brinkmann ralentit son allure dans le couloir de la maternité. Comme l'endroit était joli, avec ces sous-verre aux murs: portraits d'enfants; maisonnettes au-dessus desquelles le soleil brillait; pommiers verts que survole la cigogne, portant dans son bec le précieux paquet; petits ramoneurs et éléphants...

Où était-ce, déjà? Ah oui! la quatrième porte à droite. Brinkmann trouva Olga Kolb assise dans son lit, en train de tricoter. Elle tourna vers lui ses yeux sombres et considéra avec inquiétude le demi-dieu hors d'haleine qui venait de surgir impromptu. Elle posa son tricot et fit mine de se lever.

– Restez donc assise, madame Kolb, je vous en prie.

– Le bébé dort. A cette heure-ci, ils dorment toujours.

– Ah oui!... Oui, naturellement.

Brinkmann tira un tabouret et, soulagé, s'y assit lourdement.

– Madame Kolb, savez-vous qui m'attend, en bas dans mon bureau?

– Non.

– Bien sûr... Un homme de la police criminelle et la mère.

– La mère de Félix?

Brinkmann hocha la tête.

– Il faut que vous fassiez sa connaissance, madame Kolb.

Brinkmann observa qu'elle se contractait sous l'effet de la peur. Il pouvait imaginer sans peine ce qu'elle éprouvait. Il lui prit la main.

– Madame Kolb, cela se passera bien, soyez-en sûre. Je voulais juste vous demander si vous seriez prête à parler avec elle.

Elle acquiesça d'un simple geste.

– L'essentiel est que nous restions calmes. Et que vous y croyiez.

– A quoi?

– Au succès, bien sûr!... A tout à l'heure.

Brinkmann s'arrêta devant la porte de son bureau et se massa les tempes. Tu voulais te montrer prudent, n'est-ce pas? Et que vas-tu raconter à cette pauvre femme? Qu'elle doit croire au succès... Mon Dieu, quand te comporteras-tu comme un homme normal, comme un quinquagénaire, bientôt sexagénaire, et non comme un adolescent plus près de quinze ans que de seize?

Il ouvrit enfin la porte et il les vit, assis dans les fauteuils des visiteurs: le gros Hörster, et à côté de lui une jeune femme, les cheveux blonds coupés court, vêtue d'un manteau plutôt fatigué, d'un jean et d'une chemise d'homme du même bleu clair, presque blême, que les yeux attentifs et légèrement anxieux qui le fixaient maintenant. Elle était pâle, elle avait des cernes sous les yeux, mais elle n'avait pas plus de vingt ans.

Hörster s'était levé.

– Je vous ai amené Mme Braun, professeur. Vous savez...

Il savait. Il s'assit sur le canapé.

– Bonjour, dit la jeune femme.

Comme sa voix était hésitante !

– Bonjour, madame Braun. Alors, cet enfant ? Vous nous l'avez abandonné, n'est-ce pas ? Est-ce que maintenant vous voulez le reprendre ?

Peut-être s'était-il exprimé avec trop d'énergie, peut-être y avait-elle vu de l'agressivité, toujours est-il qu'elle ne répondit pas. Le bout de l'index pressé sur ses incisives, elle se taisait.

Hörster intervint :

– De toute façon, professeur, vous savez bien que ça ne peut pas se régler comme ça. Maintenant, c'est à l'assistance sociale de décider. Mme Braun voudrait voir l'enfant. Nous pouvons nous montrer accommodants: après tout, elle s'est présentée d'elle-même aux autorités.

Brinkmann se décida à sourire.

– Ah ! elle a fait cela... Seulement, voyez-vous, madame Braun, à cette heure-ci les bébés dorment. Cependant, vous pourriez...

– Oui ?

– Vous pourriez faire la connaissance de Mme Kolb.

– Qui est Mme Kolb ?

Brinkmann croisa les bras et soupira. Qui était Mme Kolb ? Puis il considéra la jeune femme d'un regard dont il connaissait déjà l'effet.

– Mme Kolb est la femme qui prend soin du petit. Elle l'allaite. A votre place. Elle a perdu son propre bébé.

Il attendit. Toujours pas de réaction.

– Ce qu'elle souhaiterait, ce serait de ne plus jamais se séparer du petit.

Avait-il étalé ses cartes prématurément ? Peut-être. Cela lui était égal. Il remarqua que les lèvres de la jeune femme tressaillaient, et il se dit qu'il n'avait pas si mal joué.

– C'est... c'est que je ne peux absolument pas garder ce bébé...

Elle avait du mal à parler, et les yeux humides...

– J'ai déjà un enfant... sans père.

– Et où est-il ?

– Il vit chez sa mère. Vous savez, je suis sans arrêt sur les routes avec cette équipe de démarcheurs, pour des journaux...

Hörster secoua la tête.

De l'autre côté de la porte, on entendait le crépitement discret de la machine à écrire de Mme Meis. Brinkmann réfléchit un instant, puis se leva. Il prit le bras de cette étrange mère, la souleva de son fauteuil et se tourna vers le directeur de la police criminelle.

– Monsieur Hörster, je ne vais pas l'aider à s'enfuir, je ne vais pas non plus l'enfermer. Je la fais juste accompagner quelque part. Vous êtes d'accord ?

– Mais bien sûr.

– Où allons-nous ? Sa voix était presque inaudible.

– Eh bien, dit Brinkmann, vous allez voir une femme merveilleuse, qui donnerait tout au monde pour avoir un enfant.

Il rayonnait.

On frappa. Olga Kolb avait encore le combiné à la main. Elle se hâta de raccrocher. « La mère ne souhaite pas du tout reprendre Félix », avait dit le professeur au téléphone.

Et maintenant, « elle » était là, regardant Olga, les mains dans les poches de son manteau, l'air embarrassé, hésitante.

Olga Kolb sentit battre son cœur.

– Approchez, je vous en prie. Est-ce que vous ne voulez pas vous asseoir ?

La jeune femme tira une chaise, s'assit, joignit les mains sur ses genoux. Mais elle ne dit pas un mot. Olga Kolb rassembla toutes ses forces.

– Est-ce que vous avez vu le petit ?

Elle secoua la tête.

– Non, ils ne m'ont pas laissée entrer aujourd'hui. Seulement demain, m'a dit la sage-femme.

– Il est bien, avec moi. Il va bien. Vous me croyez, n'est-ce pas ?

– Oh oui !

– Est-ce que c'est vrai, ce que le professeur vient de me dire au téléphone ? Vous ne souhaitez pas le reprendre ?

Olga attendit, la bouche sèche. Toujours ce regard gêné, et ce silence. Puis « elle » secoua la tête.

– Non, je ne veux pas le reprendre. Je suis célibataire, vous savez. Et toujours en voyage...

La jeune femme s'exprimait avec difficulté. Maintenant, Olga éprouvait pour elle une certaine pitié. Si jeune, et déjà tant de misère...

Célibataire. Toujours en voyage.

– J'ai déjà un enfant, surtout. Il a deux ans. Il vit chez ma mère.

Mon Dieu ! songea Olga Kolb, il y a vraiment des situations...

– Vous n'avez vu aucune autre possibilité que d'abandonner le bébé ?

Sa question n'impliquait pas de réponse, mais elle sentit la colère monter en elle tandis que resurgissaient les images et le mots qui avaient sans cesse tourné dans sa tête ces derniers jours, ces dernières nuits, et elle ne put s'empêcher d'ajouter :

– L'abandonner ainsi dans une corbeille à papier ! Mais c'est... c'est presque inhumain, une chose pareille !

Elle se tut, effrayée de ce qu'elle venait de dire. C'est que la petite s'était mise à pleurer ! Et elle tremblait. Olga Kolb ne put le supporter. Elle s'approcha d'elle, lui prit la main et contempla son visage ruisselant de larmes.

– Qu'est-ce qu'il y avait de plus humain que de le laisser devant une clinique ?

– Bien, bien, dit Olga Kolb. Je ne pensais pas ce que j'ai dit.

– Oh si ! vous le pensiez !

Olga Kolb fouilla dans ses affaires à la recherche d'un mouchoir en papier, trouva finalement la pochette sous les journaux et la tendit à la jeune femme par-dessus la table.

Elle s'essuya les yeux et, pour la première fois, regarda Olga en face.

– Le petit est bien, avec vous. Ils me l'avaient déjà dit, en bas, et je vous crois.

– Est-ce que cela signifie ?...

Elle hocha la tête. Elle esquissa du bout des lèvres ce qui ressemblait à un sourire.

– Je ne vais pas vous le reprendre.

Olga Kolb se laissa aller contre le dossier de sa chaise et ferma les yeux. D'un seul coup, elle se sentit forte, et libre.

– Je ne vous ferai plus de reproches. Plus jamais, soiyez-en sûre. Et il ne faut pas pleurer. Nous reparlerons de tout cela à tête reposée. D'accord ? Rien que nous deux. Vous me le promettez ?

– Volontiers.

Olga Kolb regarda la jeune femme se lever avec difficulté et gagner la porte. Le professeur était venu l'attendre dans le couloir. Il lui prit doucement le bras et la raccompagna.

Ça n'est pas difficile du tout de lacer ses chaussures soi-même. Max, l'ours en peluche, est aussi de l'expédition. Il est dans le sac.

Le sac est chaud. Angie y a mis une serviette. Max ne gèlera pas, il a juste le museau qui dépasse.

Maintenant, il s'agit de descendre l'escalier. Inutile d'allumer la lumière. Claudia écoute la radio. Maman travaille dans le bureau. De toute façon, elle ne remarque rien. Elle ne remarque jamais rien, même pas qu'Angie n'a pas cessé de pleurer. Elle ne sait que se mettre en colère. Contre Udo aussi, elle s'est mise en colère. Et contre Claudia... Et si une petite sœur arrivait, comme Angie l'espérait et comme ils le disaient tous, elle se mettrait aussi en colère contre la petite sœur. C'est ce que se disait Angie en sortant de la maison, Max bien au chaud dans son sac. Arrivée en bas du jardin, il lui fallut se dresser sur la pointe des pieds pour atteindre la poignée du portail. Et si la serrure était fermée à clé ? Zut, alors ! Non, elle n'était pas fermée à clé. On pouvait sortir.

La rue était longue, et tranquille, et vide. Partout brillaient des lumières. Là-haut dans le ciel aussi. Il faisait nuit, et la nuit, les enfants ne doivent pas sortir dans les rues.

Angie n'avait pas peur. Si Udo ne venait pas comme il l'avait promis, eh bien, c'est elle qui irait le trouver. Même si le chemin était un peu long...

Oui, se dit Angie. Même si la villa est très loin ! Udo me donnera à manger, et puis j'irai au lit. Et j'aurai une histoire ! Il avait pourtant primis de passer me chercher. « Oui, Angie, aujourd'hui », avait dit Udo. Mais ensuite, il y avait eu cette dispute, et il avait peur. Comme Claudia. Tous, ils ont peur. Mais pas moi. Je n'ai pas peur du tout.

Angie courut, courut, aussi loin que ses petites jambes la portèrent.

Mais, au bout d'un moment, elle se sentit fatiguée, si fatiguée qu'elle eut envie de s'asseoir et de s'endormir sur place. Elle avait mal aux pieds. Mais elle ne pouvait pas se permettre de s'asseoir !

– Mais non, Max, on ne peut pas. Sinon, des gens viendront... Et qu'est-ce qu'ils diront, les gens, quand ils nous trouveront là ? Ils nous gronderont. Et Udo ? Udo aussi, il nous grondera !

Elle continua donc son chemin. Des ombres s'accrochaient aux branches des arbres le long du vieux chemin menant à la porte du mur d'enceinte. Angie ne voulait pas traverser la ville, mais elle connaissait le petit sentier escarpé qui contournait la muraille, avec ses trois lampadaires. Elle était venue là avec Käte, Käte aimait beaucoup ce sentier. Là-haut, il y avait le banc...

Maintenant, elle commençait à avoir chaud. Elle ouvrit la fermeture Éclair de sa veste de tricot. Il ne faut pas faire ça, sinon on prend froid. Mais elle ne prendrait pas froid. Elle allait retrouver Udo, et après...

Après? Quel bruit effrayant, on dirait un cri. La nuit, les petits enfants se font manger. La nuit, il y a le méchant homme qui rôde. Ces gémissements, ces grondements... Est-ce que c'est le méchant homme?

Elle serra Max contre elle.

Elle cria.

– Maman! Maman! Maman!

Pas «Udo». Mais maman était loin... Un trait gris. Des yeux étincelants.

– Ah! dit Angie, c'est juste un chat! Tu te rends compte, juste un chat. Et moi qui ai failli mourir de peur. Qu'est-ce que je suis bête!

Bien qu'elle fût toute moulue de fatigue, elle rit.

– La villa est juste là en haut, Max. On y est presque.

Entre les troncs des arbres, des lumières l'appelaient, trouant l'obscurité. Là-haut, il y avait aussi une porte, qui menait chez Udo. Mais, quand Angie essaya d'ouvrir la porte, un hurlement terrifiant retentit.

Elle recula d'un bond. Le pauvre Max tomba dans l'herbe au pied de la clôture. Elle ne put rien pour lui. Pétrifiée de sa peur, elle était même incapable de lever le bras. Elle pensa: Maman, viens! Mais bien sûr, maman ne vint pas.

Le hurlement continuait. Et il y avait aussi comme un claquement répété. Tout proche, fort et menaçant.

– Petit Jésus, pria Angie, je vais faire pipi...

Elle allait se retourner pour fuir en courant quand elle distingua une tache blanche juste derrière le grillage. Le hurlement s'était tu, cédant la place à un son doucement modulé. Une tête de chien, des mots de chien. Des pattes de chien dressées contre la clôture. Une déclaration d'amour canine! Un chien qui se glissait sous le grillage.

– Molli!

Les chiens savent parler, Udo le disait toujours. Bien sûr, Angie ne comprenait pas très bien ce que racontait Molli, mais on voyait bien que c'était gentil. Et la langue de Molli était chaude et mouillée.

Angie finit donc par s'asseoir par terre. Molli était près d'elle, tout près. Molli et sa bonne chaleur.

– Oh ! Molli, je suis tellement fatiguée. Mais qu'est-ce que je vais faire, si je ne peux pas entrer ? C'est fermé à clé, hein ? Et je suis trop petite pour arriver à la sonnette. Oh ! Molli !

– Ooooï, dit Molli.

– Et s'ils dorment tous ? Et s'ils ne sont pas là ? Qu'est-ce que nous allons devenir ?

Molli gémit et battit de la queue.

– Si on allait chez papa ?

Ça, c'était une idée ! Elle aurait dû y penser plus tôt. Chez papa, en train ! Papa était le deuxième plus gentil, tout de suite après Udo. Il lui donnerait tout ce qu'il lui faudrait. Et à Molli aussi !

– Molli, chez papa, on aura tout ! Tu viens avec moi ?

Inutile de le demander ! Molli filait déjà dans la rue, et Angie le suivit en courant, tellement soulagée de ne plus être seule...

Le corps sans vie d'Angie dans la piscine ? Cette idée paralysa les membres de Claudia. Non, elle ne pouvait même pas se l'imaginer.

– C'est idiot, dit Katharina qui remontait quatre à quatre l'escalier du jardin. D'abord, elle sait nager. Et ensuite – je l'avait complètement oublié – nous avons vidé la piscine hier.

La cave, la resserre, les placards, les deux salles de bains, la buanderie, elles avaient fouillé toute la maison. Puis le jardin. Maintenant, elles recommençaient. Enfin, la logique l'emporta, chez Claudia, sur cette compulsion à s'agiter aveuglément que suscitaient en elle les visions de catastrophe, la panique et la mauvaise conscience. Mon Dieu, pourquoi n'ai-je rien remarqué ? A cause de la radio ? Max, l'ours en peluche, avait lui aussi disparu ! Elle s'en aperçut en inspectant une fois encore la chambre d'Angie. Et il ne manquait pas que Max, mais aussi la veste de tricot bleue, les chaussures de sport et le jean décoré de petits cœurs sur les fesses.

– Elle s'est habillée. Elle est partie. Il vaut mieux appeler la police.

C'est ainsi que, vingt minutes plus tard, le premier avis de recherche parvint aux voitures de patrouille : « Une petite fille âgée de cinq ans, blonde, vêtue d'une veste tricotée bleue, de jeans et de chaussures blanches. Nom: Angelika Gessner. Répond au diminutif d'Angie. Je répète: une petite fille âgée de cinq ans...»

Onze heure dix!

Dans la maison de Katharina, au Burgholz, elles attendaient qu'Udo arrive. Et cette attente était ce qu'il y avait de pire. Sentir chaque minute se dilater à l'infini. Où était Angie? Dehors, mais où? Partie? Avec son ours en peluche? Se l'imaginer errant sur les routes, ou peut-être à travers les collines, montant vers la forêt? Vers le ravin!...

La nuit était claire, transparente, le ciel d'un bleu métallique. La lune brillait derrière un voile impalpable semé d'étoiles qui scintillaient comme des éclats de diamant. Les arbres noirs se dressaient, silencieux et menaçants.

Et on ne pouvait rien faire.

Katharina avait enfoui ses mains dans ses cheveux. Curieusement, Claudia se sentait incapable de compassion pour Katharina. Elle éprouvait un sentiment de vide que ne venaient combler que sa fureur et ses questions: comment as-tu pu laisser les choses en venir là? Comment peux-tu supporter de les voir se détruire, tous les deux? Parce que tu as promis à Udo de rester ? Et cette dispute, cet après-midi? Ils s'étaient affrontés comme deux idiots éperdus de jalousie. Katharina savait pourtant bien à quel point Angie étiat attachée à Udo. Tout cet égoïsme, toutes ces mesquineries, tout ce lamentable théâtre du prestige et de la jalousie, tout retombait sur le dos de la petite. Si l'on était incapable de faire preuve de compréhension, pourquoi ne laissait-on pas au moins à cette enfant un peu de place pour ses rêves?

Maintenant, Angie s'était enfuie sur ses solides petites jambes. Et elle avait pris la précaution de se vêtir chaudement. Angie avait fait ses comptes: si les adultes sont de tels imbéciles, qu'ils aillent se faire voir...

Ces réflexions n'étaient pas de nature à calmer Claudia.

Comme un point lumineux, une voiture remonta la Burgholzstrasse. Une portière claqua. Udo arriva en courant, fit irruption dans la maison et explosa comme une bombe dans le silence paralysant.

– Alors, qu'est-ce qui se passe?

Katharina se leva et, très raide, les yeux étincelants, vraie tueuse de dragons, répliqua:

– Que veux-tu dire?

– Tu le sais très bien.

Les voilà qui recommencent, se dit Claudia, épuisée. A Heidelberg, au jardin d'enfants, elle avait eu la charge de vingt-six petits monstres, elle avait vécu dans un ouragan de pleurs et de hurlements, de petites disputes et de grands combats. Elle avait alors cherché un travail plus tranquille. Maintenant, elle en venait à regretter Heidelberg...

– Bon Dieu, Katharina, si même dans cette situation tu n'as rien d'autre en tête que de me démolir, je crois qu'il est inutile...

– Te démolir ? Qui démolit qui, s'il te plaît ?

Udo renonça à répondre et se tourna vers Claudia.

– Est-ce que vous avez des nouvelles de la police ?

– Non. Il y a quelques minutes seulement que l'avis de recherche a été lancé.

Il la regardait comme s'il ne la voyait pas. Il était désespéré, et cela faisati de la peine à Claudia. Cela n'était pas nouveau. Depuis qu'elle le connaissait, il lui faisait de la peine. Il n'avait pas mérité cette situation. Elle savait à quel point il était touché, à quel point il aimait Angie.

– Alors, j'y vais moi-même. Peut-être que je la trouverai.

– A quoi est-ce que ça servira, que tu fasses hurler ton moteur dans toute la région ?

– Je ne ferai rien hurler du tout. Je ne prends pas la voiture, je pars à vélo. Maintenant, qu'est-ce que vous savez ? Est-ce que vous avez remarqué quelque chose qui permette de deviner ce qu'Angie avait l'intention de faire ?

Claudia parla de l'ours en peluche et des vêtements.

– Et sa tirelire ? demanda soudain Udo.

Katharina le regarda sans comprendre.

– Oui, eh bien ?

– C'est vrai. Son petit cochon. Elle l'a ouvert, et elle a pris l'argent, annonça Claudia.

Ils s'entre-regardèrent en silence. Dans son esprit, chacun voyait la même scène: Angie, là-haut dans sa chambre. Une petite fille de cinq ans s'équipant pour réaliser son grand projet: partir ! Et son petit cerveau mobilisait toute son expérience, toutes ses connaissances, réfléchissait, décidait. Elle savait qu'elle aurait besoin d'argent. De l'argent pour quoi faire ? Pour aller loin...

– C'est incroyable ! Alors, elle a organisé...

– Oui, elle a tout préparé méthodiquement, cette petite peste.

Dans la bouche de Katharina, «petite peste» n'avait rien de péjoratif, elle exprimait ainsi un amour mêlé d'une certaine admiration.

– Elle voulait partir, dit Udo en hochant la tête. Peut-êtré acheter un billet de train... Mais pour aller où?

– Où veux-tu qu'elle aille?

– chez Frederick?

– Probablement. Où, sinon?

La ville, la forêt, les montagnes, le monde – tout était si sombre et si tranquille...

Haletant, Udo descendit de vélo. Cela faisait une heure qu'il pédalait. Par deux fois, il était passé à la gare. Il avait sillonné les rues et les routes, exploré des cours de maisons et d'usines; il montait, descendait, tournait à gauche, à droite, s'arrêtait, criait: «Angie! Angie!» Rien. Seuls répondaient à ses appels les aboiements des chiens, ou parfois, quand les fenêtres s'éclairaient et s'ouvraient, des malédictions sonores ou des questions stupides.

Son cœur cognait, comme fou, et lui faisait mal. Son col trempé de sueur adhérait à sa nuque. De nouveau, la peur grandissait en lui.

Il avala sa salive. Mon Dieu, Angie se montrait toujours raisonnable, pourtant! Par ailleurs, depuis qu'il la connaissait, la petite n'avait-elle pas su se débrouiller dans toutes les situations? N'est-ce pas aussi pour cette raison qu'il l'avait tout de suite admirée? Alors, qu'avait-il pu se passer?

Il utilisait ces arguments comme un bouclier contre une grêle de projectiles, un bouclier dont il savait qu'il se désagrégerait peu à peu.

Poussant son vélo en jurant, il gravit la rampe raide conduisant à l'auberge *Ritterstüble.* De la route, il avait distingué les lettres POLIZEI sur le flanc d'une voiture de patrouille. la police aussi cherchait Angie.

La voiture était garée sous les deux marronniers du jardin. Personne n'était en vue à l'extérieur, mais par la fenêtre il vit des têtes d'hommes installés dans la taverne. Le téléviseur scintillait. Ils jouaient aux cartes, là-dedans... Des voix provenaient de la voiture de patrouille.

Udo cala son vélo contre un des marronniers. Un policier était au volant. Peut-être l'autre était-il en train de boire un petit schnaps.

– Excusez-moi. Est-ce que vous êtes à la recherche de la petite Angie Gessner ?

– Oui, pourquoi ?

– Je suis son beau-père.

– Ah bon ! c'est vous, docteur... Oui, nous la cherchons. Toutes les voitures ont son signalement.

– Et ? Avez-vous une piste ?

Udo connaissait d'avance la réponse. L'homme au volant se contenta de secouer la tête. Udo se sentit trop misérable pour poser d'autres questions. Il ne parvint même pas à articuler un « merci ». Il reprit son vélo, se mit en selle et repartit.

Où aller ? Le *Ritterstüble*, installé au sommet de la montagne, dominait les terrains bordant le Burgholz. Au-delà s'étendait la prairie à flanc de colline que l'on traversait pour gagner le vieil étang. Il y était allé souvent avec Angie, ils avaient fait griller des saucisses, ils avaient joué dans la remise du bateau, ils avaient ramé sur le lac, et le soir, ils avaient allumé un grand feu. La dernière fois, Angie avait voulu passer la nuit avec lui dans la remise du bateau. « C'est tellement beau, ici ! » avait-elle dit. Et elle l'avait confronté à un thème fort complexe :

– Dis-moi, Udo, l'enfant...

– Quel enfant ?

– Quel enfant ! Celui que tu vas avoir avec maman, naturellement. Ma petite sœur.

– Tu veux une petite sœur ?

– Je veux un bébé. Si c'est un garçon, je m'en fiche. Je serai quand même la plus forte. S'il m'embête, je lui donnerai une bonne claque. Mais je pourrai le laver, le peigner, m'occuper de lui, hein ?

– Oui, bien sûr.

Elle mâchait un morceau de saucisse.

– Je lui donnerai aussi à manger, avait-elle promis. De temps en temps. Pas toujours.

– Tu sais, Claudia pourra s'en charger.

– Justement, oui... Mais dis-moi, comment est-ce que ça se passe quand le bébé veut sortir ?

– Pardon ?

– Quand il est dans le ventre, comment est-ce qu'il dit à sa maman qu'il veut sortir ?

– Eh bien, ça s'annonce tout seul.
– Mais il ne sait pas parler, hein ?
– La maman s'en rend compte quand même, tu peux me croire. Il gigote drôlement. Il donne des coups de pied.
Cela lui avait plu. Elle hocha la tête, ravie.
– Ça, c'est un bon truc ! Mais comment est-ce qu'il fait, pour sortir ?
– Eh bien... comme les petits des animaux, tiens !
Il trouva sa réponse un peu faible et précisa :
– Comme les petits chats, par exemple.
– Tu te moques de moi !
Elle lui avait frappé le ventre du bout de l'index.
– Tu dis n'importe quoi ! Maman n'est quand même pas une chatte !
– En un certain sens, je veux dire juste pour faire une comparaison, on peut dire qu'elle est une chatte. Pour ça, l'homme n'est pas très différent des animaux. Tu te rappelles les petits chats que Claudia avait apportés ?
– Et les cochons ?
– Euh... oui, c'est pareil...
– Et les poissons, là dans l'eau ?
– On pourrait dire que les poissons aussi... euh...
– Que pour les poissons, c'est pareil ? Qu'ils font comme maman ? Écoute, ça serait vraiment un miracle !
– Mais c'en est un !
Avec le soulagement d'un homme qui, face à une catastrophe inévitable, aperçoit soudain le frein de secours, il se cramponna à ce mot.
– C'est un miracle. La nature est un miracle. Tout ce que Dieu a créé... Oui, on peut le dire. Crois-moi, Angie : un miracle.
Elle avait froncé les sourcils.
– Peut-être que tu pourrais me dire ?...
– Peut-être que nous pourrions en reparler une autre fois.
– Mais je veux juste que tu me dises où est passée la moutarde. Parce que c'est bien meilleur avec de la moutarde.
Oh ! Angie ! Il se répéta ce nom dans son esprit, au rythme de ses pieds appuyant sur les pédales, au rythme de son cœur... Le monde est plein de miracles, oui, et le plus beau des miracles, ce sera quand je te retrouverai. Mais qu'est-ce qui t'est passé par la tête, Angie ? Tu ne peux quand même pas nous faire ça ! Pas à moi.

Pas à ta maman. Vider ta tirelire, prendre ton ours et filer dans la nuit...

Udo Brinkmann regarda le sommet saupoudré de lumière bleue, nimbé de traînées de brume que poussait un vent doux venant de la forêt. Il regarda ce ciel si indifférent, tout là-haut, éternel et terriblement lointain.

S'il n'y avait pas eu cette froide splendeur du ciel et cette énorme lune de métal poli, il aurait volontiers prié. Mais tout semblait dire : débrouille-toi tout seul, nous n'avons que faire de tes problèmes.

La route décrivait une légère courbe. Au point culminant débouchait le chemin descendant vers le vieil étang. Combien de fois l'avait-il emprunté ? Parfois en compagnie. Avec la petite Elke, par exemple... La fois où cet abruti l'avait flanqué à l'eau...

Ne pas y penser. Ça n'était pas le moment.

Udo n'en eut d'ailleurs pas le loisir. Car à l'instant où il vit briller les chromes d'une voiture garée près des souches des deux saules, des événements soudains requirent toute son attention. Il ne perçut d'abord qu'un mouvement, une tache claire, puis il entendit une plainte, un son étouffé, aigu, prolongé. Il songea d'abord à un animal blessé. Un chien, peut-être ? Non, ce n'était pas un chien. Ce n'était pas un animal, mais un être humain.

Il serra les freins et descendit de vélo. Les poings sur son guidon, il scruta l'orée des buissons, de l'autre côté de la prairie. La plainte reprit :

– Non... non... non... !

Une femme.

Udo laissa tomber son vélo, prit son élan et traversa le champ en courant. Deux ombres. Des hommes ! L'un d'eux s'enfuyait en remontant son pantalon, trébucha, tomba face contre terre. Udo le rejoignit. L'homme était fluet. Jeune. Udo voulut le prendre au collet, mais il se dégagea et gratifia Udo d'un coup de coude dans l'estomac qui lui coupa le souffle.

– Hé ! Qu'est-ce que...

L'homme était déjà loin, courant comme s'il avait le diable à ses trousses. Il fila vers la forêt à travers la prairie, et là-bas, près des saules, un moteur démarra en hurlant. La voiture tourna, les roues crissèrent et patinèrent, la lourde Mercedes s'élança vers la route. Mais le conducteur avait allumé les phares, Udo put distinguer le numéro minéralogique et le nota sur un bout de papier avant que la voiture disparût dans le virage.

Il entendit un faible gémissement, couvert encore par le bruit du moteur qui s'éloignait.

Tout était allé vite, trop vite pour qu'Udo fût capable d'une réaction réfléchie, mais il avait quand même clairement conscience qu'il s'était passé quelque chose de grave.

Il en reçut la confirmation quand il se pencha sur le corps étendu dans l'herbe, les genoux relevés. Une femme ? Une jeune fille. Sa mince jupe bon marché en cuir artificiel était remontée jusqu'aux hanches, sa chemise arrachée. Et ce qui rendait la scène irréelle, fantomatique et particulièrement pénible, c'était qu'elle avait la tête dissimulée dans un sac de toile déchiré.

Udo s'agenouilla. Il allait poser la main sur l'épaule tremblante de la jeune fille quand elle se mit à frapper sauvagement autour d'elle, à l'aveuglette. A travers l'étoffe grossière du sac, il entendit des cris de douleur, des soupirs, puis des mots:

– Salauds, sales porcs !

Udo frotta sa joue, brûlante. Eh bien, elle n'était pas morte. Elle était encore capable de frapper. Et avec vigueur.

Il la débarrassa précautionneusement du sac. Elle rejeta la tête en arrière comme si elle s'attendait à être battue. Elle avait la bouche ouverte et tuméfiée, des mèches de cheveux humides lui retombaient sur le front. Udo saisit la première idée qui lui vint à l'esprit.

– Je suis médecin, dit-il. Je n'ai rien à voir avec ces deux hommes.

Il vit qu'elle se détendait.

– Médecin ?

– Oui.

– On peut dire que vous tombez bien.

Elle essaya de se redresser, mais y renonça en gémissant.

– Ça fait un mal de chien.

– Où ?

– Partout. Surtout là. Les côtes. Je ne sais pas, mais je crois que c'est cassé. Je ne peux presque plus respirer. Quels salauds !

Sa peau claire était parsemée d'ecchymoses bleuâtres. Il pressa doucement la cage thoracique du bout des doigts. Deux côtes cassées. La sixième et la septième.

– Mais pourquoi ?... Ils voulaient...

Elle grimaça et dit d'une voix calme, presque détachée :

– Ils voulaient et ils ont.

Il glissa son bras derrière les épaules de la jeune fille.

– Est-ce que ça va ?

Ça n'allait pas. Elle cria. Rien à faire. Udo réfléchit à la situation. Il n'y avait qu'une solution.

– Restez tranquille et attendez. L'essentiel est que vous n'ayez pas peur. Ils sont partis.

– Je sais.

– Bien. Alors, restez allongée. Surtout, ne remuez pas. Avec le vélo, dans quatre minutes je serai au *Ritterstüble.*

– C'est là qu'ils étaient. Ils m'ont guettée.

– Bon, mais c'est de là-bas que je vais téléphoner pour demander de l'aide. On va vous envoyer tout de suite une ambulance et la police.

– Les flics, je peux m'en passer.

Il se releva et courut vers le chemin. Un instant, il craignit que les hommes de la Mercedes n'aient mis le vélo hors d'usage, mais il le retrouva gisant dans l'herbe tel qu'il l'avait laissé. Il l'empoigna, l'enfourcha, jeta un regard en arrière. La prairie s'étendait, calme et solitaire, sous la lumière de la lune. Quelle nuit ! se dit Udo. Quelle nuit révoltante, lamentable, misérable...

Les cloches du temple luthérien étaient toujours les premières à sonner. Venait ensuite le bourdon sourd de l'église paroissiale Saint-Antoine, et pour finir, nerveuse, le souffle court, la cloche argentine de l'abbaye, comme si elle avait peur d'être en retard, joignait au chœur métallique ses coups précipités. Minuit. La petite ville reposait sous la lumière de la lune comme sous une impalpable mousseline. Il n'y avait pas grand monde pour écouter les cloches. Ceux qui ne dormaient pas regardaient une série policière à la télévision ou bien, attablés dans une taverne devant un verre de vin ou une chope de bière, discutaient ou jouaient aux cartes.

A la clinique, le Dr Schäfer, mélancolique, inclina la tête de côté et leva les yeux vers le ciel : encore une nuit aux urgences ! Depuis que cette maudite maladie rongeait morceau par morceau, à minuscules bouchées, ses capacités de chirurgien, depuis que ses scrupules et sa peur de l'échec ne lui permettaient plus guère de travailler en salle d'opération, son nom figurait de plus en plus fréquemment sur le tableau des tours de garde. Il n'était pas question que l'on puisse lui reprocher de ne pas s'investir suffisamment. Et il ne voulait surtout pas qu'on lui témoigne de la compréhension ou de la compassion. Il n'en avait que faire.

Mais il fallait y aller. Il y avait une admission.

Oui, Mischa et Leibrecht, l'infirmier de la Croix-Rouge, sortirent un brancard de l'ambulance et portèrent leur fardeau en salle d'examen.

Leibrecht s'approcha de Schäfer.

– Un viol. Nous lui avons déjà donné quelque chose contre le choc. C'est assez moche. Ils lui ont même cassé deux côtes.

Schäfer hocha la tête. C'était donc pour cela que la police suivait ?

La voiture de police se gara. Le chef de patrouille s'approcha, salua en portant la main à sa casquette. C'était Löffler.

– Bonsoir, docteur.

– Bonsoir. Est-ce que vous savez qui ?...

– Pas la moindre idée. C'est un de vos collègues qui a donné l'alerte. Dr Udo Brinkmann.

– Et où est-il, maintenant ?

– Il sillonne toute la région à vélo.

– Comment ça ?

– Ah ! vous n'êtes pas au courant ? Il cherche sa belle-fille, la petite Angie Gessner. Nous aussi, nous la cherchons. Cinq voitures de patrouille s'en chargent. C'est seulement à cause de cette affaire que nous...

– Vous plaisantez !

– Est-ce que j'en ai l'air ? Vous croyez qu'on plaisante beaucoup, dans ce métier ?

Drôle de métier, oui, songea Schäfer en suivant des yeux le policier moustachu qui regagnait sa voiture d'un pas lourd, se laissait tomber sur son siège et repoussait sa casquette sur sa nuque.

Le dernier train était parti. Et maintenant ? Rester encore une heure assis là, en faisant des mots croisés, jusqu'à la fermeture de la dernière discothèque. Pendant ce temps-là, à la télévision, il y avait le match de foot, avec le HSV. Heumann préférait travailler de jour. S'il poireautait ainsi la moitié de la nuit dans son taxi alors que sa femme et l'équipe de Hambourg l'attendaient à la maison, il le devait à la mairie. Service de garde ! Comme à l'hôpital.

Il se pencha vers la boîte à gants pour y prendre un chewing-gum. Il n'eut pas le temps de sortir la plaquette de son papier. La lumière rouge s'alluma sur le tableau de bord, puis la voix de Rita annonça depuis le standard :

– Voiture 14 ! Au *Ritterstüble*. Le gros Metzger veut rentrer chez lui.

– Compris, j'y vais.

Heumann mit le contact, remonta la rue principale, tourna à gauche devant le tribunal de grande instance et prit la route qui grimpait dans la montagne.

Metzger était pourtant bien le dernier à prendre un taxi. Il avait beau gagner des mille et des cents avec ses engrais chimiques, c'était un grippe-sou fini. Impossible aussi qu'il se soit soûlé. Tout ce qu'il s'offrait quand il passait la soirée à jouer aux cartes, c'était une bière. Alors que son affaire marchait tellement bien qu'il aurait pu boire du champagne au litre.

Metzger attendait déjà devant la porte, et quand il arrêta son taxi, Heumann put tout de suite vérifier qu'il avait raison : Metzger était frais comme un gardon, il n'était pas ivre.

– Et alors, Otto, qu'est-ce qui t'arrive ?

– Ah ! ne m'en parle pas !

Il s'effondra sur le siège du passager, et les ressorts grincèrent sous son poids.

–Tu as encore trop bu, hein ?

–Épargne-moi ton humour !

Mais Heumann continua de le taquiner. Faire enrager Metzger était le seul plaisir que lui permettait encore cette soirée. Il engagea la marche arrière.

– Alors ta voiture est à l'atelier ?

– A l'atelier ? J'aimerais bien. Mais dis donc, est-ce que tu l'aurais vue, ma voiture ?

– Laquelle ? La vieille Mercedes ou la neuve ?

– La neuve.

– Et pourquoi est-ce que je l'aurais vue ?

Heumann finissait quand même par se demander ce qui se passait. Puis une idée lui vint.

– Est-ce que tu l'aurais prêtée à ton gamin ? A ta place, j'y aurais regardé à deux fois.

– Prêtée, prêtée... Il a la clé, ce morveux. Allez, avance, au lieu de me poser des questions.

Le trajet leur prit quatre minutes. Metzger compta ses cinq marks, se fit rendre les vingt-cinq pfennigs de monnaie et s'éloigna vers sa maison en traversant la cour asphaltée de son commerce d'engrais chimiques et d'aliments pour bétail. Heumann le vit s'arrêter et lever un poing furieux. Mais le chauffeur de taxi avait déjà repéré la Mercedes, garée bien en évidence devant la maison. Il grimaça. Eh bien, le jeune Hajo pouvait se préparer à en entendre de belles ! Il ne l'avait pas volé. Tous les soirs à traîner dans les tavernes. Il fréquentait davantage les cafés et les discothèques que l'école d'agriculture. Et quand il avait bu un coup de trop, avec ses copains, ils faisaient les andouilles et empruntaient la voiture du vieux pour rouler comme des fous sur toutes les routes de la région.

C'est à des réflexions analogues que se livrait Otto Metzger. Tu es trop faible, se disait-il. Mais à quoi est-ce que ça t'avance quand tu lui en envoies une derrière les oreilles ? Il te regarde, et il joue les innocents. Il y avait en Hajo quelque chose devant quoi Metzger se sentait dépassé. Si au moins Hajo répondait en gueulant, lui aussi, en se comportant comme un homme ! Mais non. Il pâlissait, tremblait, écarquillait les yeux, mentait, promettait la lune, il pleurait même, et quelques jours plus tard il recommençait ses exploits.

Ce soir, par exemple. A quoi ressemblait la Mercedes ? Il y avait des éclaboussures jusque sur les vitres. Les pneus étaient couverts de glaise collante. Il l'avait sans doute prise pour un véhicule tout-terrain ? Il est fou ! Eh bien, il va m'entendre.

Udo décrivit une boucle et s'arrêta devant une cabine téléphonique brillamment éclairée.

Quand il descendit de sa selle, la douleur lui fouilla la cuisse. Il remua le bout des pieds dans ses chaussures de sport pour chasser la crampe. Tu n'en peux plus, tu es à bout... Ça n'a pas de sens de continuer, tu vas tomber de ton vélo...

C'est ce que se répétait Udo, mais il savait bien qu'il n'y avait aucune chance qu'il fasse demi-tour, qu'il renonce. Il poursuivrait ses recherches, toute la nuit s'il le fallait. Oui, si entre-temps la police n'avait pas déniché Angie, il ne resterait rien d'autre à faire que de tourner en rond.

Haletant, il s'adossa à la paroi froide de la cabine. Il se frotta les yeux, puis composa le numéro. On décrocha aussitôt.

– Allô ?

– C'est moi, Käti. Tu es encore debout, toi aussi ?

– Ça t'étonne ? Est-ce que tu t'imagines que je pourrais dormir, dans cette situation ?

Sa voix trahissait son épuisement.

– Alors, il n'y a rien de nouveau ?

– Non, Udo, malheureusement.

– Chez Katharina non plus ? Je n'ai pas envie d'appeler là-bas...

– Non, elle nous aurait prévenus tout de suite. Et toi, que fais-tu ? Est-ce que tu la cherches toujours à vélo ?

– Oui, mais je crois que je vais retourner prendre la voiture. Je vais juste jeter un dernier coup d'œil à la gare.

Käti se tut. Elle avait quelque chose sur le cœur. Udo l'entendit soupirer faiblement. Il savait à quel point elle aimait Angie. Mais qui n'aimait pas la petite ?

– Veux-tu parler à ton père ? demanda-t-elle enfin. Christa est allée s'allonger, elle n'en pouvait plus.

– Non, c'est inutile. Je préfère continuer à la chercher. Peut-être que chaque seconde est précieuse, tu sais.

– Oui, se contenta-t-elle de répondre, et Udo entendit le déclic annonçant qu'elle avait raccroché.

Il sortit de la cabine. De l'autre côté de la rue, derrière les arbres, il aperçut une voiture, une voiture de la police. Lentement, il roula jusqu'à la gare. Il contourna le bâtiment par la droite.

Le dernier train de voyageurs quittait Offingen à vingt-trois heures vingt-trois. Plus rien jusqu'au matin, à part quelques trains de marchandises, avait dit l'employé derrière son guichet. « Offingen n'est qu'Offingen ! » Oui, une petite gare... Udo avait regardé partir le dernier train. Pas trace d'Angie...

Et maintenant ?... Pour la troisième fois de la nuit, Udo tourna le guidon de son vélo pour quitter la rue et s'approcher de la gare. Des camions étaient garés près de la rampe d'accès à l'entrepôt, où des barils d'huile bleus luisaient dans la lumière froide des lampes à arc.

Sur le premier quai, il trouva un distributeur de boissons. Il tira de son porte-monnaie une pièce de deux marks et l'inséra dans la fente. Puis il ouvrit le casier, prit une boîte de limonade et tira sur l'anneau de métal. La boisson fraîche et piquante rendit quelque clarté à son esprit. C'était de la folie de rester là à traîner. Une totale idiotie ! Et s'imaginer qu'il aurait davantage de succès en sillonnant les rues en voiture, c'était une illusion.

Tout ce qui avait tourmenté Udo Brinkmann depuis le début de la nuit, toutes ses pensées, toutes ses réflexions, toutes ses craintes, tout déferlait maintenant sur lui. Il en aurait pleuré !

Mais soudain, il releva la tête. La boîte de limonade roula par terre à grand bruit. Qu'avait-il entendu ? D'abord une sorte d'appel hésitant. Un jappement ?

Pas de doute, c'était un chien. Un chien qui ne se sentait pas bien et le faisait savoir. Maintenant, comme après un instant de réflexion, il essayait un grondement rauque qui se changeait bientôt en un curieux trémolo, aigu, perçant.

A Offingen, il y avait un seul chien qui possédât une telle tessiture. Udo l'aurait reconnu entre mille. Il se mit à courir vers la fenêtre éclairée de la salle d'attente, priant de tout cœur, suppliant, espérant qu'il fallait effectivement découvrir ce qu'il avait imaginé en une fraction de seconde. Mais il ne pouvait en être autrement : seule Molli pouvait piauler ainsi. Udo pressa son nez contre la vitre, et le spectacle qui s'offrit à lui se grava pour toujours dans son esprit.

Une enfant était assise sur le banc de bois, seule dans la pièce vide. Une enfant qui laissait pendre ses jambes bien parallèles au bord du banc. Une enfant d'une pâleur à faire peur, les yeux écarquillés, qui le regardait fixement. Dans ses bras, elle tenait une pitoyable créature brunâtre : Max, l'ours en peluche.

Udo tenta de se rendre maître des sentiments qui le submergeaient. Les sentiments viendraient plus tard. Il se précipita vers la porte. Il savait bien que la salle d'attente serait ouverte toute la nuit. Mais l'idée ne lui était pas venue qu'Angie...

Il appuya sur la poignée. Le petit visage triangulaire, blême, là-bas au fond de la pièce, se tourna vers lui. Si divergents que fussent par ailleurs les récits successifs qu'Udo ferait ultérieurement, il insisterait toujours sur ce point : ce qui l'avait absolument stupéfié, en cet instant, c'était qu'Angie ne semblait pas le moins du monde surprise. Elle était pâle, oui, elle ouvrait de grands yeux. Mais pas trace d'effroi, ni même de joie – pas la moindre expression de surprise.

Udo s'arrêta sur le seuil. Sa jambe tressautait. Il craignait que ses muscles ne se nouent de nouveau en une terrible crampe, mais ils eurent la bonté de n'en rien faire.

– Angie, chuchota-t-il.

– Salut, Udo.

– Angie, qu'est-ce que tu fais là ?

– J'attends un train. Il va bien finir par en arriver un, tu ne crois pas ?

– Je ne crois pas.

– Mais si, les trains sont faits pour ça. Ils arrivent toujours à la gare. Et je veux aller chez mon père.

Udo, surmontant sa peur d'une crampe, s'était approché d'elle. Il s'assit sur le banc.

Sous le regard d'Angie, il eut soudain l'impression qu'il ne pourrait rien faire de plus inconvenant que de la soulever dans ses bras et la couvrir de baisers. De façon générale, Angie réprouvait ce genre de manifestations. « Les adultes sont de vraies machines à embrasser. Et après, on est tout mouillé. » Molli n'avait pas de ces réticences. Elle bondit vers Udo, pattes dressées et langue tendue, lui lécha les mains, puis reporta son enthousiasme sur Max, lécha l'ours en peluche et, pour finir, le visage de cette enfant pétrifiée, si totalement transformée.

– Arrête, Molli ! protesta Angie.

– Mais ton père est en voyage, Angie.

Cela non plus ne sembla pas ébranler la résolution de la petite.

– Tu crois ?... En tout cas, je ne reste pas chez maman.

Udo soupira, étendit les jambes et s'enhardit jusqu'à lui passer le bras autour des épaules.

– Eh bien... Alors, le mieux est que nous allions chez grand-père, pour commencer. A cause de Molli, aussi. Ils la cherchent, tu sais. Ils sont dans tous leurs états.

Elle le regarda.

– Ah oui ? Mais qu'est-ce que tu as ?

– Moi ? Qu'est-ce que tu veux que j'aie ?

– Tu trembles.

– Oui... Écoute, c'est que j'ai passé toute la nuit à pédaler...

– Toute la nuit à vélo ?

– Oui.

– Et pourquoi ? Quelle idée !

– Viens, je t'expliquerai. Mais il va falloir rentrer à pied. Il n'y a pas de taxi. Tiens, tu t'assiéras sur le vélo, et je pousserai. Qu'est-ce que tu en dis ?

Oui, cette perspective plaisait à Angie. Se faire pousser, ou se faire porter sur les épaules, ça, c'était bien. Mais, la plupart du temps, les adultes en avaient vite assez ou grimaçaient quand on le leur proposait. Udo paraissait cependant très heureux de cette solution.

– Est-ce que tu as faim, Udo ?

– Oui.

– J'ai du chocolat. Deux tablettes. Je les avais emportées pour le voyage.

– Bien sûr. Alors donne-m'en un petit morceau.

Elle fouilla dans son sac, en tira une tablette qu'elle rompit. Molli elle aussi eut droit à un carré, et Angie se servit la dernière. Ils mâchèrent en silence.

– Est-ce que tu t'es inquiété ? demanda Angie au bout d'un moment.

– Tu as de ces questions, Angie !

– Maman, elle ne s'est sûrement pas inquiétée.

– Qu'est-ce qui te le fait croire ?

– Elle ne va pas s'inquiéter pour ce genre de choses. Pas à cause d'un enfant. Et tu sais, si elle n'en veut pas d'autre, comme elle a dit, en fait, elle voudrait ne pas en avoir du tout. Elle préférerait ne pas m'avoir non plus.

C'était donc ça ! C'était là ce qui l'avait préoccupée, perturbée, poussée à s'enfuir ; c'était le nœud de ce réseau de problèmes et d'angoisses qui avait assombri l'univers d'Angie. Udo chercha des mots, chercha une réponse. Mais il était mort de fatigue. Comment aurait-il pu résoudre un tel problème de psychologie infantile dans cette salle d'attente qui empestait le tabac refroidi et le désinfectant ? Il faudrait appeler un spécialiste à la rescousse. Un spécialiste ? Toute une compagnie...

– Ah ! Angie, c'est tellement difficile ! Plus difficile que tu ne crois, en tout cas. Et moi, je suis trop épuisé pour te l'expliquer. Tu peux comprendre ?

– Oui.

Il grimaça un sourire. Maintenant, même ses lèvres lui faisaient mal. Mais elle était ravissante, la tête ainsi levée, souriante, pressant de son petit doigt l'œil droit de son ours en peluche.

– Oh oui ! Peut-être que je peux comprendre. Et puis, tu sais, Udo ?

– Quoi ?

– On pourrait vivre tous les deux, sans maman.

C'était comme un coup au plexus. Pour commencer, Udo avala sa salive, puis il souleva Angie avec son ours et, le nez à cinq millimètres de celui de l'enfant, bien que ce fût aussi difficile que douloureux à dire, il chuchota:

– Non, Angie, c'est impossible. Je ne suis pas ton père !

– C'est vrai. C'est bien pour ça que je voulais aller chez Frederick... Pourquoi est-ce que vous vous disputez toujours, maman et toi ?

– J'aimerais bien le savoir, Angie.

– Vous êtes obligés ?

– Eh bien..., dit Udo en tentant de défendre sa main contre un nouvel assaut de Molli, nous ne sommes certainement pas obligés. Non, je ne crois pas.

Toutes les lampes étaient allumées: à la porte de la maison, devant la façade, le long de l'allée du jardin. Dans l'air chargé d'humidité, la lumière jaune semblait parfois danser, comme une lanterne tenue par un ivrogne. Mais la lune avait tout à fait chassé la brume. Les aiguilles des sapins pendaient comme une barbe aux branches robustes et arquées. Il était bien après minuit. Brinkmann ne parvenait toujours pas à s'arracher de la fenêtre. Quelque part derrière lui, dans la pénombre de la pièce, Christa s'était réfugiée dans un des fauteuils. Elle n'avait pas eu la force de monter l'escalier jusqu'à la chambre. Elle était trop fatiguée. Et il n'était pas question de dormir, elle le savait. Pas cette nuit.

Brinkmann émit un son rauque. Surprise ou découragement ? Elle tendit l'oreille. Puis elle se leva.

Brinkmann manœuvra fébrilement la poignée de la fenêtre, se pencha au-dehors, se frotta les yeux. Mais l'image persista, ou plutôt la vision incroyable et fantomatique.

Udo.

Udo qui poussait son vélo.

Et sur la selle...

Le temps de quelques battements de cœur précipités, Brinkmann craignit que ce qu'il voyait ne fût que le produit de ses nerfs surexcités, de sa fatigue. Peut-être aussi de l'alcool qu'il avait absorbé dans son désespoir. Mais Christa avait surgi à côté de lui. Et c'était bien Molli qui jappait !

Sur la selle : Angie ! Elle tenait son ours en peluche dans ses bras. Udo posait précautionneusement un pied devant l'autre. A chaque pas, la petite tête de l'enfant dodelinait. On aurait dit deux guerriers revenant de la bataille.

– Dis, Klaus, demanda Christa, est-ce que tu vois la même chose que moi ?

– Oui, s'exclama Brinkmann en lui frappant l'épaule avec tant d'enthousiasme qu'elle cria. Oui, la même chose.

Et Käte arriva elle aussi, étonnamment alerte dans sa robe de chambre à fleurs rouges. Elle accourut, elle était encore capable de courir, et Molli, comme devenue folle, se précipita à sa rencontre avec un hurlement d'exaltation.

Quelles retrouvailles !

Brinkmann commença par s'asseoir. D'un geste instinctif, il se saisit de la bouteille mais ne se défendit pas lorsque Christa la lui prit des mains. Il se contenta de dire, l'air offensé :

– Je l'avais pourtant bien mérité.

Maintenant, tout le monde était là. Angie était entrée la première. Elle courut tout de suite vers lui et s'installa sur ses genoux. Il ne put que lui caresser les cheveux et murmurer :

– Bonsoir, Angie !

Il regarda autour de lui.

– Où est passé Udo ?

– Fiche-lui la paix, Klaus, tu veux bien ? répondit Käte. Il ne tient plus debout.

– Bien, bien...

Brinkmann enfouit son gros nez dans les cheveux d'Angie. Ils sentaient le renfermé, le tabac froid, et ils étaient humides.

– Maintenant, tu vas avoir un bon chocolat bien chaud. Mais d'abord, nous allons appeler ta maman.

La petite secoua la tête.

– Non !

– Tu ne veux pas de chocolat ?

– Si, mais ce n'est pas la peine d'appeler maman.

Christa s'agenouilla devant elle.

– Elle s'inquiète beaucoup pour toi. Tu le comprends, non ? Tu ne veux pas y réfléchir encore ?

Angie se mordilla la lèvre inférieure avec ses dents de la chance.

– Bon, d'accord... Mais en tout cas, je reste ici. Vous voulez bien ?

Que répondre à cela ? Ils se regardèrent en silence. Puis Christa gagna le téléphone et composa le numéro de la maison du Burgholz.

Les minutes suivantes furent marquées par une activité fébrile. Käte mit le lait sur le feu, Christa déshabilla Angie, l'enveloppa dans une serviette-éponge épaisse et chaude, lui massa les pieds par précaution, et Angie se laissa faire patiemment, comme une aimable poupée, en enfant qui s'est habituée aux rites bizarres des adultes, à leur comportement de mères poules, à leurs petits baisers et à leurs regards inquiets. Elle tenait des deux mains le grand bol de porcelaine où Käte avait versé le chocolat. Elle en sirota une petite gorgée: il était parfait. Elle se remit à boire tout doucement et ne releva même pas la tête quand elle vit entrer sa mère, suivie de Claudia.

Non, Angie ne posa pas non plus son bol. Sa bouche barbouillée prononça par-dessus le bord de porcelaine blanche:

– J'espère que vous n'êtes pas venues me chercher. Parce que je veux rester ici.

Pour Katharina, c'était un coup, mais elle ne pouvait plus en être bouleversée. Pas après tout ce qui s'était passé. Elle se contenta de hocher la tête. Cependant elle ne put s'empêcher de s'approcher du fauteuil, de ce paquet de tissu-éponge qui était censé être sa fille. Elle mit de côté le bol de chocolat et serra Angie dans ses bras.

Même alors, c'est d'une voix tout à fait neutre qu'Angie expliqua:

– Udo m'a trouvée à la gare. Je voulais aller chez papa.

katharina hocha la tête, puis leva les sourcils comme si elle venait d'obtenir la confirmation de ce qu'elle soupçonnait depuis longtemps.

– C'est une chance qu'Udo ait su que tu étais à la gare.

– Oui, maman.

Silence. Udo apparut. Lui aussi avait dû entendre les derniers mots. Käte, qui n'y comprenait plus rien, se tourna vers lui:

– Tu le savais?

Katharina sourit, d'un sourire qui n'annonçait rien de bon. Elle toisa Udo de la tête aux pieds, pensive, le sondant.

– Angie a dit: «Oui.»

Il y a quelque chose qui se trame, se dit Brinkmann. Nom de nom! qu'est-ce que cela signifie, ce ton, ce regard? Encore heureux que Christa au moins contrôle ses nerfs. Elle souleva la petite et l'emporta dans ses bras vers la porte.

– Tu peux dormir là-haut, Angie. Tu dois être fatiguée, non?

C'est d'une voix lasse, lasse mais encore calme qu'Udo dit :
– Qu'est-ce que ça signifie, Katharina ?
– Je te le demande, Udo !
– Qu'est-ce que tu me demandes ?
– A quoi rimait tout ce théâtre si tu savais où se cachait Angie ?
Les narines de Klaus Brinkmann se dilatèrent.
– Katharina !
Le regard de Brinkmann buta contre cette muraille de méfiance dont elle s'entourait.
– Udo n'aurait quand même pas tourné toute la nuit comme un fou si...
– Si quoi ?
– Il me semblait que tu suggérais qu'il savait d'emblée où trouver Angie...
Elle sourit, ses lèvres minces découvrant ses dents.
– Udo en fait bien d'autres...
Udo ! Il se tenait là, les cheveux collés par la sueur retombant sur son visage blême annonciateur d'orage, comme le mouvement brusque qui lui fit plonger les deux mains dans ses poches.
– Même si c'était le cas, je trouve que le fait qu'une enfant puisse comploter ainsi avec son beau-père ne plaiderait guère en faveur de la mère.
– Tout dépend des moyens qu'emploie le beau-père.
C'était plus que Käte ne pouvait en supporter. Elle resserra sa robe de chambre :
– C'est à ne pas croire ! La petite est à peine là, vous avez à peine retrouvé votre Angie, et qu'est-ce que vous faites ? Voilà que vous recommencez à vous lancer des méchancetées à la tête !
– Oui, intervint Brinkmann, je dois dire moi aussi que cette scène... Nous voulons croire que c'est parce que tu es à bout de nerfs, Katharina, mais ça ne va vraiment pas.
– Qu'est-ce qui se passe ? demanda Käte. Je n'ai même pas compris autour de quoi tournait cette dispute.
Udo aurait mieux fait de se taire, mais il ne put s'y contraindre.
– Ma chère épouse sous-entend, Käte, que j'aurais tout combiné avec Angie pour lui donner une leçon.
– Ah oui ? susurra Käte.
Brinkmann était décidé à mettre un terme à cette histoire.
– Oui... non... ça suffit. Dehors ! Au lit ! Peut-être qu'il serait

temps que vous préveniez les pauvres policiers pour qu'ils interrompent leurs recherches ?

Il fit signe à Claudia, comme pétrifiée près du mur.

– Écoutez, Claudia, si vous voulez, restez donc avec Angie. Et toi, Udo, tu te tais et tu vas te coucher. Käte aussi aurait bien besoin de dormir. Inutile de parler de Christa et de moi : on ne le dirait peut-être pas, mais nous avons quand même un métier à exercer...

Christia avait suivi le débat sur la réforme de la législation. A Göttingen, elle s'était souvent rendue dans des foyers du mouvement des femmes pour y apporter son aide en tant qu'infirmière. Elle avait écouté, discuté. Et même pendant ses études à Fribourg, elle avait assisté à une conférence sur les « conséquences psychosomatiques à long terme des viols ». Maintenant, elle était confrontée à la réalité.

La feuille de température portait le nom d'Astrid Funkel sur l'oreiller, le visage blême était apathique. Les cheveux retombaient en mèches. Le regard, l'expression des yeux enfoncés, à l'iris bleu pâle, à la fois sur la défensive et fixés au loin, paraissaient indiquer qu'elle ne voulait rien percevoir, rien laisser l'approcher.

Christa elle aussi y avait renoncé. Elle croyait comprendre. A quoi bon ses questions, sa conversation, sa compassion ? Qui pouvait partager vraiment ce que cette jeune fille avait subi ? Elle vérifia de nouveau le bandage qui protégeait la cage thoracique blessée. Le pouls et la respiration semblaient à peu près normaux.

– Vous aurez mal pendant quelque temps. Nous ne pouvons pas faire grand-chose. Si vous voulez, nous vous donnerons des comprimés contre la douleur.

Astrid se contenta de hocher la tête.

Christia lui posa la main sur le front, cherchant par ce geste à lui marquer sa sympathie. Mais la jeune fille détourna la tête, dirigeant son regard vers la porte. Un homme était entré. La pluie avait noirci les épaules de son manteau de popeline grise, son visage et ses lunettes étaient mouillés.

– Excusez-moi...

Il toussota et resta planté là, lourd et pataud. Il ôta ses lunettes, les essuya méticuleusement, et c'est seulement après qu'il les eut replacées sur son nez que Christa put le situer dans ses souvenirs.

Mais oui, c'était Durek, l'inspecteur de la police criminelle qu'elle avait aperçu la veille dans le bureau de Klaus !

– Un moment, nous avons presque terminé.

L'inspecteur Durek haussa les épaules et, sans plus bouger qu'une souche, dit que ça ne faisait rien, qu'il ne fallait pas se déranger pour lui.

Christa déglutit péniblement. Est-ce qu'ils en ont beaucoup de ce modèle, à la police criminelle ? Ce spécimen-là semblait particulièrement réussi : pas seulement indifférent, mais arrogant. Le genre qu'elle aimait : ces types qui font bien sentir à chacun le petit pouvoir dont ils disposent. A chacun ? A ceux qui sont à leur merci.

– Alors, mademoiselle Funkel, où en êtes-vous ? Est-ce que vous êtes enfin décidée à nous donner quelques informations ?

Astrid secoua la tête. Christa s'en étonna.

– Mais pourquoi ?

– Alors, c'était une bagarre, hein ? reprit Durek.

– Je vous l'ai déjà dit.

L'inspecteur vint s'asseoir près du lit tout en répliquant d'une voix lasse :

– Vous nous l'avez dit. Sûr. Vous avez dit – pas la peine que je vous le lise, je le sais par cœur –, vous avez donc dit : « Je sortais du *Ritterstüble*, où j'avais bu quelque chose. Je n'ai pas reconnu le type. Un point, c'est tout ! »

– Oui. Un point, c'est tout.

Astrid Funkel avait refermé les yeux.

– Et voilà ! On est bien avancés...

Le regard de Durek glissa vers Christa. Elle ne sut si ce qu'elle y lisait était du mépris, de la colère ou de l'indifférence.

– Alors, Astrid : voulez-vous porter plainte, oui ou non ?

– Non.

Christa ne comprenait plus.

– Mais enfin, Astrid ! On vous a frappée. Vous avez été violée. Et les suites ne sont pas insignifiantes. Sans même parler des côtes cassées, vous présentez d'autres blessures. Vous ne pensez quand même pas...

Elle n'en dit pas davantage. Klaus Brinkmann entrait. L'inspecteur le salua d'un signe de tête. Puis il se pencha de nouveau vers le lit.

– Vous entendez ce qu'elle dit ? Sur quoi est-ce que je dois enquêter, en fait ? Soyez donc enfin raisonnable, mademoiselle

Funkel. Alors, ces relations sexuelles ont-elles eu lieu contre votre volonté ?

Tout était silencieux, tellement silencieux que Christa entendait Brinkmann respirer bruyamment par le nez. Mais Astrid n'émit pas le moindre son.

Maintenant, Christa éprouvait presque le sentiment d'avoir été injuste à l'égard de Durek. Ce n'était pas précisément un plaisir de devoir travailler avec un tel témoin.

– Le fils de mon mari a vu un des agresseurs, monsieur Durek. Peut-être pourriez-vous recueillir sa déposition.

– Ah bon ? Et où est-il, votre fils ?

– Il vient d'arriver, dit Klaus Brinkmann. Je peux vous conduire auprès de lui quand vous en aurez terminé.

Durek hocha la tête. Astrid Funkel se taisait toujours. Le curieux inspecteur soupira, se leva. Il avait toujours les mains dans ses poches. Il regarda le visage d'Astrid sur l'oreiller.

– Bien, admettons que les choses se soient passées comme l'a dit le docteur. Il y avait donc un agresseur. Est-ce qu'au moins vous vous êtes défendue ?

Christa sursauta. Ce type était fou ! Quel mufle !

– Est-ce que vous aviez trop bu ? poursuivit la voix rauque et indifférente de Durek.

Christa avait les résultats des analyses en tête.

– Le taux d'alcoolémie n'était que de 0,9, dit-elle. Où voulez-vous en venir ? Qu'est-ce que ça signifie ?

– Sans indications précises, je ne peux rien faire. Bien, restons-en là, conclut-il comme s'il en avait assez de s'ennuyer.

Il tourna les talons, jeta un dernier regard à Astrid et sortit. Brinkmann et Christa le suivirent. Brinkmann prit juste le temps de refermer la porte, il n'attendit pas une seconde de plus.

– Puis-je vous demander si vous abordez toujours ce genre de cas avec le même manque d'intérêt ?

Il en fallait davantage pour impressionner Durek.

– Pas toujours, dit-il en grimaçant un sourire ensommeillé. Mais elle, tout le monde la connaît, dans le pays.

– Ah bon ? intervint vivement Christa. Et à quel titre ?

il tourna vers Christa des yeux de poisson. La réponse fut aussi brève que la question :

– La boisson et les hommes.

La poitrine de Brinkmann se gonfla.

– Si je vous comprends bien, monsieur Durek, une femme qui change souvent de petit ami ne devrait pas faire d'histoires quand on la viole ?

– Parce qu'elle a été violée ?

Pendant un moment, Brinkmann en resta sans voix. Sans qu'il sût comment, le revers de sa blouse se retrouva entre ses doigts, qui s'y crispèrent comme si cela pouvait détourner une partie de sa fureur.

– Au cas où cela vous intéresserait, les résultats de nos examens médicaux ne laissent aucun doute. Fractures des côtes, éraflures dans la région génitale, ecchymoses, élongation des muscles d'une cuisse, qu'est-ce qu'il vous faut de plus ?

Christa avait aperçu Udo au bout du couloir. Elle lui fit signe d'approcher.

– Udo, ce monsieur est de la police criminelle.

– Ah ! bonjour, dit Udo. Il s'agit sans doute de cette pauvre jeune fille ?

– C'est cela.

– Eh bien, j'ai vu brièvement un des hommes, et j'ai noté le numéro de la voiture.

– Ah tiens, vraiment ?

– Comment ça, vraiment ? demanda Udo, irrité.

Durek parut s'être quand même décidé à agir. Il tira un carnet de sa poche.

– AM - 79, dicta Udo. C'était une plaque d'Offingen.

Durek prit note avant d'examiner Udo à travers ses lunettes, avec un léger sourire.

– Et à quoi ressemblait l'homme que vous dites avoir vu ?

Les mâchoires d'Udo se crispèrent.

– Que je dis avoir vu ? Mais, nom de Dieu, je l'ai vu !

– Et à quoi ressemblait-il ?

– A peu près de votre taille, blond, fluet.

Durek nota également ces indications, sans empressement particulier, mais il les nota. Et quand il eut terminé, rangé son calepin, reboutonné son manteau, dans un de ces courts moments de gêne silencieuse qui s'installent entre les gens qui ne s'aiment pas, mais se sentent tenus d'observer les rites stupides de la politesse, un nouveau visiteur arriva. Et quel gaillard ! Aussi massif que gigantesque, il rentrait légèrement la tête dans ses larges épaules, comme s'il craignait que son crâne n'arrache les plafonniers de verre opalin du couloir. Sans leur accorder un regard, sans un instant d'hésitation, il mit le cap sur la chambre 314, et il y serait entré tout droit si Brinkmann, alarmé, n'avait pas levé le bras.

– Un moment ! Qui voulez-vous voir ?

– Astrid Funkel.

Il se tourna vers Brinkmann. Il avait les cheveux foncés, le front bas, un menton pareil à un tiroir de chêne.

– Et qu'est-ce que vous lui voulez ?

– Ce que je lui veux ? C'est ma sœur, Astrid, répondit-il. L'infirmière-chef m'a donné l'autorisation.

Brinkmann sourit.

– Dans ce cas, je vous en prie...

La porte claqua, plus fort qu'il n'est d'usage dans une clinique.

– Eh bien, dit Durek après une dernière hésitation, merci beaucoup. Je vais m'occuper de cette affaire.

– C'est cela, occupez-vous-en, dit Brinkmann sans grand espoir.

Et ils suivirent des yeux l'homme en manteau gris qui s'éloignait dans le couloir, les bras ballants, la tête penchée en avant.

– C'est ça, la police criminelle ? Qu'est-ce que c'est que ce type ? s'exclama Udo.

– En tout cas, il a l'air d'avoir une idée très nette du genre de filles qui se font violer, dit Christa, l'air abattu. Pour lui, ça n'arrive pas aux femmes convenables.

– Allô, madame Meis ? Je ne veux pas être dérangé dans le quart d'heure qui vient. Sous aucun prétexte.

Brinkmann éteignit l'interphone et regarda de nouveau Schäfer. Celui-ci souriait. Il avait des taches de rousseur et de petites rides autour des yeux, et quand la peau de son visage redevint lisse, les rides se transformèrent en minces lignes blanches. On dirait qu'il joue au tennis, ou qu'il fait tous les jours une promenade en montagne pour oublier ses soucis, songea Brinkmann. Pourtant, il savait bien que plus jamais Schäfer ne jouait au tennis. Et il en allait sans doute de même des promenades en montagne, qu'il avait tant aimées autrefois. Mais pourquoi avait-il demandé à lui parler d'urgence ?

– Ne vous moquez pas de votre pauvre patron surmené, Schäfer, vous n'êtes pas dans ma peaux !... Alors, nous comptons sur vous, pour ce dîner ? Pour la première fois, c'est Christa qui fera la cuisine. Si c'est raté, nous pourrons toujours nous rattraper avec le vin : j'ai une bonne cave.

Schäfer se pencha légèrement en avant, un nouveau sourire vint plisser le coin de ses yeux, mais il avait l'air indécis.

– Je ne suis pas de service. Seulement...

– Eh bien, dites.

– Seulement, je me demande si vous souhaiterez encoe que je me joigne à vous, étant donné que je viens vous présenter ma démission.

C'était donc cela... Brinkmann posa les mains à plat sur son bureau.

– Cela dépend des raisons que vous invoquez.

– Voulez-vous vraiment que je vous les précise ? Est-ce que vous me posez cette question sérieusement ? Vous connaissez pourtant la réponse. je ne suis plus chirurgien que de nom. Je fais de la figuration. Et je ne tire plus de satisfactions de mon travail. Est-ce que vous souhaitez que je vous fasse un cours sur la polyarthrite évolutive ?

Même en ces circonstances, Schäfer parvenait à garder le sourire. Il ne manquait pas de courage ! Que répondre à cela ? Toutes les heures où ils avaient travaillé ensemble à la table d'opération, toutes les situations où il s'en était remis aveuglément à Schäfer se bousculaient dans la mémoire de Brinkmann.

Son regard se posa sur les mains qui avaient si bien œuvré, qui avaient sauvé tant de vies. Schäfer les avait croisées sur son estomac, comme s'il voulait les apaiser.

– Je ne peux naturellement qu'accepter vos raisons, Schäfer.

Schäfer hocha la tête. Inutile d'ajouter un mot, ils s'étaient compris. Brinkmann soupira :

– qu'allez-vous faire ?

– Peut-être que j'entrerai dans l'entreprise de mon beau-père.

– Sérieusement ?

– Oui. Au moins, comme médecin d'entreprise, je ne ferai pas courir de risques à mes patients.

– Schäfer, pour un homme comme vous, il existe d'autres possibilités.

– Le croyez-vous vraiment ? A mon âge ? Avec mon handicap ?

Brinkmann le pensait vraiment. Schäfer était si fort, en théorie médicale ! Et dans le domaine de la chirurgie gastrique et intestinale, il n'y avait pas deux enseignants de sa valeur. Richards, à

Göttingen, aurait peut-être quelque chose à proposer. Il faudrait l'appeler. Et aussi Lutter, au ministère de l'Éducation, à Stuttgart. Brinkmann s'entendait bien avec eux, et ils ne manquaient pas de relations.

– Schäfer, honnêtement, est-ce que ça vous plairait de devenir médecin d'entreprise ?

– C'est un travail comme un autre. Et je ne le prendrais pas à la légère, vous pouvez me croire. Mais...

– Oui ?

Le sourire de Schäfer se fit douloureux.

– Eh bien, il n'est pas particulièrement agréable d'en être réduit à dépendre de la famille.

– Et l'enseignement ?...

Brinkmann faillit parler d'un poste universitaire, mais une voix intérieure lui conseilla la prudence.

Si cela ne marchait pas ? Schäfer, avec son éternel sourire, avait la peau sensible. Une nouvelle déception, un nouveau coup bas, ce serait trop...

– Je vois bien d'autres possibilités, Schäfer. Nous en reparlerons demain soir, à la maison.

Cinq ans auparavant, Metzger avait fait arracher le revêtement d'Eternit de la façade. Maintenant, tout était recouvert de belles dalles de grès. La cour avait été asphaltée de neuf, comme la rampe d'accès à l'entrepôt, au bas de laquelle étaient garés les camions de livraison. METZGER – ENGRAIS CHIMIQUES ET ALIMENTS POUR BÉTAIL. Rouge sur fond jaune. C'était propre, clair, ça présentait bien.

Il lui avait fallu s'échiner pendant trente ans pour en arriver là. Quatorze heures par jour, même le samedi, même le dimanche. Et Friedel l'avait laissé se débrouiller tout seul : après y avoir usé ses dernières forces, elle était morte. METZGER – ENGRAIS CHIMIQUES ET ALIMENTS ET ALIMENTS POUR BÉTAIL...

Trente ans plus tôt, à leur arrivée à Offingen, quand les autres les ignoraient ou les traitaient de « tas de réfugiés », qui aurait cru ? mais il leur avait montré : maintenant, il possédait la plus grosse affaire de la région, dans sa branche.

Cela faisait dix minutes que Metzger était assis là, les coudes appuyés sur le plateau de la table, le menton dans les mains. Il regardait la Mercedes garée dans la cour, devant le bureau.

La peinture bleu Riviera était maculée de boue, éraflée, l'aile avant droite cabossée, une portière avait été forcée et la bande chromée de la garniture du phare avait disparu.

Il s'était acheté cette voiture deux mois plus tôt. Il avait aligné trente-deux mille marks sur la table. la veille, elle était encore toute neuve. Et maintenant...

Maintenant, Metzger n'était pas seulement furieux. Il y avait n lui une immense tristesse, si forte, si douloureuse qu'il avait de la peine à supporter les grandes lettres rouges de son propre nom qui s'étalaient sur les silos, de l'autre côté de la cour.

Pourquoi fais-tu tout ça ? Pour qui ? Tu te tues au travail, et moi aussi, lui disait déjà Friedel. Et Hajo, tiens, tu verras comment il t'en remerciera, un de ces jours...» Oui, elle avait dit ça. Hajo! Qu'est-ce qui lui était passé par la tête? Mais comment élever correctement un gamin quand on n'a jamais de temps pour lui ?

Il était dans la cour. Au déchargement. Maintenant, il sautait au bas du camion et venait vers la maison, d'un pas lent et hésitant. Il s'arrêtait devant la Mercedes. Puis la porte claquait. Des pas dans le vestibule.

Metzger se leva. Le sang lui bourdonnait aux tempes.

– Bonjour, papa.

Hajo avait les yeux de Friedel, bleus et innocents, le teint pâle, les cheveux blonds. Une coiffure de fou. Mais le regard, c'était celui qu'avait toujours friedel: un peu timide, interrogateur et innocent.

Metzger se contint. Il ne répondit pas au salut de son fils.

– Dis, papa, qu'est-ce qui est arrivé à la Mercedes ? Elle est dans un sale état!

– Répète un peu...

– Qu'est-ce qu'il y a ? Je voulais juste savoir qui a fait ça.

Les grosses lèvres de Metzger se crispèrent.

– Tu le demandes ? Qui est-ce, d'après toi ? Eh bien, c'est moi, Hajo, c'est moi!

– Mais pourquoi ?

La mesure était comble. metzger se leva et prit son élan. La gifle qu'il administra à Hajo fut si forte qu'elle projeta le jeune homme contre le mur. Une goutte de sang coula de son nez. Il l'essuya du revers de la main. Ses yeux n'exprimaient plus l'innocence, mais la panique.

– Tu as d'autres questions ?

– Non, papa.

– Parce que j'ai encore des réponses toutes prêtes.

– Oui, papa.

Metzger respira lourdement; Il y aurait eu tant de choses à dire ! Mais il se sentait trop épuisé. Avoir dû démolir sa propre voiture pour fournir un alibi à Hajo, cela lui suffisait. Maintenant, pourtant, il lui fallait encore réfléchir aux moyens de mettre Hajo à l'abri de tout soupçon. En fait, il n'avait pu être qu'un suiveur, comme toujours. Il était bien trop jeune et trop faible pour se lancer de lui-même dans cette histoire de viol. Quant à venir à bout d'une garce comme cette Astrid Funkel... Non, c'était quelqu'un d'autre. Est-ce qu'il était soûl ? Non, il avait voulu jouer au grand. Oui, ce devait être ça. Il ne songeait jamais à rien d'autre !

Alors, à quoi bon l'interroger, puisqu'il connaissait déjà la réponse ?

– Allez, file. Passe à la salle de bains et lave-toi la figure. Après, tu prépareras le chargement pour Rebele, à Villingen.

– Oui, papa.

– Et tu oublies le reste, je m'en charge.

– Oui... Merci.

Il était parti. Dieu merci ! Quand Metzger s'alluma une cigarette, ses mains tremblaient tellement qu'il se brûla les doigts. Il aspira une grande bouffée et ferma les yeux...

Lorsqu'il les rouvrit, il vit à travers le nuage de fumée une voiture de police qui entrait dans la cour. Un homme descendit. Durek, naturellement. déjà ? De l'autre côté de la cour, Hajo s'était esquivé. Tant mieux;

Durek ! Ils n'avaient pas plus mollasson, à la police criminelle. Il suffisait de voir sa démarche.

Metzger soupira et écrasa sa cigarette dans le cendrier. Il se sentait presque soulagé. Qu'il vienne ! Plus vite ce sera fini, mieux ce sera pour toi.

– On peut ?

Durek entra comme si la maison lui appartenait, s'assit sur une chaise et, sans autre salut qu'un signe de tête à l'adresse de Metzger, demanda tout de suite :

– Qu'est-ce que tu as donc fait à ta voiture ?

– Tiens ! Depuis quand est-ce que tu t'intéresses à ma voiture ?

– C'est qu'elle était toute neuve... C'est une pitié de voir ça.

– On peut le dire ! Mais ça n'est pas moi.

– Alors qui est-ce ?

– L'inspecteur de la police criminelle, c'est toi ou c'est moif? La nuit dernière, quand je suis sorti du *Ritterstüble*, la Mercedes avait disparu. J'ai dû prendre un taxi.

Cela n'impressionna pas Durek. Il semblait à peine écouter, d'ailleurs.

– Ah bon ?

– Tu n'as qu'à demander à Heumann ! C'est lui qui m'a ramené. Il était là. Et à quoi riment ces questions idiotes ?

Durek contempla le bouton d'une de ses manches de manteau.

– Et quand tu es arrivé, naturellement, tu as retrouvé la Mercedes devant la porte ?

– C'est ça.

Durek se décida quand même à relever la tête. Il sourit.

– Hajo ne l'aurait pas empruntée, par hasard ?

– Il a une clé. Pourquoi est-ce qu'il aurait forcé une portière ?

Nouveau silence. Toujours ce sourire mauvais. Puis Durek se leva. Il regarda par la fenêtre, tournant le dos à Metzger.

– On a vu la voiture près du vieil étang.

– Qui l'a vue ?

Metzger joua les étonnés, et il y réussit de façon très convaincante.

– C'est sans intérêt. Il y a plus important.

– Quoi ?

– Tout près, nous avons trouvé Astrid Funkel.

Durek tourna la tête, le dévisagea, et le regard de ses yeux gris était si dur que Metzger en eut froid dans le dos.

– J'en ai entendu parler.

– Ah oui ?

– Avec la vie qu'elle mène...

– Metzger, je trouve que tu pourrais t'épargner ce genre de remarques. Il ne s'agit absolument pas de ça. Elle a été attaquée. Par deux hommes.

– Vraiment ?

Durek, la tête inclinée sur l'épaule, fit deux pas en avant, deux pas en arrière, glissa les mains dans les poches de son manteau et se dirigea vers la porte. Est-ce que c'était fini ? Durek se retourna.

– Tu m'accompagnes dehors ?

Metzger se leva. Ils gagnèrent ensemble la voiture de police.

Durek ouvrit la portière et prit un sac. Un sac vide sur lequel on pouvait lire : METZGER. Metzger sourit.

– Tu veux emporter un chargement ?

– Oui. De la litière de blé. Un seul sac. Ça n'est pas possible ?

– Pourquoi pas ?

Maintenant, la curiosité de Metzger était en éveil. Le jeu commençait à l'amuser. Il sentait qu'il avait le dessus.

– Je peux aussi te le faire livrer franco de port, Durek.

Mais Durek réagit mal à la plaisanterie. Il lui arracha le sac des mains et le jeta sur le siège arrière.

– C'est une pièce à conviction, Metzger.

– Comment ça ?

– On a retrouvé le sac près de la fille.

– Ah ? Et alors ? Est-ce que tu veux dire que c'est moi qui l'ai laissé là ? Dis donc, est-ce que tu n'es pas cinglé ? Va donc voir là-bas, de l'autre côté de la cour. Il y en a des sacs ! Des milliers !

Il s'approcha de la Mercedes, tira la clé de sa poche, ouvrit le coffre.

– Et là, tiens ! une bonne vingtaine, tous vides. Fais le tour des villages, va chez les paysans : partout, tu trouveras des sacs. Tous marqués METZGER !

Durek hocha la tête et porta la main à son front pour saluer.

– C'est bon, Metzger !

Il s'installa dans sa voiture et, par la fenêtre ouverte, le regarda une fois encore.

– Calme-toi. Que veux-tu, il faut bien que je mène mon enquête, non ?... Même si ça n'aboutit à rien, il le faut.

– Eh bien, vas-y !

C'était bien le vieux Metzger, debout dans sa cour. C'était son ton, son attitude : les jambes écartées, les semelles solidement plantées sur le sol, les mains dans les poches.

Et Durek lui sourit.

– Non, gémit la créature assise sur la chaise d'examen.

– Comment, « non » ?

– Vous ne pouvez pas me faire ça, docteur.

– Mais je veux seulement vous faire une piqûre.

– Justement. Je ne supporte pas les piqûres. Je n'ai jamais pu. Ni à l'école, ni à l'armée...

A l'armée ! Christa s'imaginait mal cette tête coiffée du

casque d'acier. Le quinquagénaire avait un visage rose et luisant de petit cochon en massepain, des coussinets de graisse, des yeux exorbités. Même son épais capitonnage semblait ne pas suffire à préserver de l'effroi ce paquet de nerfs tremblant. Gros, bruyant et poltron. Le genre de mélange qu'adorait Christa ! Mais ce qui l'agaçait le plus, c'était Walter Renz : adossé au mur, à l'autre bout de la salle de soins, les jambes croisées, il souriait, certes, mais il considérait la scène du regard attentif et distant d'un spectateur au-dessus de la mêlée. L'hémorragie n'était pas encore enrayée. Le sang coulait dans le cou du patient et imbibait l'oreiller. D'un geste résolu, elle resserra le caoutchouc du tourniquet qui devait interrompre la circulation du sang dans les innombrables petits vaisseaux alimentant le cuir chevelu tailladé.

– Vous prenez quand même une seringue ?

– Quand on se lance tête baissée à travers les vitres, on ne devrait pas avoir peur d'une seringue !

– Mais je ne me suis pas lancé tête baissée, on m'a poussé !

Renz grimaça, Nina pouffa et Christa songea : ça n'a rien d'étonnant.

– Écoutez, ce n'est pas une vraie piqûre. Savez-vous comment nous appelons cela ? Anesthésie locale par infiltration.

– Qu'il y ait un filtre ou pas...

Il chercha à se redresser. Christa, à bout de patience, le repoussa de toutes ses forces contre le dossier.

– Allez-vous vous tenir tranquille, à la fin ?

Résigné, il ferma les yeux.

– Comme ma femme.

– Est-ce que c'est elle qui vous a poussé à travers la fenêtre, par hasard ?

– Non. Ce sont des copains. Aïe !

– Mais non, vous n'avez rien senti. Nina, le porte-aiguille, s'il te plaît.

C'est seulement lorsqu'elle se redressa que Christa remarqua à quel point les muscles de son dos étaient noués. Renz hocha la tête pour marquer qu'il appréciait ses progrès. Et si je te tirais la langue ? songea Christa, exaspérée.

Puis, pendant une seconde terriblement longue, elle fut incapable de penser, de réagir. Là-bas, sur le pas de la porte, les épaules légèrement en avant, avec sur le visage l'expression embarrassée d'un homme qui a conscience de pénétrer en territoire étranger, la cravate habituelle remplacée par un pull à col roulé d'un jaune éclatant – mais oui, c'était Vollmers !

Christa laissa Nina, l'infirmière, appliquer le pansement.

Comme elle s'en rendit compte ultérieurement, elle ne salua même pas Vollmers. Mais après tout, est-ce qu'il n'avait pas vu à quoi ressemblait la salle d'attente ?

– Je suis désolée, Herbert. Aujourd'hui, je n'ai vraiment pas une minute.

Il hocha tristement la tête, les commissures de ses lèvres s'abaissèrent.

– Oui, bien sûr, on peut s'y attendre quand on débarque pendant le service...

– Ce n'est pas seulement que je suis de service. Regardez donc !

Il regarda le sol maculé de sang, puis l'homme que Nina aidait justement à remettre sa chemise. Il dit :

– Je pensais que cet après-midi, ou ce soir, nous pourrions peut-être...

– Herbert ! Cher Herbert !

– C'est déjà plus agréable à entendre...

– Écoutez : je n'ai pas dormi de la nuit, la salle d'attente est bondée, et quand j'en aurai terminé, il faudra encore que j'aille jouer les psychothérapeutes.

– Psychothérapeute ? Vous pourriez vous pencher sur mon cas.

– Est-ce qu'il vous est arrivé de vous faire violer ?

– Pardon ?

Christa sentait le sang lui battre aux tempes. Elle se montrait injuste. Elle savait qu'elle aurait dû être gentille, le prendre par la main, le conduire au moins à la cantine, prier Renz de renoncer à son rôle de spectateur et de venir enfin à la rescousse, mais elle s'en sentait incapable. Même ses tentatives d'humour échouaient. Et il avait maintenant quelques raisons de la regarder sans comprendre.

– Excusez-moi, Herbert, mais c'est sérieux. On nous a amené la nuit dernière une jeune fille victime d'un viol. Il faut que je m'occupe d'elle. Je ne sais vraiment plus où donner de la tête.

Un haussement d'épaules, un clin d'œil, il reconnaissait sa défaite.

– C'était juste une suggestion.

– Ce sera pour une autre fois, Herbert. Très volontiers.

– C'était l'anniversaire de ma sœur, et je suis passé à tout hasard.

– Nous nous reverrons. Mais donnez donc un coup de téléphone avant.

– Oui, oui, bien sûr.

Il lui effleura l'épaule de la main. Son visage exprimait le combat intérieur qu'il livrait pour rester maître de lui et respecter les convenances.

– J'ai compris, Christa. Au revoir.

Il lui faisait de la peine, au point qu'elle faillit se mettre à courir pour le rattraper. Mais à quoi bon ?

Elle appela Renz, sans hésiter cette fois à user de son petit pouvoir d'épouse du patron. Son sourire le plus froid suffit, accompagné de quelques mots :

– Alors, avez-vous bien vu comment on s'y prend ? Parce que moi, je dois encore monter, comme vous savez...

Renz gagna la porte.

– Le suivant, s'il vous plaît.

Christa était déjà dehors. Elle prit l'ascenseur jusqu'au troisième étage. Ce qui la poussait à retourner voir cette jeune fille qui, dans son lit de la chambre 314, construisait autour d'elle une muraille infranchissable, c'était davantage que le sentiment du devoir, autre chose aussi que la curiosité. Ce qui s'était passé la touchait personnellement d'une curieuse façon. Violée. Autrefois, on aurait dit « déshonorée ». Un mot désagréable et démodé, que personne n'employait plus ; mais Christa percevait le noyau de vérité qu'il recelait : ce n'était pas seulement à son corps que l'on avait fait violence, mais à toute sa personne, au plus profond de son être. A ses rêves, à ses espoirs, à ses attentes, à ses idées, quels qu'ils fussent, peu importait. Peu importait de quelle personne il s'agissait, cela ne changeait rien.

D'un pas énergique, en affichant son sourire le plus naturel, Christa entra dans la chambre. Le géant était toujours là, assis dans son coin. La façon dont il tourna la tête vers elle montra à Christa que sa présence n'était pas souhaitée.

– Alors, comment ça va ?

Pas de réponse.

Christa hésita, puis prit quand même une chaise et s'assit près du lit.

– Je suis le Dr Brinkmann. Nous nous sommes vus brièvement dans le couloir.

– Paul Funkel.

Devait-elle lui demander de sortir ? Cela rendrait la situation plus difficile encore. Ils n'avaient aucun secret l'un pour l'autre, on le sentait.

– Astrid, est-ce que vous voulez bien m'écouter un moment ?

– Oui.

– Astrid, c'est votre affaire, naturellement, mais je ne parviens pas à comprendre : pourquoi refusez-vous de dire ce que vous savez ?

Le sourire d'Astrid s'effaça. C'est sans élever la voix, sur un ton dépourvu d'impertinence, simplement objectif, qu'elle répondit :

– Vous avez donné la réponse vous-même. C'est mon affaire, pas la vôtre.

Christa se sentit rougir. Elle chercha un argument capable de transpercer l'acier de cette armure de méfiance et de solitude.

Mais Paul Funkel s'était levé.

– Docteur...

– Oui ?

– Dites-moi... est-ce que par hasard il vous est arrivé de vous faire violer, vous aussi ?

– Pardon ?

– Est-ce que vous êtes tombée sur des types qui vous ont traînée dans les buissons, vous ont frappée et vous ont cassé quelques os ?

Christa se leva à son tour. Elle avait la gorge sèche. Elle ne trouva rien à répondre. Les yeux sombres la dévisageaient toujours, ils étaient calmes et froids, mais la haine qui y couvait l'effraya.

– Alors, docteur, vous ne savez sans doute pas non plus ce que ça représente, ni comment la police se comporte, dans ce genre d'affaires.

– Non, dit Christa, je ne le sais vraiment pas.

– Dans ce cas, peut-être allez-vous nous laisser seuls ?

Cela devait arriver un jour, Käte en avait bien conscience : rien n'est éternel, personne n'est irremplaçable, tout coule. C'est la loi de la vie.

A vrai dire, ce n'est pas vers ces nobles considérations que se tourna sa pensée, ce même lundi, tandis qu'elle observait le taxi qui arrivait devant la maison. Elle avait le cœur rempli d'amertume. Trop souvent, cette image avait surgi dans son esprit. Une image peut s'oublier, on peut l'écarter.

Mais maintenant, elle était devenue réalité.

Le taxi s'arrêta. Une femme en descendait. Elle portait de robustes chaussures marron, un manteau de loden, et elle avait encore une écharpe de laine nouée autour du cou. Par ce temps !

Käte soupira : loden, box-calf, écharpe de laine. Et sûrement, sous le manteau, un bon gros gilet tricoté à la main. Du solide, comme on dit. Mais était-ce bien adapté au temps et au lieu ? Après tout, ce n'était pas, ce n'était plus son problème !

Käte s'employait encore à se faire entrer cette vérité dans la tête quand elle descendit ouvrir la porte d'entrée vers laquelle la femme en loden gravissait l'escalier, suivie du chauffeur de taxi portant sa valise. Soudain, Käte se sentit même capable de sourire.

– Bonjour, dit-elle. Je suis votre devancière.

L'autre la scruta. Quel regard ! Elle tordit la bouche en une sorte de sourire qui rappela à Käte les visages de bois de ses poupées. Non, les poupées semblaient plus vivantes.

– Michaelis, répondit-elle. Enchantée.

– Le professeur et sa femme sont à la clinique.

– Bien, mais il faut quand même que j'entre.

Käte s'était promis de prendre les choses par le bon côté. Elle se pencha donc et, sans plus de cérémonie, se chargea du gros sac. La nouvelle voulut le lui reprendre aussitôt. Mais là, elle se trompait d'adresse.

Käte secoua énergiquement la tête.

– Non, non ! Je ne suis pas si vieille, ni si fragile, vous savez !

Le hall. La veille encore, Käte avait passé l'aspirateur. Pas un grain de poussière. Pourtant, Mme Michaelis regardait autour d'elle comme si elle devait nécessairement y trouver quelque chose à redire. Tu es injuste, songea Käte. Ce n'est que de la curiosité.

– Quand vous aurez défait vos bagages, madame Michaelis, je vous montrerai tout.

– Bien.

Elle paraissait déjà s'humaniser un peu. C'est qu'il devait être difficile d'arriver ainsi dans une nouvelle maison, Käte en avait bien conscience. Dans une telle situation, on est gêné, on ne sait pas comment se comporter. A qui la faute ? A Klaus, naturellement. Mme Michaelis n'y pouvait rien, pas encore... Mais qu'est-ce qu'elle était en train de faire ?

– Que faites-vous ?

– Ah ! j'ai apporté un petit... hum...

Laura Michaelis n'eut pas le temps de terminer sa phrase : « Un petit cadeau. » Käte, bien loin de se douter d'une telle intention, vit seulement qu'une des serrures de la valise était coincée et que Mme Michaelis n'arrivait pas à l'ouvrir. C'est pourquoi elle tenta de hisser le maudit bagage sur le banc. C'était une erreur. La nouvelle l'en empêcha d'une voix énergique.

– Non, ne faites pas ça, s'il vous plaît.

– Et pourquoi ?

Mme Michaelis s'était redressée.

– Ne commençons pas comme ça. Vous faites partie de la famille. Le professeur me l'a bien précisé. Alors, je vous en prie, laissez-moi faire.

Aïe ! Käte en avala sa salive.

– Est-ce que ça m'interdit d'être polie ?

Cette question creusa le front de Mme Michaelis de sévères rides transversales.

– Il faut que vous soyez bien, que vous ayez une vie agréable. Vous ne devez pas travailler, déclara-t-elle.

Käte soupira profondément.

– Ah, ah ? Il faut que je m'ennuie ? Bien...

Elle tourna sur ses talons et se mit à gravir l'escalier. Elle avait le front brûlant, ses membres s'alourdirent soudain. Elle ne parvint pas à monter à l'étage d'une seule traite. Elle s'arrêta à mi-hauteur et contempla cette créature de loden et de tricot debout au milieu de ses bagages.

– Bien. J'espère que nous parviendrons quand même à nous entendre.

– Je l'espère aussi.

La voix qui montait du hall était pleine d'assurance.

METZGER. Sur les côtés de la fourgonnette, l'inscription en grandes majuscules rouges était si visible qu'on aurait pu la lire à des kilomètres à la ronde. Elle oscillait au-dessus des épis vert clair que le vent turbulent agitait de-ci de-là tout en soulevant la poussière, qui pénétrait jusqu'entre les dents d'Alf Haller, assis là-haut sur le siège de son tracteur.

– Quel con ! jura Alf Haller. Se balader dans une bagnole aussi voyante pour venir le voir. Comme ça, tout le monde serait au courant, dans la région. Il n'y avait vraiment que Hajo pour être aussi crétin !

Alf coupa le contact de son moteur Diesel et sauta en bas du tracteur. De rage, il décocha un coup de pied au gros pneu à cannelures profondes. Les mains dans les poches, il regarda Hajo s'approcher à travers le champ moissonné, son éternel sourire stupide plaqué sur le visage, les lunettes de pilote à monture dorée sur le nez: Hajo, le grand chef. Le voilà qui levait la main.

– Salut, Alf.

Alf recracha le brin d'herbe qu'il mâchonnait. Pas possible d'être si bête ! Il montra le chemin.

– Pourquoi est-ce que tu n'es pas venu avec un troupeau d'éléphants, tant que tu y étais ? A moins que tu n'amènes une fanfare ?

– Une fanfare ?

– Du moment que tu te promènes dans toute la région avec ta réclame ambulante pour que tout le monde sache...

– De toute façon, on le sait déjà.

– Quoi ?

– Eh bien, que nous sommes copains.

C'était bien ça : de la bêtise. Hors de lui, Alf Haller, du bout du pied, projeta une pierre au-dessus des épis, si vigoureusement qu'elle décrivit une trajectoire très tendue.

Hajo sourit de nouveau. Et c'est ce sourire presque timide qui atténua la colère d'Alf, tout en suscitant son étonnement. Quand on voyait cette demi-portion... Pourtant, c'était lui qui était venu à bout d'Astrid. Bien sûr, ils avaient eu tous les deux envie de se la payer – après tout, il suffisait de la connaître un peu pour savoir qu'elle aimait bien lever la jambe. Si ce soir-là elle n'était pas vraiment d'accord, tant pis, on n'en aurait pas fait un drame. Mais qui aurait pu supposer que ce faiblard lui tomberait dessus, la tabasserait comme un fou quand elle se défendrait, la mettrait dans un tel état ?

Et maintenant ? Ils étaient dans la mélasse. Tous les deux. Jusqu'au cou.

– Je suis venu parce que j'avais quelque chose à te dire, Alf.

– Ah oui ? Quoi ?

– Maintenant, c'est sûr, Alf : le cycliste... Il nous a vus.

Alf sentit une soudaine bouffée de chaleur. Il tira sur son col.

– Nous ?

– Moi. Et il m'a sûrement vu courir vers la voiture.

– Est-ce qu'il te connaît ?

– Je ne crois pas. Mais quand même...

Oui, se dit Alf : Quand même ! Il haussa les épaules.

– Qu'est-ce que ça change ? Astrid nous a sans doute reconnus, tous les deux. Ton idée du schnaps, ça n'a pas si bien marché que ça. Et tu te rappelles, quand j'ai fixé le sac ? Là, elle a dû nous voir.

– Et après ?

– Comment ça : « Et après » ?

– Mon père va arranger ça.

Alf écarquilla les yeux.

– Parce qu'il est au courant ?

– Bien sûr.

Alf sortit les mains de ses poches, serra les poings.

– Mais tu es cinglé ! C'est toi qui lui as dit ?...

Avec quel plaisir il aurait cassé la figure à cet abruti ! Hajo recula d'un pas et se mit à parler très vite. Il expliqua tout ce qui s'était passé, dit qu'Alf n'avait pas de souci à se faire, que le père Metzger était derrière eux – à cent pour cent.

– Dans le pays, même les vieux machins savent quel genre de fille c'est, cette Astrid. Elle était d'accord.

– D'accord ? Et comment ! Ça se voyait tout de suite. Dis, tu te rappelles comme elle s'est défendue ?

– Ça ne change rien. Pour moi, c'était plus drôle comme ça.

Alf se rongeait l'ongle du pouce.

– Pour toi, sans doute. Pas pour moi. Ma mère en devient folle.

– Ta mère ? Et pourquoi ?

– Pourquoi ? Hier matin, il y a un type du *Journal des jeunes agriculteurs* qui est passé. J'ai été reçu premier à l'examen de fin d'apprentissage. Elle en est drôlement fière, ma mère. Et maintenant, elle ne peut pas comprendre pourquoi j'ai dit : « Non, merci, rien dans le journal. Et pas de photographie, surtout. Pas question d'une photo, en aucun cas. »

– Mais c'est idiot.

– Idiot ? C'est tout le reste qui est idiot. On est dans un drôle de pétrin. Et tu t'es comporté comme un dingue en lui tapant dessus de cette façon. Qu'est-ce qui t'a pris ?

Hajo ôta ses lunettes, les considéra un instant, puis les replaça sur son nez.

– Ce qui m'a pris ? Exactement la même chose que toi.

– Je n'ai rien à voir avec ça, bougre de crétin ! Et le cycliste...

– Il nous a peut-être reconnus, Alf, mais pas dénoncés. C'est l'essentiel. Compris ?

– Pas *encore* dénoncés.

– Il ferme sa gueule. Au moins jusqu'à maintenant. Et en attendant, on pourrait essayer de parler à Astrid. C'est ce que je voulais te dire.

– Ah oui ? C'est ça que tu avais à dire ? Belle connerie, oui !

Alf, ne pouvant plus supporter ce visage, ces lunettes de soleil, ce sourire stupide, remonta d'un bond sur son tracteur. Il lança le moteur. A ses pieds, Hajo hurla quelque chose. Dans le bruit du diesel, Alf n'entendit pas ce qu'il disait. Cela lui était égal. Mais soudain une idée lui vint qui le fit frissonner. La peur que lui inspirait cette pensée avait tout changé.

Il se pencha sur son siège.

– Tu voulais parler à Astrid, c'est bien ce que tu disais, hein ?

Hajo hocha la tête.

– Alors, parle donc d'abord à son frère. Parce qu'il est arrivé à Offingen avant-hier, Paul. Va le voir, ça lui fera plaisir !

Il regarda Hajo blêmir. Puis il accéléra si brutalement que le puissant moteur s'emballa, les roues patinèrent et projetèrent sur l'élégant jean blanc de Hajo Metzger quelques kilos de terre brune pulvérulente et de cailloux.

Elle ne l'avait pas vu. Il se tenait dans l'ombre d'un des deux lourds piliers ronds, en chêne, qui soutiennent le porche de la clinique. Christa entendit d'abord sa voix, basse et polie, si basse qu'elle ne comprit pas tout de suite qu'on s'adressait à elle. Puis elle vit l'ombre de l'homme sur les marches de l'escalier et sut aussitôt de qui il s'agissait. Elle se tourna vers lui.

– C'est vous, monsieur Funkel? Voulez-vous me parler?

– Oui, madame, si ça ne vous dérange pas.

– Vous savez, le lundi matin, c'est toujours un peu... Mais je vous en prie: allons donc au jardin.

Il marchait à côté d'elle. Pour sa stature, la légèreté et l'élasticité de sa démarche étaient étonnantes. Et maintenant, à bien le considérer, son visage semblait aussi ouvert, presque aimable. Il sourit. Non, rien ne subsistait de l'air impénétrable et buté comme une souche qu'elle lui avait vu là-haut, dans la chambre de sa sœur. Prévenant, il indiqua un banc.

– Docteur, vous vouliez savoir...

– Ah ! monsieur Funkel, naturellement, je voudrais savoir. Mais si cela importune tellement votre sœur... Je ne voudrais pas non plus donner l'impression d'être curieuse. C'est seulement que je ne parviens pas à comprendre pourquoi elle ne veut pas que cette affaire progresse.

– Eh bien...

Il baissa les yeux vers le sol, considéra les graviers qui le recouvraient, contempla l'herbe entre les dalles de grès, puis un peu plus loin, et, quand il releva le regard, un groupe de patients qui passaient. Mais il évita de tourner les yeux vers elle.

– Pourquoi ne veut-elle rien dire, monsieur Funkel ?

– Je ne sais pas. Mais je la connais. On n'arrive à rien en lui posant des questions. En fait, on n'arrive jamais à grand-chose avec Astrid. Elle vit sa propre vie.

– On me l'a déjà expliqué.

– Bon. Peut-être que c'est pour ça...

– Pour ça qu'elle se tait ?

– Oui. Vis-à-vis de moi aussi. Je n'ai pas la moindre idée de ce qu'elle a en tête.

– Mais elle a aussi fait allusion au comportement de la police...

– Justement. La police.

Il hocha la tête et se remit à parler aux graviers, aux buissons.

– Il y a déjà eu quelque chose. C'est peut-être le fond du problème. Une fois déjà, un salaud comme ça l'a attaquée. Pas ici, à Stuttgart... Et là, elle a porté plainte.

– Et ?

– Rien. Ça a tourné court.

– Je ne peux pas m'imaginer...

Il tourna la tête. Maintenant, il la regardait.

– Il y a bien d'autres choses que vous ne pourriez pas vous imaginer. Même moi, ça m'est difficile.

– Mais il est impossible de ne pas donner suite à...

– Impossible ? Vous savez ce que ce type a dit ? Violée ? Vous voulez plaisanter, sans doute ? C'est ma petite amie, après tout !

– Elle était sa petite amie ?

– Elle l'avait été. Mais c'était fini depuis longtemps. Depuis des mois. Mais ce salaud-là pensait sûrement que ça n'avait pas d'importance. Pas dans le cas d'Astrid. Il pensait que c'était une plaisanterie.

Christa hocha la tête.

– Et le plus beau, vous savez, c'est ce qu'a dit le flic chargé de l'affaire. Il a dit : « Eh bien, tu déclares à un type que tu le laisses tomber, mais si tu n'en prends pas tout de suite un autre, personne n'est sûr de rien. Alors, peut-être que c'est plutôt un malentendu privé qu'un délit. »

– C'est incroyable !

Il la regarda. Il souriait.

– Si vous vous doutiez de tout ce qui est incroyable, dans la vie...

Il n'y avait plus à réfléchir, Astrid ne se posait plus de questions, ses derniers doutes l'avaient abandonnée. Tout était dit. Elle n'éprouvait ni peur ni nervosité. Pourquoi en eût-il été autrement ? La main d'Astrid tenait le manche rond et lisse du couteau. Il donnait une impression de solidité. Un tel couteau permet de retrouver son calme.

– Quelle heure est-il, Paul ?

– Onze heures vingt.

Le dos appuyé contre une voiture en stationnement, il était accroupi à côté d'elle sur l'asphalte. Elle ne voyait que l'ombre de son frère. Onze heures vingt ? A onze heures et demie, Hajo viendrait. Elle espérait qu'il viendrait. Non, elle en était sûre. Il fallait qu'il soit rentré chez lui à minuit, sinon il aurait affaire à son vieux.

Ils recommencèrent à fixer l'arrière du bâtiment. Ils ne pouvaient percevoir de la musique que les vibrations assourdies des basses. La pente noire du toit se détachait sur le bleu profond du ciel nocturne. *Disco 2000* – elle avait fréquenté si souvent cet endroit ! Elle était venue soit seule, soit avec telle ou telle amie. Ce soir, ce serait la dernière fois...

Là-bas, la porte s'ouvrit. Un homme beugla. Puis on entendit une deuxième voix. Rapide comme l'éclair, Paul s'était dressé derrière la voiture. Mais bientôt, il secoua la tête.

– Comme au cinéma, dit-elle.

– Quoi ?

– Je dis : c'est comme au cinéma !

– Oui, Astrid. Et cette fois, nous jouons dans le bon film.

Elle était heureuse qu'il soit là, heureuse de l'assurance qu'il lui donnait, heureuse de le sentir proche. Elle essaya de s'imaginer la vie sans Paul. Elle n'y parvint pas. Il existait entre eux une relation plus forte et plus importante que tout ce qu'elle avait pu connaître et vivre. Sans Paul, se dit-elle, tu serais finie depuis longtemps.

Il leva la main.

Là-bas, la silhouette d'un homme se détachait dans la brillante lumière de la sortie donnant sur le parking. Elle distingua un visage rond et le double ovale des lunettes de soleil.

– Debout, Astrid !

Elle n'avait pas à se presser. La distance à parcourir n'était pas grande. Et elle n'était pas seule. Elle inspecta les alentours : personne en vue. Assez loin, les phares d'une voiture qui se rapprochait, sur la route au flanc de la colline.

– Maintenant ! chuchota Paul.

Deux, trois bonds. Hajo ne l'avait toujours pas reconnue. Puis ce fut trop tard pour lui. Paul le maîtrisait déjà. Hajo ne cria pas, il ne le put pas : Paul lui fermait la bouche d'une de ses énormes pattes.

Maintenant, se dit Astrid Funkel.

Au-dessus de la main de son frère, elle vit deux yeux épouvantés. Et elle se vit elle-même, là-haut dans le champ, l'autre nuit, quand ils lui avaient mis la tête dans le sac : elle se vit avec la même peur sans nom dans les yeux.

Maintenant, se dit de nouveau Astrid, et elle leva le bras.

Rapport financier, modification des statuts, élection du bureau. Discussions, interventions interminables, applaudissements à l'occasion. Les serveurs qui apportent limonade et bière, vin et eau minérale. Et partout des visages rouges.

Pour eux, cette soirée était importante. Un peu émouvante, aussi. Pour Udo Brikmann, elle était plutôt fatigante. Mais après tout, puisque mois après mois le personnel de la clinique occupait la moitié des courts du Rouge-Blanc d'Offingen, on se devait de faire cet honneur aux dirigeants du club de tennis. C'était une question de savoir-vivre – et un ukase du patron.

En proie à l'ennui, Udo louchait sur sa montre, et c'est avec soulagement qu'il vit à cet instant, de l'autre côté du comptoir, le gérant du restaurant du club, Schmidtmayer, qui lui faisait signe en agitant dans sa direction le combiné du téléphone.

– La clinique ! lui cria Schmidtmayer. Une urgence.

– Alors, je vais sans doute...

– Il faut que vous y alliez, docteur ! J'ai l'impression qu'il s'est passé quelque chose de très grave.

C'est peu avant minuit que Udo Brinkmann arriva à la clinique. Un coup d'œil sur la salle d'opération à travers la grande baie vitrée de séparation suffit à lui confirmer que le brave Schmidtmayer avait raison. Mais ce n'était pas seulement très grave, c'était aussi très singulier.

Wolters qui, nerveux, tournait et retournait ses instruments. Le regard préoccupé du vieux. Ella Bauer, l'instrumentiste, et les autres infirmières, prêtes à intervenir. Champs opératoires maculés de sang, flacons de soluté de chlorure de sodium pour nettoyer les plaies, flacons de sang total à transfuser. Sur le sol, des bouteilles de drainage aspiratif de Redon, du papier, des pansements déchirés. Un chaos ! La table d'opération était inclinée, les champs opératoires laissaient dégagés le ventre et les cuisses du patient. Blessure génitale, et d'importance !

– Ah ! enfin ! Regarde-moi ça ! murmura son père lorsque Udo, ayant revêtu sa casaque et sa calotte, entra en salle d'opération.

Et Udo regarda : des coups de couteau. Une demi-douzaine. L'incision du scrotum avait été faite au scalpel. Il vit des ligatures que son père avait posées temporairement pour arrêter l'hémorragie.

– Il faut dégager le cordon spermatique et le préparer. Là. Le colon aussi a été touché.

Udo hocha la tête. Sous son masque, il aspira l'air entre ses dents.

– Qui a fait ça ? C'est un vrai carnage. Une tentative de meurtre sadique ?

Tais-toi, lui signifia le regard de son père.

Car au bout de la table d'opération, il entendit une voix faible et plaintive murmurer :

– Il... il me le paiera... Est-ce que je vais mourir ?

– Bien sûr que non. On va arranger ça.

On avait donc pratiqué une rachianesthésie. Il aurait pu y penser. Le bas du corps est insensibilisé, mais le patient reste conscient. Pour combien de temps? se demanda Udo avec angoisse en considérant les blessures.

Ils travaillèrent deux heures et demie, deux heures et demie qui exigèrent d'eux tout ce qu'ils pouvaient mettre en œuvre: les connaissances et le savoir-faire, la sûreté et la précision des gestes, et surtout des nerfs solides. Le plan d'opération s'élaborait au fur et à mesure que, l'intervention progressant, les tâches se précisaient. Et, comme bien souvent, Udo admira son père pour la clairvoyance et le calme parfaits, fondés sur l'expérience, avec lesquels il analysait les données du problème. Six coups de couteau. Les testicules et les cordons séminaux sectionnés. Le péritoine et l'intestin perforés...

Malgré son apparence fragile, le patient jouissait d'une robuste constitution que l'on aurait pu lui envier. Peu avant trois heures, tout était terminé. On poussa le chariot hors de la salle d'opération. Il semblait que le patient s'en tirerait.

Udo rejoignit son père près de la fenêtre et put lire son épuisement sur son visage.

– Et maintenant? On s'en va?

Brinkmann secoua la tête.

– Allonge-toi un peu. Pour le moment, je m'accorde un café. Et puis la police est sans doute là.

– Sais-tu à quoi je ne cesse de penser?

– Non.

– Je me demande si cette histoire n'aurait pas quelque chose à voir avec le viol.

Brinkmann haussa les épaules.

– Qu'est-ce qui te suggère cette idée?

– Je ne sais pas. C'est juste une intuition...

– Les intuitions ne nous mènent pas bien loin, dans un cas pareil. A tout à l'heure.

Brinkmann leva la main et se dirigea d'un pas fatigué vers son bureau. Un homme se tenait devant la porte. Trapu, les cheveux maintenant plus blancs que blonds, il avait le regard désespéré. Il n'était pas de la police. C'était donc lui, ce Metzger, le gros marchand d'engrais?

– Vous êtes venu pour...

– Oui, professeur, pour mon fils. Comment est-ce que ça se présente?

Il luttait pour garder contenance. Il fit de la peine à Brinkmann.

– Pour l'instant, monsieur Metzger, on ne peut pas encore dire grand-chose, si ce n'est que, dans son malheur, votre fils a quand même eu de la chance. Aucun organe vital n'a été atteint. Cependant...

– Oui ? Je vous en prie, professeur...

– Il y a peu de chances que votre fils puisse jamais avoir d'enfants. Les blessures des organes génitaux étaient trop graves.

– Les organes génitaux ? répéta Metzger.

Il baissa la tête. C'est apparemment au prix d'un grand effort sur lui-même qu'il releva les yeux.

– Alors, je ne serai jamais grand-père ?

– Malheureusement, monsieur Metzger, si vous n'avez pas d'autres enfants, non.

– Est-ce que Hajo le sait déjà ?

– Non, dit Brinkmann. Pas encore.

Metzger hocha la tête, lentement, comme un homme qui voit confirmé ce à quoi il s'attendait depuis longtemps. Il s'imposa un nouvel effort.

– Eh bien, s'il se rétablit pour le reste, c'est sans doute le principal, dit-il.

– Oui, monsieur Metzger. Il faut voir les choses ainsi. Maintenant, si vous voulez bien m'excuser...

Son vieil instinct de fuite s'était emparé de Brinkmann : tout laisser dehors, et fermer la porte. Mais là-bas, au bout du couloir, apparut une ombre grise. Durek ! Non, pas lui !...

– Il ne manquait plus que vous. Le patient est encore sous anesthésie. Revenez demain.

Durek sourit.

– Je voulais juste savoir s'il est exact que les blessures sont dues à des coups portés par autrui.

– Oui. A des coups de couteau. Et maintenant, bonne nuit, messieurs !

Durek balançait la tête de droite et de gauche.

– Ah ! Metzger, voilà qu'on se retrouve !

Metzger se tut.

Durek le considéra. L'inspecteur semblait réfléchir.

– Tu sais quoi ? Dans toutes les cliniques, il y a une cantine. Je connais celle d'ici. Nous devrions y descendre et prendre un verre.

C'est ce qu'ils firent. La pièce, au sous-sol, était plongée dans l'obscurité. Durek alluma les plafonniers et inspecta les lieux d'un regard de connaisseur. Bien que gonflés et bordés de rouge par le manque de sommeil, ses yeux examinèrent les rangées de bouteilles tapissant le mur, derrière le comptoir. Il se sentait bien, dans une cantine, cela se voyait. Il s'était décidé, il leva la main vers une bouteille d'eau-de-vie de pommes alsacienne. Mais la plaque de verre coulissante était verrouillée. Normal, c'était une clinique, ici. Où est-ce qu'on irait si les malades descendaient se soûler, la nuit ?

Il aperçut un câble électrique qui pendait, le rebrancha, alluma la machine à café, prépara deux tasses, y versa du lait et du sucre en poudre et en poussa une devant Metzger.

– Tiens, bois ! Ça te fera du bien. C'est aux frais de la maison.

Mais Metzger, les bras ballants, les épaules voûtées, ne l'entendit pas. Durek voyait le haut de son crâne, les cheveux clairsemés, les mèches grises. Ce soir, Metzger avait sans doute quelques cheveux blancs de plus. Les enfants, c'est bien du tracas.

Cette phrase lui plut.

– Les enfants, c'est bien du tracas, hein, Metzger ?

Il avait dit cela histoire de philosopher un peu, mais quelque chose dans sa voix arracha Metzger à son apathie. Il releva la tête, l'œil vif et accusateur. Il prit sa tasse, but, la reposa.

– Ça, tu peux le dire. Mais qu'est-ce que ça signifie, « les enfants », quand on n'a qu'un fils ?

– Justement, dit Durek, l'air pensif.

– Comment ça ?

De nouveau, Durek balança la tête.

– Eh bien... Est-ce que tu me poses la question sérieusement, ou simplement pour dire quelque chose ?

– Je ne comprends rien à ce que tu dis.

– Oh ! mais si, tu comprends. Et comment !

Durek mit le bout de son index dans le cendrier posé devant lui. D'abord, il le poussa de droite et de gauche, puis il lui fit décrire de petits cercles sur la plaque de Formica du comptoir, sans toutefois quitter Metzger des yeux une seule seconde. Sans cesser non plus de sourire. Mais c'était maintenant un sourire différent, ironique, que l'on aurait pu dire cynique s'il n'avait été empreint d'une certaine mélancolie. Durek savait.

– Allons, Metzger ! Je comprends ta situation, tu sais. Mais ça n'est pas comme ça que tu t'en sortiras.

– Écoute...

– Et si pour une fois c'était toi, qui écoutais ? Pour changer. Pour commencer à en prendre l'habitude. Nous ne sommes pas dans ton bureau, ici. C'est une clinique. Et dans un lit, là-haut, il y a ton fils. D'après ce que j'ai entendu dire, il est plutôt mal en point. Pas étonnant... Mais on est forcés de se poser les deux fameuses questions. Primo : qui a fait ça ? Secundo : pourquoi ? C'est quand même très singulier, ces blessures, Metzger. Tu es bien de cet avis, toi aussi, non ? On n'imagine pas de traiter quelqu'un de cette façon sans raison particulière. Mais quelle raison ?

– Je n'en sais rien !

– Non, bien sûr. Tu n'en as pas la moindre idée. Tu as un brave garçon, gentil, bien élevé. Tu l'as élevé tout seul. Et tu es fier de lui.

– Arrête ! Hajo n'a rien à voir avec ça.

– Alors, qu'est-ce qui s'est passé ?

– Une agression. Une agression par une bande de sacrés salauds.

– Une agression. Tiens ! Mais bien sûr. Ils voulaient lui prendre son portefeuille. Ou la clé de la voiture, hein ? Et leur couteau a un peu glissé. C'est bien ça, n'est-ce pas ? Allez, Metzger, dis-moi !

– Je monte, répondit Metzger. Je monte voir mon gamin.

– Tu ne peux rien pour lui. Mais moi, tu pourrais m'aider. Seulement, il n'en est pas question, hein ? Ça ne me plaît pas, Metzger. Tu sais, dans cette histoire, il y a plein de choses qui ne me plaisent pas.

– Je n'ai pas la moindre idée de ce que tu...

– Oh si !

La voix de Durek avait perdu son ton d'indifférence attristée. Elle se fit dure. Dure, rapide et précise.

– Ça ne me plaît pas, que tu cherches à couvrir ton fils de cette façon. Je peux peut-être le comprendre. Tu veux que ça reste dans la famille. Mais tout le monde s'en fiche. Quant à l'éducation, tu y songes sacrément tard, Metzger ! Tu aurais pu t'occuper de lui un peu plus tôt. Mais c'est tellement difficile ! Il est censé obéir, mais quand il veut la voiture, il la prend. Il a la clé. Et quand il part en virée, se soûle, roule comme un fou dans toute la région, il rencontre un copain aussi soûl que lui qui trouve aussi que ce serait drôle de violer une femme...

– Est-ce que tu es fou ?

Durek leva les sourcils.

– Qu'est-ce que tu en dis ? Est-ce que j'en ai l'air ?

– As-tu des preuves ?

Durek sourit.

– Naturellement, là, tu es le plus fort, hein ? Sans preuves, pas de culpabilité ! C'est bien ça ?

– Non. La question n'est pas là. Tu sais très bien quelle vie mène cette fille.

– Ça aussi, plus j'y pense, et moins ça me plaît : « Astrid Funkel et la vie qu'elle mène ! » Veux-tu que je te dise, Metzger ? La vie qu'elle mène, c'est son affaire – sa vie privée. C'est vrai pour elle comme pour toi. Est-ce que tu vois une différence ?

Metzger se tut. Sa bouche semblait s'être desséchée. Il se lécha les lèvres.

– Je t'ai posé une question... Bon. Versons ça au dossier : réponse très claire. Il est vrai que c'est une conversation privée.

Maintenant, la voix de Durek était celle d'un homme dangereux.

– Mais que tu cherches à noyer le poisson, Metzger, pour moi, ça n'est plus une affaire privée.

– Durek ! Tu ne le penses pas vraiment ? demanda doucement Metzger, d'un ton implorant. Tout cela est... je ne sais pas...

– Tout cela est parfaitement logique. Au moins aussi logique que ton histoire de l'inconnu qui t'a emprunté ta Mercedes, non ? Ta logique n'est peut-être pas la mienne, Metzger...

– Mais tu n'as rien de concret dans les mains.

Durek releva le col de son manteau comme s'il gelait.

– Non, naturellement. Et je ne vais plus chercher de preuves. Peut-être que ça n'est que justice ?... Astrid Funkel ne dira rien. Elle a tiré les leçons de l'expérience. Oui, il faut dire qu'elle s'est déjà fait violer il y a quelque temps. Cette fois, elle veut régler ses comptes elle-même. Et c'est ce qu'elle fait, n'est-ce pas ? Et toi... toi non plus, tu ne diras rien. C'est bien ça, Metzger ?

Il posa la main sur la lourde épaule de l'homme toujours silencieux.

– Hajo, le fils de Metzger, casse les côtes d'une fille avant de la violer. Quel beau scandale ! Tout à fait mauvais pour les affaires. C'est bien vrai, non ? Alors, on la ferme.

Durek lança ses dernières phrases en se dirigeant vers la porte, mais il commit l'erreur de regarder Metzger et eut tôt fait de renverser une chaise. Il la releva et la remit soigneusement à sa place.

– Tu sais, Metzger, c'est à cause de gens comme toi que je suis devenu philosophe. Sinon, je vomirais à en crever. Bien. Affaire classée – dossier aux archives. C'est ce que tu te dis. C'est probablement ce qui va se passer. Nous portons les coups de couteau aux profits et pertes. Moi – et toi, l'honnête commerçant Metzger. Mais si tu veux que je te dise, ces coups de couteau, ton fils ne les a pas volés...

Metzger n'entendit pas la porte se refermer. Il n'avait pas relevé les yeux. Et, comme si sa tête pesait soudain trop lourd, il posa son front sur ses mains crispées.

Dans les jours qui suivirent, la frontière séparant le passé du présent commença de s'estomper pour Käte Marek, comme c'est souvent le cas pour les personnes âgées. Käte s'en rendit bien compte et n'en fut pas affligée. Elle sautait en quelque sorte par-dessus toutes les barrières du temps: si elle était tout à fait présente, ce n'était pas dans le jardin des Brinkmann où la famille, cet après-midi-là, était attablée devant le café et les gâteaux, et où tous souriaient, sans qu'elle s'en offusque, de la vieille dame qui rêvait, les mains jointes dans son giron. Non, si elle était tout à fait présente, c'était dans un autre jardin. Là aussi, il y avait des gens, des bruits de porcelaine, des conversations. Il y avait des chants d'oiseaux et de temps à autre des aboiements de chien. Et Ernst allait arriver! Elle le voyait déjà. Ernst en uniforme couleur sable, chemise toujours impeccablement repassée et pantalon à poches plaquées. Et même le ceinturon était en tissu. «A cause de la chaleur», avait dit Ernst. Il disait aussi qu'en Afrique ça ne pourrait pas durer bien longtemps. Ils en auraient bientôt terminé avec les Anglais. Et après, ma petite Käte...

Elle était sa «petite Käte». Il avait le visage si tendre. Et si jeune. Même avec ces cheveux qu'ils lui avaient coupés ras. Un après-midi, voilà bien des années, dans le jardin de ses parents, il avait insisté pour avoir des photos à emporter au front. Ils s'étaient rendus à Göppingen, chez un certain M. Bauer. Et M. Bauer avait pris des photos. Toute une série.

Käte n'en avait gardé qu'une, et même celle-ci s'était perdue lors de quelque déménagement. Pourtant, elle l'avait toujours conservée dans son passeport. Mais la photo avait disparu. Et

Ernst aussi. Même la Croix-Rouge n'avait pas pu le retrouver. Pendant des années, Käte avait fait insérer des avis de recherche dans les journaux. En vain. Ernst n'était pas revenu. Il s'était dissous dans le néant, et il ne restait de lui qu'un nom – et des souvenirs...

Ernst, songeait-elle, il y a quelque chose que je voudrais te dire...

– Oui, quoi ?

Elle ne répondit pas, car ce n'était pas Ernst qui venait de parler, mais Udo. Et si on lui coupait les cheveux ras, si on lui mettait un uniforme sur le dos, ce serait le même homme. Les mêmes yeux clairs, les petites rides, le beau visage. Il regarda autour de lui.

– Qui est-ce qui s'appelle Ernst, ici ?

Il sourit.

– Alors, Käte ?

Käte, se sentant prise en faute, haussa les épaules. Ainsi, elle avait pensé à haute voix ? Eh bien, et après ? Mais ce jardin n'était pas celui de la famille Hofner, près de Göppingen, où elle s'asseyait toujours avec Ernst. C'était celui de la villa Brinkmann, à Offingen. Udo s'était métamorphosé en Ernst, Ernst en Udo – qu'est-ce que cela pouvait faire ? Qu'est-ce qui appartenait au présent, qu'est-ce qui appartenait au passé ? Où était le rêve, où la réalité ? Quant à l'avenir, de toute façon, elle n'en avait plus.

– Dis, tante Käte, est-ce que je peux encore avoir une part de gâteau ?

Elle hocha la tête et saisit l'assiette. L'avenir, oui, l'avenir, c'était Angie.

D'un geste énergique, Käte termina sa tasse de café tout en décidant qu'il lui fallait reprendre sa place dans le présent, dans le seul présent qui s'offrît, lequel se composait d'Udo qui, Dieu merci, avait renoncé à ses tentatives désespérées d'entrer en conversation avec elle, d'Angie qui courait dans le jardin en compagnie de la gentille jeune fille qui s'occupait d'elle – et de Molli !

Molli voulait du gâteau, elle aussi. Pourquoi pas ? De toute façon, c'était Mme Michaelis qui avait préparé la tarte aux cerises. Trop cuite. Beaucoup trop sèche. Que Molli la mange !

Udo approcha une deuxième chaise devant la sienne, y posa ses jambes et arbora son visage de martyr.

– Quel après-midi j'ai eu ! Plutôt casser des cailloux...

– Est-ce que je peux vous servir une limonade, docteur ? Il fait un peu chaud, aujourd'hui, n'est-ce pas ?

Tiens, revoilà déjà Mme Michaelis ! se dit Käte. Même pas besoin d'appuyer sur un bouton pour être servi. Elle en met un coup. L'œil à tout, un vrai lynx. Et toujours en loden. Même maintenant : un tailleur de loden brunâtre, comme l'uniforme du Service du travail du IIIe Reich.

Käte en était là de ses pensées lorsque Mme Michaelis lui tendit sous le nez le plateau où étaient posés les verres de limonade.

– Un rafraîchissement, madame Marek,

Käte ne sut pas si elle devait en rire ou s'en attrister. Peut-être aurait-elle dû éprouver de la gratitude ? C'est sans doute ce qu'attendait Mme Michaelis.

– Mais, madame Michaelis, je vous en prie, vous n'êtes pas censée être toujours aux petits soins...

Naturellement, elle s'était encore trompée ; on ne parlait pas ainsi à la maniaque du loden.

– Avec moi, tout le monde a son dû. Docteur, voulez-vous aussi un jus de fruits ?

– Oui, s'il vous plaît, dit Udo, et il vida son verre jusqu'à la dernière goutte.

Käte ferma les yeux. Comme elle aurait aimé retourner dans le passé pour y rejoindre Ernst ! Mais ce n'était pas possible. Il y avait quelque chose dans l'air. Prenons cette petite Claudia Becker, par exemple. Comme elle regarde Udo ! Comme elle se penche vers lui, maintenant. Comme ils chuchotent. Et comme Udo hoche la tête et fait de nouveau grise mine.

– Que se passe-t-il avec Angie ? demanda-t-il à voix basse.

Angie ne voulait pas entendre parler de retour à la maison. Dix chevaux n'auraient pas suffi à la traîner chez sa mère. La veille, elle avait même lancé son ultimatum : « Ou bien Udo et Claudia reviennent avec moi, ou bien je reste ! »

Udo s'énerva.

– Quelle tête de bois ! Qu'en pensez-vous, Claudia ?

Claudia pensait que, pour l'équilibre affectif d'Angie, le mieux serait sans doute qu'ils retournent tous au Burgholz. L'air désespéré, Udo considéra le fond de son verre, le fit tourner entre ses doigts et se plaignit que personne ne s'intéressât à son équilibre affectif à lui.

Typique, se dit Käte. Il geint, comme d'habitude. De toute

façon, pour elle, il était bien établi qu'Udo était tout à fait dépassé par cette histoire. Il était trop faible, trop versatile. Et Claudia ? Quel rôle jouait-elle exactement dans cette triste comédie autour de l'enfant ?

– Votre femme aurait aimé vous parler, annonça Claudia. Elle vient d'arriver. Elle vous attend dans la maison.

Comme effrayé, Udo reposa son verre sur la table. La jeune femme au sourire de jardinière d'enfants ajouta quelques phrases, qui firent dresser l'oreille à Käte.

– Votre femme souhaiterait s'expliquer calmement avec vous. Et si possible, sans agressions verbales.

De quel air elle le regardait ! Et droit dans les yeux. Mais ce qu'elle venait de dire semblait avoir poussé Udo à bout.

– Et vous servirez sans doute de juge de paix, Claudia ? Est-ce ainsi que je dois voir les choses ?

– Voyez-les comme vous voudrez, ça m'est égal. Ce qui est certain, en tout cas, c'est qu'on ne laisse pas un couple se séparer ainsi. Pas quand un enfant doit en faire les frais jour après jour.

Käte hocha la tête. Là, cette petite avait raison. Mais ces pourparlers entre eux tous étaient quand même un peu curieux. Après tout, Claudia faisait partie du personnel et non de la famille...

Elle se laissa aller contre le dossier de son fauteuil, croisa les mains et, entre ses paupières mi-closes, elle regarda Udo qui, sur ses longues jambes, se précipitait dans la maison...

Pour discuter avec Katharina ? Une fois de plus...

Cet après-midi, Udo ne se sentait pas en grande forme. Comment l'aurait-il pu, d'ailleurs, face à tant d'assurance froide et tranquille ? Katharina se tenait dans la bibliothèque près d'un globe terrestre que quelque Brinkmann avait jadis rapporté de Rotterdam – en un autre siècle, en un temps dont les couleurs avaient pâli comme celles des continents et des États. Katharina avait les cheveux relevés, dégageant la courbe de son cou élancé ; son profil semblait ne s'écarter qu'à regret de la lumière de la fenêtre ; son visage, comme d'habitude, fit battre le cœur d'Udo. Elle s'efforçait de donner à sa voix un ton aimable, mais cette amabilité ne franchissait pas les créneaux de la citadelle où Katharina s'était retranchée.

– Bonjour, Katharina !

Si belle qu'elle fût en cet instant, si noble que parût à Udo son port de tête, elle lui restait étrangère.

– Alors, qu'en penses-tu ?

Inutile de demander de quoi elle parlait. Il s'agissait d'Angie. De son ultimatum.

– Eh bien, Udo ? Tu as quand même une opinion, n'est-ce pas ?

Oh oui ! il en avait une. Elle était même très claire, et il n'avait aucune raison d'épargner Katharina.

– Tu sais bien ce qui se passerait. Nous ne serions pas ensemble depuis cinq minutes que nous nous disputerions déjà. Ce n'est pas ainsi qu'Angie conçoit notre vie commune.

Silence. Une main délicate donna une tape énergique au gros globe terrestre. Pourtant, il ne tourna pas : il était trop vieux, trop rouillé.

Katharina soupira.

– Finalement, cela tient à nous, n'est-ce pas ?

– Peut-être. Mais peut-être aussi que c'est plus fort que nous.

– Plus fort que nous, qu'est-ce que ça signifie ? Il existe ce que l'on appelle la discipline, ou même l'éducation. Est-ce que tu veux bien que je t'explique ?

– Oh ? Je suis curieux de t'entendre.

– L'éducation, mon cher Udo, c'est ce qui fait que rien ni personne ne nous empêche d'être aussi courtois et obligeants l'un vis-à-vis de l'autre que nous le sommes après tout avec des étrangers.

Il fouilla ses poches, cherchant déjà ses cigarettes. Et son col le serrait. Il le déboutonna, réussit à esquisser un sourire poli.

– Ah !

– Oui. Et d'ailleurs, pour commencer, je retire naturellement ce que j'ai dit quand je t'ai accusé d'avoir comploté avec Angie.

Il s'inclina, en une courbette qui ne se voulait même pas ironique. Retirer ce qu'elle a dit ? Elle ? Katharina ne l'avait pas habitué à cela.

– Si nous voulons nous entendre tant soit peu, cela suppose néanmoins qu'une condition essentielle soit remplie.

Une condition essentielle. Cela, en revanche, c'était bien une formule à la Katharina Gessner.

– Quelle condition ?

– Il faudrait que de ton côté tu t'abstiennes de tes piques habituelles. Et de tes petites intrigues.

– Mes intrigues ? Bien sûr. J'intrigue. J'aurais dû devenir politicien. Ou acteur de mélodrame.

Cette fois, c'en était fini de la politesse délicatement ciselée de Katharina, et même de la froide objectivité qui lui était coutumière. Elle tremblait. Le globe terrestre, même, se mit à tourner. Comment avait-elle réussi à en vaincre l'inertie ?

– Udo, tu dois pourtant bien comprendre ! Cela m'a beaucoup affectée. Comment veux-tu que je dise à Angie qu'il va y avoir un bébé à la maison, qu'elle aura un petit frère ou une petite sœur, si ça n'est tout simplement pas le cas ?

– Que veux-tu dire ?

Le visage de Katharina émergea de l'ombre.

– Cela signifie que je n'aurai pas d'enfant.

Il en resta d'abord sans voix. Il avala sa salive, puis parvint à articuler d'une voix faible :

– Mais comment... Depuis quand ? Écoute... maintenant, s'il te plaît...

Les mots lui faisaient des croche-pieds. Comment aurait-il pu les ordonner convenablement, les aligner l'un après l'autre en phrases construites, alors que son seul espoir, minuscule, avait été que, sur ce point, Katharina se montrerait raisonnable ? Il se ressaisit pourtant et demanda sans élever la voix :

– Dis-moi, est-ce que tu me mets devant le fait accompli ?

– C'est toi qui m'as mise devant le fait accompli. Et j'ai rectifié la situation.

Il avança vers elle. Il savait qu'il n'aurait pas dû le faire, que cela ne correspondait ni au style de comportement que Katharina souhaitait, ni à l'image de gentleman qu'il avait de lui-même un instant auparavant. Il était stupide de crier, plus idiot encore de saisir Katharina par le bras. Mais il y a des choses qui renverseraient n'importe qui.

– Mais pourquoi ? répétait-il. Toujours le même mot, crié, murmuré, modulé par toutes les variantes de la plainte et de la colère. Mais pourquoi ? Pourquoi ? Pourquoi ?

– Parce que cette situation ne me convenait pas. Et maintenant, lâche-moi enfin. Tu m'entends ? Ne sois pas puéril !

Elle avait raison : puéril. Udo laissa retomber ses bras.

– Ainsi, tu t'es fait avorter, murmura-t-il. Quand ?

– Hier. C'est aussi pourquoi je suis dans un état si lamentable.

C'était aussi mon enfant, songea-t-il.

– C'était aussi mon enfant, Katharina.

– Oui, oui. Mon enfant, ton enfant, notre enfant ! Change de refrain, je t'en prie. Est-ce que tu crois que ce n'était qu'un coup de tête ? A quelle époque vis-tu donc exactement ?

– Je me moque de l'époque à laquelle je vis.

– Je sais. C'est conforme à ton caractère. Mais moi, je ne m'en moque pas. Et je ne peux pas laisser passer une chance d'obtenir un poste d'anesthésiste en chef dans une clinique de Hambourg.

Cette façon extraordinairement tordue d'annoncer les choses ! Sur ce point, elle ne cessera jamais de te surprendre. Elle est vraiment imbattable.

Il approcha une chaise, s'y assit et, appuyant son menton sur ses poings, scruta Katharina. De haut en bas, de bas en haut, la belle, l'impeccable, l'intangible Katharina vêtue de soie, qui s'était fait avorter la veille.

– C'est la journée des nouvelles !

Elle haussa les épaules.

– Tout est lié.

– Bien sûr. Félicitations. Pour le poste d'anesthésiste en chef, pas pour l'avortement. A moins que tu n'insistes. Quant à notre mariage, ton départ pour Hambourg y met probablement un point final, n'est-ce pas ?

Elle gagna la fenêtre. Peut-être avait-elle du mal à supporter le regard d'Udo, ou bien le souvenir des déceptions dont chacun jonche le chemin de l'autre, de l'hostilité qui permet de si jolies mises en scène ?

Elle se taisait, les épaules relevées. Les autres femmes, se demanda-t-il, comment se comportent-elles dans une situation semblable ? Elles pleurent, elles sanglotent, elles font une crise d'hystérie, peut-être... Elles réagissent comme des êtres humains. Rien de tel chez Katharina. Une voix calme et mesurée, qui résumait froidement les faits objectifs constituant son univers.

– Nous avons quelques mois pour voir le cours que prennent les événements, Udo. D'ailleurs, pourquoi parler de point final ? Est-ce que tu exclus totalement la possibilité de trouver toi aussi un poste à Hambourg ?

Parlait-elle sérieusement ?

Käte évitait d'emprunter le chemin qui passe derrière le quartier des moulins. Pas seulement parce qu'elle avait les jambes lourdes, non, mais elle ne voulait pas s'imposer la rude montée sur les pavés inégaux pour trouver, une fois arrivée là-haut, Konstantin Taubricht assis sur le banc. Non, pour rien au monde...

Mais cette idée justement exerçait sur elle une fascination paradoxale et presque magique.

Comme par le passé, tous les jeudis, il lui fallait à tout prix descendre en ville. Pour faire ses achats, explorer les magasins, régler mille détails qui échappaient même à Mme Michaelis.

Alors, par où continuer? En fait, c'était très simple: longer la façade du *Ritter* jusqu'au magasin d'articles de ménage Löffler, au coin de la rue. Là, une brèche s'ouvrait dans le mur, juste à côté de la boucherie Rapp. Donc, on entrait. Il n'y avait presque jamais personne dans l'arrière-cour, juste les blocs de polystyrène, les tas de frisette, les piles de cartons d'emballage de Löffler. Et à droite, entre la cour de Löffler et le terrain de Rapp, se dressait un mur de béton recouvert de lierre.

On pouvait s'asseoir devant le mur. A défaut de banc, il y avait une caisse assez confortable. Et assis sur la caisse, on pouvait suivre des yeux l'étroit canal qui monte à travers les jardins jusqu'au Mühlweg, et jusqu'au banc.

Voilà ce qu'on pouvait faire – et c'est cela que faisait Käte Marek. Elle se livrait à sa passion pour les achats en ville du jeudi avec une telle ardeur qu'un terrible soupçon ne tarda pas à germer dans la famille: n'y aurait-il pas de nouveau anguille sous roche avec un des messieurs de la maison de retraite?

Ce n'était pas le cas.

Käte se contentait de ces cinq minutes où elle pouvait apercevoir Konstantin Taubricht assis là-haut dans le soleil, parfois aussi dans la brume, mais toujours à la même place, et presque toujours vêtu de la même façon: un élégant manteau de popeline beige à doublure de laine, et une casquette à carreaux d'aspect très anglais.

Il restait assis là sur le banc, la plupart du temps les mains croisées, dans l'attitude qu'il avait habituellement quand il rendait visite à sa Gunhilde, au cimetière.

Käte s'imprégnait de cette image. Elle en était émue, très émue, pour ne pas dire bouleversée. Elle songeait parfois que la transmission de pensée était possible entre deux êtres, et que Konstantin Taubricht sentirait qu'elle était là, à moins de cinquante mètres de lui. Malheureusement, Konstantin Taubricht n'était absolument pas doué pour la télépathie.

Elle souriait, prenait un de ses bonbons à l'extrait de malt, attendait qu'il ait fondu dans sa bouche, et se remettait en route.

Cela suffisait à Käte. Elle le voyait et, de ce fait, se sentait en quelque sorte liée à lui. A quoi cela mènerait-il d'aller vers lui, de lui serrer la main, de lui dire: «Alors, comment va? Quoi de neuf à l'*Adlerhorst*?», et puis d'avoir réellement avec lui toutes les conversations qu'elle avait si souvent imaginées? Non, cela ne pourrait mener qu'à des querelles, qu'au désarroi. Pauvre Konstantin... Entre nous, il y a comme une incompatibilité physiologique – c'est ce que disait Klaus dans son jargon médical, scandaleusement impertinent. La physiologie... Elle avait bon dos, la physiologie!

Après sa petite escapade, Käte revenait au Ritter, s'asseyait dans le coin de la fenêtre, et Maria, la gentille serveuse, lui apportait son thé sans même qu'elle ait eu à le commander. A cinq heures précises, Mme Michaelis viendrait la chercher. Rien à dire, on pouvait vraiment compter sur elle. Mme Michaelis conduisait lentement, le plus souvent en seconde, mais avec assurance. En arrivant au *Ritter*, elle disait toujours: «Taxi!», avec un demi-sourire qui imposait un gros travail à ses lèvres minces. L'humeur guillerette n'était pas son fort. Käte se levait en soupirant, rassemblait ses affaires, comme aujourd'hui, la suivait dans la rue, jetait un dernier regard à la brèche dans le mur et gagnait la voiture.

Aujourd'hui, Mme Michaelis tenait même la portière ouverte pour Käte.

– Voyons, madame Michaelis!

– Si je fais le taxi, je le fais convenablement.

– Mais j'en suis quand même gênée, en quelque sorte.

– C'est votre problème, madame Marek. Moi, ça ne me gêne pas.

La portière claqua, Mme Michaelis s'installa au volant et démarra. Quand elles arrivèrent à la villa, Mme Michaelis fit le tour de la voiture, ouvrit la portière de Käte et lui prit tout naturellement ses paquets des mains.

Käte la laissa faire sans rien dire. Sa jambe. Elle essayait de ne pas y penser, mais ce n'était pas toujours une bonne solution. Car, lorsqu'on méprisait tout à fait sa jambe, elle se vengeait insolemment. En se remplissant de fourmis. Parfois aussi en devenant douloureuse. Mais le pire, c'était encore l'impression de ne plus avoir une jambe de chair et de sang, mais de papier mâché.

– Que veux-tu, Klaus, c'est l'âge, disait-elle à Brinkmann qui l'examinait.

– Ah ! ne raconte pas de bêtises ! Est-ce que tu as envie de te laisser aller en te contentant de geindre ? Tu vas me faire le plaisir de commencer tout de suite ton traitement.

– La semaine prochaine, Klaus.

– Cette semaine.

Ce serait toujours « la semaine prochaine ». Passer de cabine en cabine, d'enveloppement en enveloppement, de massage en massage, de bain en bain, et devoir subir en plus la kinésithérapeute, cette virago coiffée comme un hérisson, avec son regard d'acier et sa voix stridente – ah ! mon Dieu, non !

– Allons, venez, madame Marek !

Mme Michaelis lui tint la portière, lui prit le coude.

– Je vous apporte tout de suite un café.

– Mais je vous ai pourtant dit qu'il ne faut pas être toujours aux petits soins pour moi, madame Michaelis ! Je vous assure...

– Ah ! que voulez-vous que je fasse d'autre, ici, puisque tout le monde est constamment à la clinique ?

– Mais il y a bien assez de travail comme ça, madame Michaelis !

– Ça, c'est mon affaire, si vous voulez bien.

Käte hocha la tête. Elle la comprenait. Cette femme n'était pas si mal. Le fantôme en loden s'est quand même humanisé quelque peu, songea-t-elle. Et qu'ai-je besoin d'empiéter sur son domaine ?

– Voyez-vous, dit-elle d'un ton conciliant lorsque Mme Michaelis apporta le café sur un plateau, si vous aviez comme moi servi pendant tant d'années dans cette maison, cela vous ferait drôle qu'un beau jour on vous serve.

Mais cela non plus, une Mme Michaelis ne pouvait le concevoir. Elle resta inflexible.

– Le professeur a dit que je devais vous servir comme le reste de la famille, et je m'en tiens là.

Et voilà. C'était ainsi désormais. Mais même ses poupées ne procuraient plus de joie à Käte... La dernière, la petite Colombine qu'elle avait eu l'intention d'offrir à Konstantin Taubricht pour son anniversaire, gisait encore là-haut sur son étagère, avec sa petite coiffe de satin, ses ballerines miniatures et ses bas blancs. Le visage était terminé. Il ne manquait que quelques détails aux vêtements...

– Aujourd'hui, je suis montée par le petit chemin, dit Christa pendant le dîner. Tu sais, le joli chemin qui longe les murs et d'où l'on voit la vieille ville et les jardins...

Käte était assise très droite. Qu'avaient-ils à la regarder ainsi ? Elle baissa la tête et plongea sa cuiller dans sa soupe.

– Et alors ? demanda Udo, qui comme d'habitude ne se doutait de rien.

– Eh bien, j'ai vu M. Taubricht.

– Où ?

– Assis sur un banc.

Käte s'essuya la bouche.

– Il est toujours assis là le mardi et le jeudi de quatre à cinq..., dit-elle.

Silence autour de la table. Même Udo renonça à ses remarques spirituelles. Claudia souriait. Que savait-elle donc, cette petite ? Et pourtant, Käte lui sut gré de ce sourire, et elle lui adressa un aimable signe de tête.

– Pourquoi es-tu si têtue, Käte ? demanda Christa.

– Pardon ?

– Il vous est bien arrivé de rester assis tous les deux sur ce banc entre quatre et cinq, non? Il tient un bouquet de fleurs. Toujours.

– Crois-tu que je ne le sache pas ?

Maintenant, même Christa la regardait avec étonnement.

– Je le sais. Je me demande seulement ce qu'il peut bien faire de toutes ces fleurs. Son appartement doit en être plein, à force. Mais tu ne voudrais quand même pas que j'aille le voir, pour que toute cette comédie recommence ? Alors, je ne passe pas devant le banc. Pas entre quatre et cinq...

– Qu'est-ce que cela aurait de déshonorant ?

– Il ne s'agit absolument pas de ça.

– Mais si tu savais comme il se... Peut-être qu'il voudrait s'excuser.

– Crois-tu ?

– Oui. Sinon, pourquoi les fleurs ?

Naturellement, c'était une explication. Il était curieux qu'elle n'y eût pas songé. Pis encore, peut-être avait-elle été injuste avec lui. Ce qui résulta d'une longue réflexion, d'une pénible hésitation, d'une lutte difficile entre une Käte optimiste et une Käte réaliste, ce fut apparemment un compromis.

– Bien, dit-elle en hochant la tête. Peut-être que je devrais effectivement... Peut-être que la prochaine fois j'irai.

En réalité, le mot « peut-être » ne signifiait pas grand-chose pour Käte. Elle s'était décidée après mûre réflexion. Et ce qu'elle avait résolu, elle le menait à bien.

Cette fois, pourtant, elle n'en eut pas la possibilité, il ne lui fut pas donné de réaliser son projet. Mais la faute ne lui en incomba pas. Mieux vaudrait mettre en cause le destin. Et le destin s'aida d'un curieux instrument: un reste de savonnette au santal, tout petit, tout plat, qui avait fait beaucoup d'usage. Konstantin Taubricht avait toujours aimé le savon parfumé au santal. Mais ce vendredi matin, lorsqu'il voulut sortir de son bain à son heure accoutumée, son talon glissa sur la savonnette fatale. Plus tard, Konstantin Taubricht devait se souvenir du choc – « comme si un cheval m'avait décoché une ruade », dirait-il –, il se rappellerait aussi qu'il avait encore réussi à décrocher le combiné du poste téléphonique d'urgence que la direction de l'*Adlerhorst* avait eu justement la prévoyance d'installer dans la salle de bains. Mais ensuite, tout était devenu noir autour de lui, et la Croix-Rouge s'était occupée du reste...

Blessure crânienne avec commotion cérébrale. Le diagnostic que portèrent les braves gens du service de secours était absolument correct, mais n'impressionna pas particulièrement Klaus Brinkmann, car il ne savait pas encore de qui il s'agissait.

En outre, il était occupé. Il était justement en train de gratifier l'épaule de Schäfer d'une vigoureuse bourrade.

– Ça a marché, mon vieux. Au quart de tour ! Je vous l'avais bien dit.

– Et vous pensez vraiment... ?

– Oui, je le pense vraiment. Puisque Lutter, le chef de service au ministère, dit que c'est d'accord, alors tout est réglé. Vous êtes assuré d'obtenir un poste à l'université. Vous avez même le choix: Heidelberg ou Constance.

Schäfer se contenta de hocher la tête, sans trace cette fois de son scepticisme ordinaire. Il était devenu très pâle, si pâle que les taches de rousseur se détachaient plus nettement encore qu'à l'habitude sur ses joues et son front.

– Eh bien, mon vieux !... Nom de nom !

– Oui, nom de nom ! Ça y est ! Vous êtes content ?

– Et comment ! Bien que je n'arrive pas à m'imaginer comment vous avez réussi à me vendre...

– Dans votre cas, c'était inutile. D'ailleurs, je ne vends personne. Je dis de quoi il est question, j'explique qui est l'intéressé et ce qu'il est capable de faire. De façon brève et objective.

Schäfer sourit.

C'est à cette seconde que le service des admissions annonça au bureau du patron l'arrivée de l'accidenté.

– Une commotion cérébrale. Un pensionnaire de la maison de retraite. Voulez-vous vous en charger, Schäfer ? Fatiguez-vous encore un peu, puisque vous n'allez plus rester bien longtemps parmi nous.

Schäfer acquiesça et sortit sans un regard en arrière, d'une démarche un peu plus raide que d'ordinaire, plein d'allant. Il ne traînait même plus la jambe. Sans doute l'effet psychosomatique, se dit Brinkmann en le suivant du regard, les mains dans les poches et empli de l'agréable sentiment d'avoir accompli là une bonne action. Schäfer ! Ce cher vieux Schäfer...

Mais ce maudit appareil sonnait de nouveau. Brinkmann décrocha. Cette fois, c'était Christa.

– Comment ? hurla-t-il. Qui ? Taubricht ? J'arrive !...

– Comment ? Qui ? s'exclamait à son tour Käte, quelques instants plus tard.

Elle tenait le combiné du téléphone mural, à la cuisine. Elle écouta la voix de Christa sans en croire ses oreilles.

– Konstantin ? Oh ! mon Dieu !... Qu'est-ce qu'il a ?

– Des ecchymoses, entendit-elle. Des plaies contuses. Une commotion cérébrale.

– Oh non !

– Si, mais ne te fais pas de soucis, il s'en sortira, il est solide.

– Mais il faut que...

– Que tu viennes le voir ? Eh bien, maintenant, tu n'auras plus besoin de monter jusqu'au banc.

– Pardon ? Comment ?... J'arrive tout de suite.

Käte ne contrôlait plus sa voix, une voix grêle et aiguë que Christa ne lui avait jamais entendue.

– Oui, mais je ne peux quand même pas...

– Qu'est-ce que tu ne peux pas ?

– Il faut d'abord que je m'habille, Christa. Et puis mon corsage neuf n'est pas encore... Est-ce que je dois apporter des fleurs ?

– Naturellement, apporte-lui des fleurs.

– Oui ? Oui, je crois que je vais faire ça, conclut-elle avec un soupir de soulagement.

Käte arriva donc dans le long couloir les bras chargés de fleurs, parmi des gens portant des bouquets plus gros encore que le sien. Et à l'autre bout du couloir, devant la chambre 212, vers laquelle l'avait orientée l'employée de l'accueil, elle trouva Klaus ! Klaus et son sacripant de fils ! Pourquoi fallait-il qu'Udo fût justement là à traîner ? Elle avait l'impression de jouer une pièce de théâtre. Et tout le monde suivait son entrée en scène d'un œil amusé.

– Oh ! les beaux glaïeuls ! Mais est-ce que ce n'est pas plutôt le genre de fleurs qu'on apporte au cimetière ?

Udo ! C'était typique de lui.

– Tiens-toi tranquille ! répondit-elle d'un ton sec. Fiche-moi la paix. Et toi, inutile de me regarder ainsi. Tu ferais mieux de me dire comment il va. Est-ce qu'il est gravement blessé ?

Les rides de Brinkmann se creusèrent.

– Ah, lui ? Il gémit dans son coin. Il bat un peu la campagne. C'est ce qui arrive, tu sais, avec les commotions cérébrales. Il soupire sans cesse : où est-elle donc, ma Käti ? Où est-elle donc, ma tendre et chère Käti ?

Il dut se mettre promptement hors de portée, sinon Käte l'aurait assommé à coups de glaïeuls.

– Alors, je peux entrer ? Est-ce qu'il est conscient ?

– Oh oui ! Mais il ne faudra pas l'importuner trop longtemps.

– L'importuner ?

Prévenant, il lui prit le bras. Elle s'appuya contre lui en avançant à pas lents, et le contact l'émut tant qu'il sentit son cœur se serrer.

– Allons, Käti, tu viendras bien à bout de cette épreuve. Et lui aussi. Autant que l'on puisse en juger, demain, il ira bien. Mais maintenant, ne t'attarde pas. D'accord ? Et surtout, ne parle pas trop.

– Parler ? Moi ? Si quelqu'un parle, ce sera lui. Pour ronchonner.

– Alors, laisse-le ronchonner, dit Brinkmann en ouvrant la porte avec une galante courbette.

Il faisait sombre dans la chambre, et Käte n'apercevait qu'une tache claire : les pansements de Konstantin Taubricht. Mais elle ne pouvait distinguer le visage du blessé.

– Qu'est-ce que ça signifie ?

Käte était trop décontenancée pour trouver en elle les mots qui lui auraient permis de saluer Konstantin Taubricht comme, après tout, elle aurait dû le faire.

– Käte ?

– Une seconde !

Elle se faufila entre la table et le lit pour gagner la baie vitrée et commença par ouvrir les rideaux. Puis elle se retourna. Il était donc étendu là. Ses beaux cheveux brillants, toujours si bien coiffés, de président de cour d'appel, se dressaient hirsutes autour du visage blême et creusé de rides. On aurait dit un pauvre oiseau malade.

– Ah ! Käte !

Sa voix presque inaudible était tout aussi pitoyable.

– Ah ! Konstantin !

Qu'aurait-elle pu dire d'autre ? Elle prit le paquet contenant le gâteau. Mais pour quelque raison qu'elle ne parvenait pas elle-même à élucider, il lui sembla que le déballer serait mal à propos. En revanche, elle disposa les fleurs dans le vase. Elle procédait avec beaucoup de soin. Il s'agissait de gagner du temps. Elle finit pourtant par lui faire face.

Il souriait, d'un sourire empreint de sagesse, reflet du Konstantin dont elle avait fait la connaissance autrefois... Ce Konstantin-là, elle le retrouvait aussi dans ses yeux. Ils ne se détournaient pas. Elle pouvait y lire une douce résignation, mais aussi une sorte de tendresse.

– Nous voilà de nouveau ensemble, Käte.

– Oui, nous voilà...

Elle approcha la chaise du lit, s'assit en soupirant, se demanda si elle devait lui prendre la main, mais y renonça. Mieux valait n'en rien faire. Si elle lui donnait la main, il voudrait tout le bras.

Käte se sentait triste. Pour le juge Taubricht ? Non, pour ce pauvre vieil oiseau de Konstantin...

– Pourquoi fermes-tu les rideaux, Konstantin ?

– Ah ! comme ça, je peux ne rien voir et dormir. Je voudrais juste dormir, dormir, jusqu'à ce que je m'endorme pour toujours.

– Cesse donc de dire des bêtises.

Et ce ne sont pas des bêtises, Käte: c'est sans doute la seule paix, le seul accomplissement qui puisse nous être accordé!

Elle avala sa salive. Elle aurait voulu ne pas le dire, mais ce fut plus fort qu'elle:

– Peut-être. Mais si c'est ce que tu penses, tu t'es trompé d'endroit, Konstantin. Ce n'est pas un cimetière, ici. C'est une clinique.

– Ah! Käte...

– Et une clinique sert à soigner les gens. Tu es là pour qu'on te remette sur pied. Et c'est ce qu'on fera. Est-ce que nous parions?

– Que je parie? Avec toi?

– Pourquoi pas?

Elle vit la pomme d'Adam de Konstantin s'agiter brusquement de bas en haut, comme s'il avait quelque chose de coincé dans la gorge. Peut-être est-ce son avarice qui l'étouffe, se dit-elle. Mais cette pensée lui donna mauvaise conscience. Il n'était pas avare, mais méthodique. Pourtant, il devait bien y avoir un rapport entre la méthode et l'avarice...

– Je ne parie jamais.

Tiens, tu vois! songea Käte. C'est qu'il pourrait perdre.

– Tu vas te rétablir. Très vite.

– Et ensuite... Est-ce que nous nous reverrons sur le banc?

Elle réfléchit un instant, et elle se sentit oppressée. Ils ne se reverraient pas. Un homme qui s'enfermait pour ne pas voir la lumière, les arbres, les fleurs? Il était déprimé, soit. Mais elle ne se sentait pas la force de le porter à bout de bras. Déprimé, oui... et pourquoi? Parce qu'il avait interposé entre le monde et lui non seulement les rideaux, mais de véritables réseaux de barbelés. Ce n'était pas sa faute, sûrement pas, mais était-ce celle de Käte si elle ne voulait plus lutter?

– Est-ce que tu es satisfaite d'avoir repris ton service?

Son service! Sur quel ton il prononçait ce mot! Alors que lui-même avait été toute sa vie si fier de servir – en tant que fonctionnaire! Elle mentit:

– Oui, je suis très satisfaite.

– Bien, bien...

Elle se leva.

– Konstantin, j'ai malheureusement encore quelques courses...

Et, comme elle avait déjà commencé à mentir, elle n'eut pas de mal à continuer, à ajouter pour le consoler :

– Mais je reviendrai bientôt. Et le gâteau est merveilleux. Une tarte aux fraises. De la pâtisserie Maier.

Cette fois-ci, elle n'obtint même pas un hochement de tête en guise de réponse. Juste un regard, un regard à la Taubricht.

– Et puis je vais ouvrir un peu la fenêtre, d'accord ? Ce qu'il te faut, c'est de l'oxygène.

– Non, je n'en ai pas besoin.

– Tout le monde a besoin d'oxygène.

– Pas moi. Ouvrir les fenêtres, c'est dangereux, d'ailleurs...

– Pardon ?

– Les insectes !

Il leva la main comme s'il lui fallait se défendre contre l'assaut de toute une escadrille de moustiques sanguinaires.

– Il y en a plein, là dehors. Je suis allergique, tu sais...

Il lui faisait de la peine. Elle se sentit toute lourde. Allergique ? Pauvre Konstantin !

– Eh bien...

Elle gagna la porte lentement, en souriant. Elle le regarda encore une fois. Mais, lorsqu'elle lui eut tourné le dos, sa sortie se changea en fuite.

– Voilà, mesdames. Nous passons maintenant au sujet suivant : les opérations de l'intestin. Mais, avant d'aborder la question de la préparation des patients et des traitements consécutifs, rappelons brièvement de quoi il s'agit. Cela figure en effet dans vos petits manuels si bien conçus. L'une d'entre vous souhaite peut-être dire quelque chose ?

Non. Aucune n'avait rien à dire. Le silence s'installa dans la vaste salle de cours du bâtiment annexe. Un opiniâtre silence de plomb. Douze têtes de jeunes filles se penchèrent au-dessus des tables.

C'est la chaleur, se dit Udo. Ce que tu leur raconteras aujourd'hui ne laissera sans doute guère de traces.

– D'après vous, quelle est la cause la plus fréquente des complications ? Eh bien, c'est assez évident : une préparation insuffisante des patients. La présence de matières fécales rend l'asepsie difficile en cours d'intervention et pose des problèmes techniques au moment des sutures. Cela peut entraîner ensuite la formation d'abcès et une rupture des anastomoses. C'est pourquoi le jour précédant l'opération requiert justement toute notre attention. Régime sans résidus, mesdames. Des œufs, des biscottes, du bouillon, du thé. Dans les dernières vingt-quatre heures avant l'intervention, uniquement des liquides. Et après minuit, plus une goutte. Vous m'entendez ?

Elles l'entendaient. Du moins hochèrent-elles la tête.

Udo avait la bouche sèche. La chaleur humide, accablante qui enserrait toute la région comme une lourde serviette mouillée, pénétrait par les fenêtres ouvertes. Il sentit la sueur ruisseler sur son front. Il poursuivit courageusement.

– Ainsi que je vous l'expliquais la dernière fois, il est indiqué de procéder à un nettoyage des intestins dès l'après-midi, la veille de l'opération. On emploie pour cela une solution de mannitol. Mannitol avec deux N, mesdames. Solution de mannitol à dix pour cent, à la température du corps. Le patient en absorbe un litre. Mais ne le pressez pas ! Laissez-le prendre son temps. Cela peut durer au moins quarante-cinq minutes. Il doit boire de petites gorgées, pour qu'il n'ait pas de nausées, et surtout ne vomisse pas. Quinze minutes après l'absorption de la première gorgée de mannitol, on commence à administrer la métoclopramide.

Mannitol, métoclopramide... Udo voyait ces mots flotter à travers la pièce, passer au-dessus des jeunes têtes hermétiquement closes et éclater contre les murs comme des bulles de savon. Pas le moindre écho. Elles ne l'entendaient même pas. Il se donnait pourtant la peine de parler simplement.

– Si vous avez des questions, je vous en prie. Vous n'avez qu'à lever le doigt.

Lever le doigt ! Alors qu'une seule d'entre elles, la petite blonde, dans le coin, avait un stylo à la main. Elle écrivait, même. Mais quoi ? Sans doute une lettre d'amour. Ou bien elle était en train de faire ses comptes.

Udo soupira.

– Maintenant, qu'allons-nous utiliser pour la désinfection préopératoire de l'intestin ? A votre avis ?

Douze paires d'yeux totalement apathiques.

– De la Néomycine, par exemple, dit Udo. Un gramme. Associé à de l'Ordinazol, dont nous donnons cinq cents milligrammes.

Néomycine, Ordinazol. Aucune ne manifestait le moindre intérêt. L'ignorance tranquille. Au diable l'enseignement ! Il allait les renvoyer chez elles. Qu'attendaient-elles donc de lui ? Qu'il leur raconte des plaisanteries? Qu'il leur fasse un numéro de cabaret ? Et pourquoi, avec cette chaleur épouvantable, commençait-on les cours à quatre heures de l'après-midi? A quoi bon continuer à les gaver d'informations qu'elles ne comprenaient pas et qui d'ailleurs les ennuyaient ?

Il s'approcha de la fenêtre. L'air était brûlant. Il se retourna.

– Je vous libère pour cause de canicule, mesdames! Qu'en pensez-vous?

– Vraiment, docteur ?

– Super !

C'était la petite blonde. Elle se leva d'un bond, son visage exprimant un soulagement incroyable, une telle joie que c'en était non pas émouvant mais franchement comique.

– Vous dormez toutes, alors à quoi bon ? expliqua-t-il d'un ton offensé. Aucune d'entre vous ne se soucie le moins du monde de ce que je vous raconte.

Udo s'attendait à ce qu'au moins elles fassent mine de se récrier. Au lieu de quoi ces gamines hochèrent la tête.

– Dehors ! s'écria-t-il, furieux.

Elles partirent en courant, et il les suivit des yeux. Il se sentit supérieur, sage et vieux. Elles s'échappaient de la salle de classe comme une volée de moineaux, prenant leur essor vers la vie, en gamines heureuses de pouvoir soudain se remettre à parler, à rire, à crier.

Udo sourit. Ce qu'il éprouvait, ce n'était pas de la satisfaction, non, mais bien plutôt de la mélancolie, et de la résignation. Qu'es-tu devenu? Et que vas-tu devenir si tu ne parviens même plus à retenir l'attention de quelques demoiselles? Bon sang, regarde où tu en es ! Un raseur tourmenté par le doute. Pourquoi ? Mais Udo refusa de s'attaquer à ce problème, ou même de chercher dans son esprit les éléments d'une réponse.

Toutefois, il lui vint une idée.

Malgré le soleil qui brillait sur les pelouses, les bosquets, les arbres et les forêts, la journée lui était apparue jusque-là comme une course d'obstacles sur une piste semée de difficultés savamment graduées et bordée des mêmes éternels problèmes ennuyeux. Mais maintenant, il était libre ! Katharina était partie voir une de ses amies à Göppingen en emmenant Angie et Claudia. Quant à lui, il venait de se débarrasser de la dernière tâche qui le retenait à la clinique. Qu'allait-il faire? Se promener? Faire un tour à vélo? Prendre la voiture et parcourir un peu les routes de la Forêt-Noire? Non, il n'y avait qu'une méthode sûre et éprouvée pour chasser les pensées qui le harcelaient comme une nuée de taons: une bonne bouteille de vin du Glottertal bien frais!

Il ne faisait pas très frais au bar du club de tennis, mais le vin clair aux légers reflets verts était parfait, sec et revigorant: une vraie délivrance! Udo avait accompagné d'eau minérale le premier verre, dégusté le deuxième d'une bouche attentive, trouvé enfin dans le troisième cette magique légèreté intérieure où se dissolvent tous les ennuis. Au quatrième, il comprit à quel point il est stupide, voire incroyablement ridicule, d'emplir son univers de tout un brouillard de problèmes artificiels.

Katharina? Pourquoi ne suivrait-elle pas sa propre voie? Pourquoi donc avait-il douté qu'il fût possible d'établir avec elle des relations réalistes qui ne fussent pas dominées par les émotions?

Carré dans son fauteuil confortable, contemplant, par les baies de la pièce inondée de lumière, les courts poussiéreux et écrasés de chaleur où quelques déments n'avaient rien de mieux à faire que de courir après une balle de cent grammes au risque d'un infarctus ou d'une insolation mortelle, Udo Brinkmann analysait le paysage de ruines qu'était devenue son existence; il restaurait, réparait, traçait des plans, bâtissait des ponts – avec beaucoup d'art mais de façon purement hypothétique – et il était grosso modo satisfait.

Son humeur ne fut pas modifiée lorsque les portes battantes s'ouvrirent et qu'un couple de joueurs de tennis entra.

Lui d'abord. Peigné de frais, les cheveux collés à son crâne mouillé, les jambes trapues rougies par le soleil, le ventre tendant la chemise Lacoste d'un blanc immaculé. Et puis elle, balançant sa petite jupe.

L'homme leva la main pour saluer Udo. Wolters! Udo était si étonné qu'il avait hésité à le reconnaître: c'était bien Wolters, mais quel luxe! Et elle aussi, tu la connais. Impressionnante, comme toujours. Un recours pour les nuits trop solitaires. La chère « tante » Ursula Ronn, la femme qui a commis l'erreur de manifester beaucoup trop d'intérêt pour ta personne, ce dont tu l'as aussitôt punie en la négligeant totalement...

Elle est vraiment plus appétissante que jamais, aujourd'hui. C'est amusant, cette queue-de-cheval, ces cheveux bruns qui se balancent à chaque pas de droite et de gauche, au même rythme que sa jupe. Elle fait ça très bien.

Elle le savait. Elle savait aussi qu'une queue-de-cheval la rajeunissait de dix ans. Elle connaissait l'effet produit par ses jambes brunes sous sa jupe à la coupe audacieuse, et par sa petite moue arrogante. Elle semblait aussi avoir remarqué qu'il y avait là un monsieur assis devant une bouteille déjà aux trois quarts vide, un monsieur qui ne percevait plus le monde que dans un rêve, pour ainsi dire à travers une cloison de verre. Car elle détourna le regard.

– Hello, Ursula..., murmura Udo.

Mais pour Ursula Ronn, il n'existait plus. Et comment s'en étonner ? Un monsieur que l'on invite la nuit dans son appartement et qui se permet de réagir à une proposition aussi prometteuse en se transformant en courant d'air, un tel idiot ne mérite pas, grands dieux, que l'on prenne garde à lui.

Elle a drôlement raison ! se dit Udo.

Mais le pauvre Wolters était toujours planté au milieu de la pièce, bien embarrassé. En tant qu'ami et collègue, il se serait volontiers installé avec Udo. Mais Ursula Ronn avait mis le cap sur la table la plus éloignée. Au prix d'un gros effort, Wolters se décida soudain.

– Bonjour, Udo.

Udo le salua d'un signe de tête. Il montra son verre de l'index.

– Tu en prends un ?

– Non, merci. Par cette chaleur, ce qu'il me faut, c'est de l'eau minérale. Et puis aujourd'hui, j'ai encore...

– Du travail ? Des devoirs à faire ? A la clinique, on ne peut pas se passer d'un Wolters.

Une ombre de méfiance se glissa sur le visage amical de Wolters. Il haussa légèrement les sourcils et évalua du regard ce qui restait dans la bouteille.

– Est-ce que par hasard tu as bu tout ça...

– Seul ? Oui. Ça aide !

– A quoi ? A noyer le problème ?

– C'est un mot que je ne connais pas.

– Allons, Udo ! Je sais bien que, quand tu bois comme ça, c'est qu'il y a de l'eau dans le gaz.

– Laisse-moi tranquille avec ça.

Les regards curieux, les remarques idiotes, Udo en avait l'habitude, tout comme des commérages derrière son dos d'un bout à l'autre de la clinique. Arraché à sa béatitude imbibée de vin du Glottertal, Udo devint venimeux.

– Dis donc, Wolters, la petite, là-bas, la nymphette prolongée...

– La nymphette prolongée souhaiterait que tu la laisses en paix. Et si tu permets, je le souhaite aussi.

La réponse avait claqué comme un coup de pistolet. Le regard de Wolters s'était pétrifié.

Udo hocha la tête, fixa d'un air méditatif le fond de son verre vide, le remplit et put de nouveau sourire.

– Écoute, Udo, dit Wolters d'un ton conciliant, cette fois, je ne sais pas ce qui s'est passé entre vous, mais elle doit bien avoir une raison pour ne pas te trouver particulièrement sympathique.

– Une raison? Tu veux rire! Il y en a quelques milliers...

Wolters le considéra d'un œil préoccupé.

– Dis-moi, est-ce que tu as décidé de te soûler méthodiquement, aujourd'hui?

– J'étanche ma soif, mon cher. Rien de plus. En tant que médecin, je suis pleinement conscient de mes responsabilités. Un médecin ne se soûle pas, voyons...

– Est-ce que tu es venu en voiture?

– Tu ne t'imagines quand même pas que j'ai fait le trajet à pied?

– Alors, rentre en taxi, dit Wolters d'un ton décidé. Je ne peux pas te ramener, ma voiture est en révision au garage.

– Mais qui a dit que je voulais rentrer? Rentrer où? A la maison? Il y a peut-être des gens qui en ont une, mais pas moi. Moi, je suis un voyageur entre deux mondes.

– Entre deux mondes? Rien que ça...

Udo perçut de nouveau le même regard posé sur lui, un regard hésitant entre le diagnostic froid, l'inventaire analytique et la sollicitude. La sollicitude l'emporta finalement ainsi qu'en témoigna une sorte de soupir. Puis Wolters annonça:

– Je reviens tout de suite. Surtout, ne bouge pas.

Udo hocha la tête, amusé. Wolters lui plaisait. Wolters était gentil, il se faisait du souci pour lui, beaucoup de souci, même. A le voir discuter avec Ursula en jetant des coups d'œil vers lui, Udo pouvait s'imaginer la conversation.

– Il faut que je le reconduise chez lui, il est soûl comme une bourrique. Seulement, je n'ai pas de voiture. Qu est-ce que je peux faire ?

Oui, se dit Udo avec délectation, qu'est-ce que tu peux faire ? Allons, Wolters ! Tu es un bon collègue, un homme responsable et prévoyant... Trouve quelque chose.

Et Wolters trouva. Le voilà qui revenait déjà.

– Bien, nous te ramenons chez toi.

– Nous ?

– Oui. C'est elle qui conduit.

– Je croyais qu'elle ne voulait plus me voir ?

– Il y a des situations d'urgence, mon cher. Mais certains s'entendent à les provoquer. Comme toi.

– Oh ! situation d'urgence... je trouve que tu dramatises un peu. Surtout que c'était un Glottertaler de 76.

Il se leva. Il n'avait pas les jambes très sûres, et son sens de l'équilibre paraissait l'avoir abandonné. Il secoua la tête comme un boxeur, attendit d'y voir moins trouble, et lorsque Wolters, lui pressant l'épaule, le fit se rasseoir dans son fauteuil, il ne trouva rien à redire.

– Tu attends qu'Ursula revienne.

– Hé ! est-ce que tu t'imagines que je n'arriverais pas à sortir tout seul ?

– En tout cas, elle est partie chercher sa voiture.

De fait, Udo vit la Golf blanche quitter le parking et décrire à vive allure une courbe élégante jusque devant la porte du bar.

– Allez, viens.

– Et comment !

Il n'avait pas besoin de la main secourable de Wolters, ni même de sa présence à côté de lui. Il passa le premier, conscient du but à atteindre, et se mit à évoluer d'un pas rapide et chaloupé entre les serveurs, les membres du club, les sièges et les tables. Arrivé dehors, quand le soleil frappa, il dit à deux reprises :

– Aïe, ma tête.

Puis il entreprit de se glisser sur la banquette arrière du cabriolet.

– Comme c'est gentil de votre part de me conduire ! J'en ai rêvé toute ma vie.

Sans prêter la moindre attention au masque mi-absent mi-arrogant qu'Ursula Ronn lui opposa en guise de réponse, il se laissa aller avec délices, renversa sa tête sur le haut du dossier bien rembourré du siège, respira les agréables effluves d'Arpège que diffusait le léger gilet de tricot d'Ursula, et plongea son regard dans le ciel bleu qui tournait, changeant sans cesse d'aspect, et ne s'immobilisa même pas lorsque la voiture s'arrêta devant la clinique. Udo se sentait en accord avec lui-même, le bon Dieu et l'univers tout entier.

– Alors, à bientôt, dit Wolters.

Il leva la main. Udo regarda autour de lui, et il eut l'impression que la clinique lui rendait son regard de toutes ses fenêtres. Un bien bel endroit. Si propre, si coquette, oui, c'était la plus jolie des cliniques.

Il le dit.

– Vous ne voulez pas monter devant ?

– Ah bon ? Euh... Oui, naturellement.

Il y parvint sans difficulté notable, et même avec cette élégance juvénile qui avait tant de succès auprès des dames, mais il fallut qu'à ce moment précis Christa traverse l'esplanade de la clinique en compagnie de deux des assistantes médico-techniques, l'aperçoive et lui fasse signe de la main tandis qu'Ursula démarrait et, regardant obstinément droit devant elle, se dirigeait vers la rue.

– C'était la femme de mon père. Ravissante, n'est-ce pas ?

Silence.

– Ah oui ! c'est vrai : vous ne me parlez plus. Pourquoi, au fait ?

Si un silence peut se durcir, c'est ce qui se passa. En tout cas, la bouche d'Ursula Ronn s'était durcie.

– Quelle peut bien en être la raison ? Il me semble que nous deux, qui sommes des êtres si gentils, si agréables, nous pourrions...

– Pardon ?

– Bon, d'accord...

Udo hocha la tête. Puis ses yeux brillèrent comme si une longue réflexion venait de lui apporter l'illumination salvatrice.

– Je vous avais promis de venir chez vous. Un soir apparemment tranquille, mais sombre et plein de désespoir. Et puis, c'est vrai, je ne suis pas venu. C'est d'autant plus gentil à vous de me reconduire chez moi, chère madame.

– La ferme !

– Oui. Je suis obéissant, dit-il d'un ton convaincu.

Cette réplique venait de quelque couche profonde de sa

conscience, où un petit Udo émouvant et étonné savourait la situation.

– Tout de même, Ursula...

– Qu'y a-t-il encore ?

– Nous pourrions prendre une tasse de café, par exemple. Celle que nous n'avons pas bue ce fameux soir. Est-ce que vous me permettez de vous inviter ? Mais peut-être que vous n'acceptez pas d'invitation d'un raté ?

– Raté ?

– Je suis un raté. Est-ce que vous aimez les ratés ?

Allons, il y était quand même arrivé : elle riait. Et quel joli rire ! Ça lui donnait un regard filtrant. Et la queue-de-cheval se balançait.

La queue-de-cheval se balança encore à plusieurs reprises pendant le trajet. La cote d'Udo semblait être à la hausse. Et puis, ils arrivèrent au Burgholz. Tout baignait dans la lumière d'or mat du soir : le mur de moellons, le noble portail de fer forgé, le volet de la boîte aux lettres où le double nom de GESSNER-BRINKMANN se détachait en caractères de bronze. Et les buissons de lilas, la piscine, les terrasses, la maison.

– Une mignonne petite maison, Ursula, n'est-ce pas ?

– Et après ?

– Et après ? Elle appartient à ma femme. Ma femme ne manque pas de moyens.

– Et après ? répéta-t-elle en souriant.

Ces deux petits mots ne devaient pas laisser Udo en repos, ils l'avaient comme harponné, ils occupaient son esprit, ils donnèrent à tout ce qui arriva ensuite un aspect nouveau, en firent une sorte de défi. Et après ? Je suis de bonne humeur. Et d'une si souveraine indifférence...

Oui, Udo se délectait de cette soirée.

D'Ursula, par exemple. Ursula Ronn ! Sa petite jupe de tennis et l'élégante oscillation de ses hanches souples. Sa peau brune. Ses petits mamelons pointant sous son tricot. Sa queue-de-cheval et son visage plein de froideur. Toujours ? Pourtant ici, dans le hall, près de la cheminée, entourée des plus belles pièces de l'importante collection d'art de Katharina et sous le regard admiratif d'Udo, la joueuse de tennis vedette du Rouge-Blanc d'Offingen avait quand même fini par perdre un peu de son arrogance.

Comme elle lui souriait, maintenant !

– Alors, Ursula, qu'en dites-vous ? Il se peut que je sois effectivement soûl, mais voici un thé parfait, préparé comme par magie. Et je n'en ai pas renversé une goutte.

Il la servit avec grâce, mit deux morceaux de sucre dans sa tasse comme elle le lui demandait, puis un peu de jus de citron, et il la regarda, ravi, porter la tasse à ses lèvres.

Incitation à l'adultère ? Bien sûr. Qu'est-ce que ce regard, ce sourire pouvaient signifier d'autre ? Ursula tout entière n'était qu'invite.

– Oui ?

– Qu'as-tu à rire sans arrêt ?

– Rire, moi ? Je souris. J'exprime ma gaieté, non, mon bonheur, ma satisfaction.

– Et de quoi es-tu si satisfait ?

– De toi. De ta présence ici.

– Et après ?

Il la fixa d'un regard enthousiaste. Ces joues bronzées, ces yeux aux reflets verts, ce cou délicat, oui, et ces deux petites pointes brunes obligeamment tendues vers lui sous le mince tricot...

Comme elle était près. Il sentait même son souffle. Et comme elle avait de longs cils ! Et entre les cils, les yeux d'or vert liquide, tout en promesse, eux aussi.

– Non..., murmura-t-elle lorsqu'il lui posa la main sur l'épaule. Non, s'il te plaît.

– Si... S'il te plaît...

– Et quoi, s'il te plaît ? demanda-t-elle en souriant.

– Je ne sais pas. Ça, par exemple – s'il te plaît...

Il suivit des doigts la courbe de son corps, lui prit la taille, rencontra en fait de résistance d'agréables rotondités.

– Je me sens tellement bien, là avec toi...

– Tais-toi.

– Mais pourquoi ?...

Elle souriait toujours, tout près maintenant des lèvres d'Udo, et il fallait qu'il continue à jacasser... Elle avait raison. Il allait se taire. Il lui déposa tendrement un baiser sur le bout du nez et rentra aussitôt en lui-même pour y tendre l'oreille, au cas où se manifesterait la voix de sa conscience. Rien. Fausse alerte. Bien. Après cette scrupuleuse exploration, qu'exigeait la situation, que demandaient les dieux ? C'était vraiment agréable de l'embrasser.

Inconcevable, à quel point c'était agréable. Et puis il était homme, après tout. Devait-il décevoir Ursula Ronn une deuxième fois ? Si oui : – et après ?

– Mais qu'est-ce que tu fais ?

Il s'était levé et il la portait vers l'escalier. Elle était si légère. Gravir les premières marches ne fut pour lui qu'un jeu. Dans ses bras Ursula Ronn semblait trouver cela amusant. Maintenant, elle aussi riait, pressant sa tête contre la poitrine d'Udo, mais tenant quand même la rampe par mesure de sécurité.

A mi-chemin, il dut la reposer sur ses pieds. Ils montèrent le reste de l'escalier la main dans la main.

– Où allons-nous ?

– Eh bien, où pourrions-nous aller ?

Il ouvrit la porte. Non pas celle de la chambre à coucher, mais celle de son bureau. Car, comme il est bien compréhensible eu égard aux événements des dernières semaines et à sa situation conjugale problématique, on y avait depuis longtemps installé un large divan, confortable, recouvert d'une étoffe à franges rouges sur laquelle étaient disposés des coussins aux couleurs vives. Et c'est là qu'allégé par l'alcool il se laissa emporter par une longue vague joyeuse, sans hésitation ni scrupules, dans un adultère ponctué d'éclats de rire.

Ursula Ronn !

En se penchant tendrement vers elle, il répétait son nom du ton solennel qu'il aurait pris pour réciter un poème. La barrette de plastique rouge retenant la queue-de-cheval s'était détachée, et les cheveux d'Ursula pendaient, humides, en mèches serpentines sur ses épaules et ses seins, en boucles folles sur son front, son nez, sa bouche.

Il prit une mèche et l'enroula autour de son doigt. Ravissante, cette Ursula ! Vraiment digne d'attention...

Recueilli, il déposa un baiser sur une épaule chaude, la sentit frissonner, et retira vivement sa bouche. Un coup d'œil discret à sa montre. Bon Dieu, déjà sept heures et demie. Pas étonnant qu'il ait une faim de loup.

Comme si elle avait eu la même pensée, Ursula sursauta. Elle se leva brusquement.

– Mon Dieu, déjà sept heures et demie ? Eh bien, nous avons joliment fait les fous, tu ne trouves pas ?

Udo hocha la tête. Par ces mots, ne lui reconnaissait-elle pas quelques mérites ? Il décida de les comprendre ainsi. Oui, il hocha la tête, assez fier de lui.

Puis Ursula le laissa seul. Elle était à la salle de bains. Udo s'étira, ferma les yeux et écouta les bruits d'eau.

Il sourit, satisfait. Comment définir ce qui venait de se passer ? Un rêve ? Non, plutôt une sorte de manifestation sportive. Et qui n'était certainement pas le résultat de la frustration, et moins encore d'une volonté de vengeance. Quand il s'agit vraiment d'amour, on ne pouffe pas de rire. Mais ils avaient quand même... Comment dire ? Déshonoré la maison de Katharina ?

Et après ? se dit-il. Et il faillit s'endormir. Où était donc passée Ursula ? Est-ce qu'il ne venait pas de l'entendre bouger quelque part dans la maison ?

Udo se leva, enfila son peignoir de tissu-éponge et chercha ses cigarettes. Est-ce qu'elle les avait emportées à la salle de bains ? Est-ce qu'elle fumait même sous la douche ? De la part d'une Ursula Ronn, on pouvait s'attendre à tout. Ses vêtements aussi avaient disparu. Donc, elle s'habillait. Tant mieux.

Udo gagna la porte, c'est avec l'innocence d'un nouveau-né qu'il l'ouvrit et cria dans le couloir :

– Uschi, est-ce que tu as pris mes cigarettes ?

Comment aurait-il pu savoir quel changement dramatique était entre-temps survenu dans la maison ?

Peu après sept heures trente, Katharina, suivie de Claudia, avait ouvert tout doucement la porte du logis. Elles étaient entrées sans faire le moindre bruit. Mais pas par méfiance, non, à cause d'Angie, qui dormait dans les bras de Claudia, et qu'il ne fallait pas réveiller.

La route avait été longue. Maintenant, il s'agissait de monter la petite et de la mettre directement au lit.

Katharina s'en occuperait. Elle prit donc Angie des bras de Claudia, marcha vers l'escalier, monta cinq, six, sept marches. Elle avait atteint le niveau où l'escalier amorce la courbe vers la gauche en direction de l'étage lorsqu'elle s'arrêta brusquement.

Udo !

Il hurlait. Il voulait ses cigarettes. Mais qui est Uschi ?...

Cette incertitude ne dura qu'une seconde. La porte de la salle de bains s'était ouverte sur une créature du sexe féminin, en jupe de tennis blanche, chaussures de tennis blanches, chemise blanche. Une femme ? Une apparition. La petite amie d'Udo !

– Oh ! dit la petite amie. Bonsoir.

Katharina, d'ordinaire si fière de savoir garder contenance en toutes circonstances, ne put qu'avaler sa salive. La fureur qui montait en elle se mêlait d'admiration devant tant d'impudence.

Bien. Si elle prenait les choses ainsi...

– Viens, Angie, dit-elle en serrant l'enfant contre elle. Nous serons tout de suite au lit.

Katharina eut du mal à gravir les dernières marches. La petite amie avait quand même reculé de quelques mètres. Katharina avança dans le couloir.

– Nom de nom ! Je veux mes cigarettes ! cria Udo depuis son bureau.

C'en était trop pour Katharina.

– Incroyable ! dit-elle entre ses dents.

Elle fit demi-tour, fila droit vers la chambre d'enfant et claqua la porte derrière elle. Le fracas arracha Angie à sa somnolence. Elle se mit à protester, poussa des hurlements épouvantables. Mais Udo était toujours englué dans son indifférence béate. Il ne remarqua rien, même lorsqu'une Ursula Ronn fort excitée fit irruption dans la pièce.

– Uschi ! Tu as emporté mes cigarettes ! s'écria-t-il, accusateur.

– Il est bien question de tes cigarettes ! Ta femme est là !

Udo, drapé dans son peignoir de tissu-éponge bleu, bondit dans le couloir. Ça n'était pas possible ! Ce serait une catastrophe... Ushi était timbrée, elle avait vu un fantôme !

Mais maintenant, c'était lui qui voyait Katharina. Et elle le toisait de la tête aux pieds.

– Au cas où vous n'auriez plus de cigarettes, il y en a dans mon sac à main.

– Pardon ?... balbutia Udo. Comment ?...

– Ne voulais-tu pas des cigarettes ? Est-ce que je me serais trompée ?

Elle arrivait même à sourire. Ce terrible sourire hautain !

– Malheureusement, je n'en ai pas de ta marque. Je suggère que tu ailles t'en acheter.

– Je... je ne comprends absolument pas. Je veux dire... Cette dame...

– Moi, je comprends très bien.

Katharina se mordilla la lèvre inférieure, l'air pensif. Puis une idée lui vint :

– D'ailleurs, Udo, puisque tu vas t'acheter des cigarettes, je te serais reconnaissante si tu te débrouillais pour ne jamais revenir.

– Est-ce que ça signifie... Veux-tu dire que...

– Je veux dire que maintenant tu ferais mieux de disparaître. Tu pourras envoyer quelqu'un chercher tes affaires à un moment où je ne serai pas là.

Udo hocha la tête, ce que Katharina nota avec étonnement. Udo Brinkmann hochait la tête avec le calme résigné d'un être voué à la mort.

Otto Metzger avait apporté du chocolat, des bananes et des illustrés. Il prit son temps pour les sortir de son sac.

– Quelques minutes seulement, monsieur Metzger, avait dit l'infirmière. Votre fils est encore très faible.

Quelques minutes seulement... Bon, alors il faudrait que Hajo comprenne en quelques minutes. Et si c'était impossible autrement, il lui ferait entrer ça dans le crâne à coups de poing. Metzger sourit.

– Ça va à peu près, Hajo ?

Hajo hocha la tête.

– Durek va passer. Recueillir ta déposition. Tu les as reconnus, ceux qui t'ont fait ça ?

La bouche de Hajo se crispa.

– Bien sûr, papa. Son frère m'a immobilisé, et alors...

– Son frère ? Il n'y avait ni frère, ni sœur.

Hajo se tut. Ses yeux cernés s'écarquillèrent, exprimant la plus totale incompréhension.

– C'étaient des inconnus, Hajo, tu m'entends ? Des gens que tu n'avais jamais vus.

– Mais...

– Pas de mais. Si tu dis qui c'était, tout retombera sur nous. Réfléchis un peu. Si eux aussi se mettent à parler, qu'est-ce qui se passe ? Ça ne ferait qu'aggraver les choses.

– Je... Je vais les...

– Rien du tout, Hajo. Regarde donc où tu en es ! Et qu'est-ce que ça donnerait ? Ils iraient en prison ? Mais toi aussi !

Hajo ne répondit pas. Ses paupières se fermèrent. Puis il acquiesça.

Metzger respira profondément. Il prit la main de son fils. Il sentit son cœur s'attendrir. Hajo lui faisait de la peine. Mais la pitié ne menait à rien.

– C'est mauvais pour les affaires, Hajo, chuchota-t-il. Et puis tu dois t'en prendre à toi-même. Alors, tu ne les connais pas. Jamais vus... C'est clair ?

– Oui, papa. Je ne les connais pas...

Sur la place du marché, le soleil vernissait de ses rayons les poutres noircies par le temps des maisons à colombages. Des pigeons, des nuées de pigeons, s'envolaient de leurs lucarnes et fendaient l'air à grand bruit d'ailes. Les uns se décidaient pour les gouttières, d'autres plongeaient vers la place, voletaient, se pavanaient entre les voitures ou picoraient parmi les chaises du café *Hölzl* ce que les consommateurs leur lançaient.

Paul Funkel avait déjà émietté tout un petit pain. Assise à côté de lui, Astrid terminait sa pêche Melba. Deux heures de l'après-midi. La pause de midi était terminée, la circulation avait repris, les bus transportaient leurs cargaisons d'employés. Les ménagères arrivaient en voiture et se pressaient dans les magasins.

Paul Funkel regardait tout cela. Demain, il repartirait pour Stuttgart. Et, les choses étant ce qu'elles étaient, il ferait bien d'emmener Astrid.

Elle s'essuya la bouche avec un mouchoir, ôta ses lunettes de soleil et le regarda.

– Tu veux vraiment que je repasse à la clinique ?

– Mais bien sûr ! Tu veux en être de ta poche, peut-être ? C'est juste pour les papiers. Tu sais bien qu'on a besoin de la note pour la caisse de Sécurité sociale.

Payer, rembourser... Ces idées la mettaient mal à l'aise. Et mon Dieu, comme Paul était nerveux !

– Et ce sera tout ?

Paul secoua la tête. Il prit son dernier morceau de pain et visa un petit pigeon blanc que les autres avaient jusque-là tenu à l'écart. Cette fois, l'oiseau réussit à s'emparer du pain. Paul en fut content.

– Non. Je vais t'accompagner. Et j'aimerais bien passer voir Hajo.

– Tu es fou !

– Fou, qu'est-ce que ça veut dire ? D'ailleurs, qui est normal, aujourd'hui ? Allez, viens !

Elle le suivit vers sa moto. Il se mit en selle et lança le moteur.

Elle s'assit derrière lui et se tint à ses épaules. Il conduisait lentement, calmement. Ils franchirent le pont, longèrent la centrale électrique, croisèrent la route fédérale et montèrent vers la clinique. Il gara la BMW sur le parking, et ils se dirigèrent vers le grand bâtiment aux trois pignons. L'administration se trouvait au rez-de-chaussée. Ils avaient traversé le hall ; derrière la baie vitrée, Astrid reconnaissait déjà les nattes de l'employée qui se chargeait de toutes les paperasses. Mais Paul s'était brusquement arrêté. Il la retint par sa manche.

– Qu'est-ce qu'il y a ?

Il ne répondit pas. D'un mouvement du menton, il indiqua l'ascenseur, et elle tourna la tête.

Un fauteuil roulant, occupé par un homme en pyjama. Un très jeune homme. Cheveux blonds, lunettes de soleil.

– Viens, Astrid.

La gorge d'Astrid se serra. D'un seul coup, tout son corps était étrangement lourd, comme si tout son sang avait afflué dans ses jambes. Mais elle suivit Paul jusqu'au fauteuil roulant. Assis là, Hajo avait dans les yeux la même peur que l'autre nuit, sur le parking. Il bougea les lèvres, mais aucun son n'en sortit. L'infirmière sourit. Astrid la connaissait, elle s'appelait Mira.

– Bonjour, mademoiselle Funkel, dit l'infirmière.

Astrid lui répondit d'un signe de tête. Elle ne put en faire davantage. Mais Paul regardait Hajo comme s'il attendait quelque chose.

Et, de fait, le visage de Hajo se crispa en une grimace douloureuse, sans que l'on pût savoir s'il pleurait ou s'il souriait.

– Salut, Paul.

– Bonne chance, Hajo, dit Paul. Bonne chance.

Il prit Astrid par la main et la conduisit vers la sortie, à l'autre bout du hall.

– Et les papiers ? chuchota-t-elle, bouleversée.

– Les papiers ? Ça ne presse pas. Nous réglerons ça par lettre. Viens ! Je ne peux plus voir ce bled.

Udo était allé trouver Johannsen et lui avait emprunté la fourgonnette servant au transport du linge. Katharina avait emmené Angie en ville pour lui acheter des vêtements. Au téléphone, elle l'avait précisé à Udo.

– Ainsi, tu auras tout ton temps. L'après-midi entier !

Udo n'aurait pas besoin de l'après-midi. Il avait emballé ses affaires plus vite qu'il ne l'aurait cru. Maintenant, il avait mal aux bras. Mais la fourgonnette était chargée: raquette de tennis, vêtements, livres, quelques photos. Pas de meubles, évidemment. Il ne possédait pas grand-chose, et ses biens entassés dans le véhicule évoquaient l'équipage d'un bohémien. Peut-être d'ailleurs finirait-il ainsi, errant sur les routes...

Udo soupira. Et c'est à cette seconde qu'il éprouva ce qui ressemblait au sentiment tragique de l'existence. Un nouveau chapitre était clos. Et maintenant? Qu'allait-il encore lui arriver?

Il aurait préféré partir immédiatement, mais il n'en avait pas tout à fait terminé.

Il remonta donc l'escalier du perron, conscient de l'effort qu'imposait chaque marche à ses jambes épuisées. Claudia se tenait toujours au même endroit et dans la même attitude, adossée au mur d'espalier près du bouleau. Le vent jouait avec une de ses boucles. Ses yeux fixés sur Udo semblaient attendre une réponse – mais quelle était la question?

Il s'arrêta, cherchant une idée, le mot qui conviendrait. Mais pourquoi, au fait? Il n'y avait rien à expliquer. Rien que Claudia ne sût déjà.

– Tu vois, ça y est. Moi qui pensais en venir à bout en deux temps, trois mouvements... ça m'a quand même pris deux heures.

Elle ne répondit pas.

– Ne me regarde pas d'un air si triste.

– De quel air suis-je censée vous regarder?

– Ah! Claudia...

Il l'aurait si volontiers prise dans ses bras, et pas seulement pour effacer son sourire mélancolique! Il ne le ferait pas. Au contraire, il jouerait les clowns, il tiendrait le rôle de l'ex-époux correct et attentionné, qui n'a en tête que le bien de ceux qu'il laisse derrière lui.

– Tu sais, ce soir elles rentreront toutes les deux.

– Oui.

– Enfin, Claudia! Tu t'entends aussi très bien avec Katharina! Et comme Angie...

– Taisez-vous, s'il vous plaît.

Elle avait une petite cicatrice sur l'aile du nez. Jamais encore il ne s'en était aperçu. Le visage de la jeune fille semblait tendu et pétrifié, comme celui d'une des statues de la collection de Katharina. Et il ne supportait pas son regard. Ni la pensée qu'elle était merveilleuse, au fond, et qu'elle aurait mérité qu'on l'attire à soi, qu'on la prenne dans ses bras, qu'on lui dise mille choses, qu'on lui explique, qu'on essaie au moins de débrouiller pour elle ce maudit écheveau de problèmes qui n'était rien d'autre, même pour lui, qu'un enchevêtrement obscur et douloureux, incompréhensible.

Mais comment commencer, surtout si elle ne se montrait absolument pas prête à l'aider ? Il continua donc à parler d'Angie, et Claudia hocha gentiment la tête et dit que la petite passerait les trois prochaines semaines chez l'ex-mari de Katharina.

– *Son* ex-mari ! Maintenant, elle en a deux !

La remarque était idiote, aussi stupide que le sourire d'Udo. Et il apparut que Claudia n'était plus disposée à jouer le jeu.

– Pourquoi avez-vous fait ça ?

– Tu veux dire cette femme, l'autre soir ?

– Oui, cette femme.

– Pourquoi ?

Sous un tel regard, la sincérité s'imposait, un tel regard n'autorisait que la vérité.

– Je ne sais pas, Claudia. Peut-être... peut-être parce que je voulais punir Katharina.

Elle se taisait, mais ne le quittait pas du regard.

– Que veux-tu m'entendre dire ? Que je suis un homme ? Et que je me comporte comme un homme ? Que je l'ai toujours fait ?

– Je le sais.

– Alors ?...

Il lui posa quand même la main sur l'épaule. Elle tressaillit. Elle était si jeune. Si jeune que cela faisait mal à Udo.

– Écoute, Claudia, il n'y avait pas d'affection là-dedans. Mais du dépit, une réaction stupide d'adolescent, peut-être. Et puis j'étais ivre. Je pourrais t'énumérer mille raisons. Mais ça n'a été qu'un soir, rien de plus. Comme on dit toujours si joliment: rien de sérieux.

– Ça n'est pas joli. Et il n'était d'ailleurs pas nécessaire que vous le disiez.

Il s'appuya des deux mains à l'espalier et sentit dans ses paumes la chaleur du bois peint en vert. Ses bras s'étaient transformés en prison. Même alors, Claudia parvint à garder son regard calme. Pas le moindre tressaillement des paupières.

– Je l'ai dit parce que tu me donnes l'impression d'en avoir été froissée toi aussi.

Elle ne répondit pas. Elle se mordait la lèvre inférieure, comme Angie quand elle réfléchissait.

– Ah ! Claudia, nous deux, nous n'aurions jamais trompé Katharina, n'est-ce pas ?

Elle plissa le front. Cette phrase n'était pas seulement inutile, elle était bête.

– Tu es jeune, Claudia ! Tu es quelqu'un de bien.

Il lâcha les lattes de bois, gagna l'escalier, se retourna.

– Et je suis heureux que tu sois dans cette maison.

Alors, elle sourit pour la première fois.

– Je veille sur Angie...

– Continue. Mais il n'y a pas que ça. Je suis heureux que tu existes, Claudia... Vraiment.

Il ne supporta pas plus longtemps son visage. Il descendit l'escalier en courant.

Midi et demi. Ils avaient terminé les interventions figurant au programme du bloc opératoire. Comme toujours lorsqu'ils travaillaient sous la lumière froide du Scialytique, ils avaient le sentiment de former une communauté; une solidarité qui d'ailleurs faisait nécessairement partie de leur profession s'était établie entre eux. Les conversations, les regards, les questions, parfois aussi une plaisanterie, tout semblait à sa juste place. Debout, côte à côte, ils prouvaient à chaque instant ce qu'ils étaient au fond d'eux-mêmes : lui chirurgien, elle anesthésiste.

Mais, maintenant, ils avaient retiré leur sarrau, déposé leur masque chirurgical au vestiaire, et ils ne savaient plus comment se comporter l'un vis-à-vis de l'autre. Deux êtres qui, leur travail terminé, se séparaient et s'en allaient, chacun suivant son propre chemin. Dans cette situation, comment pourrions-nous nous comporter ? songeait Udo. Katharina formula un début de réponse.

– Écoute, à mon avis, rien ne nous oblige à jouer les couples de comédie.

– Est-ce que c'est ce que nous faisons ?

– Je trouve, oui.

Ils traversèrent le vestibule et arrivèrent à la cage d'escalier. Une grande photo d'un paysage méditerranéen était accrochée au-dessus du distributeur de boissons. Une île ? Peut-être la Sardaigne ? La Sardaigne... Nous avions l'intention d'y faire un voyage...

– Peut-être que nous avons toujours été un couple de comédie.

Udo contemplait les rochers rouges. Au pied de la montagne qui les dominait, il y avait une maison blanche. La mer projetait son écume jusqu'au mur protégeant la maison.

– Eh bien... Si c'est ainsi que tu vois les choses..., dit-elle.

Et elle souriait. C'était là une des nombreuses énigmes qu'Udo se sentait incapable de déchiffrer : le sourire de Katharina. Tantôt souverain, tantôt indulgent, tantôt glacial. Instantanément disponible, déclenché comme par un interrupteur, aussi vite effacé, selon les besoins du moment...

– Est-ce que nous prenons un verre ?

Udo quitta des yeux la maison blanche.

– Volontiers. Mais pourquoi ?

– Pour parler. Il me semble qu'il serait temps.

Udo hocha la tête.

– Je peux même deviner de quoi il s'agira : restons amis. C'est bien ça ?

Il l'entendit distinctement aspirer l'air par le nez. Son regard n'était plus aussi calme, plus aussi distancié.

– Par exemple. Et je considère cela comme un premier pas de ma part.

– Sur ce point, je ne peux que te donner raison.

– Alors ? Qu'y aurait-il à objecter ?

– Amis pour toujours..., s'entendit-il répondre. Comme avec Frederick.

– Pourquoi pas ?

– Oui, pourquoi pas ? Tu vas bientôt te retrouver avec toute une cohorte d'amis, non ?

Il avait encore déraillé. Il ne voulait pas la fâcher. Pourquoi, d'ailleurs, l'aurait-il voulu ? Il l'avait trompée avec Ursula. Pris en flagrant délit d'adultère, il avait fait ses valises. Et, pour comble de mauvais goût, il jouerait maintenant les offensés ? C'est ainsi qu'elle devait comprendre son attitude. Peut-être était-ce vraiment ainsi qu'il fallait la comprendre ? D'ailleurs, elle avait raison : ils avaient à parler de beaucoup de choses. Du divorce, par exemple, disait-elle maintenant.

Cela aussi, c'était une « question de style ». En parfait accord, naturellement. Un divorce par consentement mutuel, sans drames ni tracas.

– Et ensuite, tout continue comme par le passé ?

– Peut-être. Peut-être pas. Qu'as-tu contre un divorce ?

– Je ne sais pas.

C'était vrai. S'il serrait les poings, ce n'était pas de haine. Ce n'était qu'un geste instinctif. Un geste de celui qu'il était hier, avant-hier peut-être, cet éternel sentimental, en quête d'harmonie, encore chien fou, encore amoureux.

– Le mot ne me plaît pas, c'est tout. Tu as raison, naturellement. Mais ça me fait de la peine. Même si tu ris. Nous étions bien, tous les deux. Surtout la première année. Est-ce que tu peux comprendre que le mot de divorce ne me plaise pas ?

– La première année...

Oui, elle acquiesça. Mais ensuite son visage se durcit, son sourire avait disparu.

De fait : un couple de comédie.

Dans leur dos, on chuchotait, on secouait la tête d'un air dubitatif, on échangeait des sourires entendus. Tout le monde savait depuis le début « comment ça se terminerait ». Même Römer, qui passait justement, baissa la tête, l'air crispé et se hâta de disparaître.

– La première année. Peut-être devrions-nous l'oublier, dit Katharina. Et songer plutôt à ce qui s'est produit entre nous ces douze derniers mois. C'était insupportable.

– C'est cela que tu voulais me dire ? C'est pour cela que nous étions censés boire un verre ensemble ?

– Non, Udo.

Elle le retint par la manche et le conduisit vers un banc. Elle s'assit, le fit asseoir à côté d'elle. Très maternelle. La Katharina Gessner que l'on ne pouvait qu'aimer.

– Udo, il ne s'agit au fond que d'une sorte d'aménagement technique.

– L'expression est jolie.

Il s'efforçait de ne pas croiser son regard. Le plus simple était de regarder le sol, de fixer une petite trace de brûlure juste entre les pointes de ses chaussures.

– Écoute, nous ne vivons pas dans le vide. Il y a la clinique. Mais n'en parlons pas pour l'instant. Et puis, il y a la famille.

– Et par exemple la fête donnée pour notre nouveau citoyen d'honneur.

Elle sourit de nouveau.

– J'ai l'impression que l'on ne trouvera pas trop désagréable que je ne m'y montre pas. Non, il s'agit d'autre chose: tu pourrais passer de temps à autre à la maison, au Burgholz. Venir voir Angie.

Il hocha la tête et sentit un léger tremblement dans sa gorge. Pourquoi ici, maintenant, après cette opération ? Un moment plus tôt, il se sentait beaucoup mieux. Sous son masque vert de chirurgien, protégé, séparé par le tissu stérilisé de tous les problèmes qu'ils se causaient à eux-mêmes.

Seigneur ! se dit-il, elle ne saisit pas. Elle doit pourtant savoir ce qu'Angie représente pour moi... Puis il comprit soudain à quel point Katharina se montrait courageuse et comme son propre comportement était ridicule et mesquin. Mais était-ce vraiment une découverte ?

– Occupe-toi donc un peu d'elle. Tu sais trouver les mots qui conviennent. Vous vous entendez si bien !

Josef Lambert portait toujours sur lui deux photos. Les bords en étaient usés, la surface craquelée de lignes blanchâtres. Il les avait montrées trop souvent, devant trop de comptoirs, lors de trop nombreuses tournées des tavernes. Il les avait aussi regardées chez lui, dans la vieille mansarde, au-dessus de l'arsenal, qui lui servait de domicile depuis des années. Ces photos avaient beaucoup d'importance pour Josef Lambert. Sur l'une, on voyait une femme en costume régional. Les jambes croisées, elle s'appuyait contre une grosse limousine très chère. Elle tenait au bout d'une courte laisse un setter brun-roux. La femme paraissait détendue, mais pas le chien. Il tirait la langue et roulait des yeux désespérés. Apparemment, il en avait assez de ce collier qui le serrait, de cette laisse, peut-être aussi de cette femme.

La deuxième photo montrait Josef Lambert lui-même. Il fallait cependant qu'il le précise, sinon personne ne l'aurait reconnu. Entre-temps, il était devenu un autre homme. Une épave, plutôt. Le Lambert de la photo était encore jeune. Il était vêtu d'une sorte d'uniforme, un treillis vert olive portant une inscription blanche, deux lettres peintes à l'huile : PW. A l'époque, cela signifiait «*Prisoner of War*». Le jeune Lambert était donc prisonnier de guerre. Pourtant, ses yeux n'exprimaient pas la tristesse, mais une indifférence sans limites. Il regardait à travers une clôture de barbelés.

Le jeune Lambert avait cependant un point commun avec le patient de la chambre 230: tous deux étaient d'une maigreur effrayante. Le col de chemise de Lambert flottait autour de son cou, la pomme d'Adam saillait comme un triangle d'os sous son menton pointu et mal rasé. En 1945, Lambert crevait de faim. S'il présentait aujourd'hui un aspect tout aussi pitoyable, ce n'était pas dû à la pénurie, mais à l'excès. A l'excès d'alcool, à tout l'alcool qu'il avait bu ces quarante dernières années – il en avait maintenant soixante-deux. Mais pourquoi ne se séparait-il jamais de ces photos, pourquoi les montrait-il à tous ceux qu'il rencontrait, qu'ils s'y intéressent ou non? Pourquoi les tirait-il de son portefeuille pour les étaler sur la table? Eh bien, parce qu'il voyait un rapport entre elles, un rapport aussi entre elles et ce qu'avait été sa vie...

– Regarde bien la femme. Et Hitler, ça te dit quelque chose? Oui? Hitler avec sa folie et la femme avec sa méchanceté, ils m'ont mené à la ruine! Et tu demandes pourquoi je suis devenu alcoolique?

C'est ce que Lambert avait dit à Mischa comme aux autres. Pourtant, Mischa était toujours très pressé quand il passait dans la chambre 230. Il avait déjà expliqué au moins une douzaine de fois à Lambert que même si le diable s'en mêlait, jamais il ne descendrait au kiosque pour lui acheter une bouteille. Introduire clandestinement de l'alcool à la clinique, et en plus pour un patient atteint de cirrhose du foie au stade terminal? Non. Jamais! Où se croyait-il? Mais Lambert ne voulait rien entendre, il s'obstinait, augmentait la mise, alignait sur la table ses billets de dix, vingt, cinquante marks, n'hésitait pas à monter jusqu'aux billets de cent.

C'est pourquoi Mischa se hâtait de repartir.

– A part ça, ce type est gentil comme tout, soupirait Mischa. Tu pourrais lui coller des baffes, il ne s'en apercevrait même pas. Il bredouille tranquillement dans son coin, il vit dans son univers. Et il n'y est pas si mal que ça.

Ces propos pouvaient paraître un peu étranges, mais ils correspondaient assez exactement à la réalité. Brinkmann et Römer avaient eu recours non seulement au laboratoire, mais aussi à tout ce que les techniques de diagnostic pouvaient offrir de plus moderne, du tomodensitomètre à la scintigraphie, parce qu'ils avaient cru ne pas pouvoir se fier aux résultats catastrophiques des premiers examens. Mais le diagnostic différentiel le plus subtil conduisait lui aussi à la même conclusion : aucun espoir.

Que Lambert soit encore vivant, qu'il soit même capable de marcher, c'était déjà un miracle. Les parties du foie pas encore détruites se révélaient si gravement atteintes qu'elles n'étaient plus guère en mesure de fonctionner, et le reste des organes était affecté en proportion. Mais la mystérieuse alchimie du corps faisait que même un organisme aussi délabré continuait son travail. Désorganisation complète du système lobulaire. Un reste de foie où les nodules hépatocytaires sont isolés par des nappes de cellules indifférenciées proliférantes. Inutile de parler de l'activité gastrique, intestinale et biliaire. Cœur et vaisseaux très endommagés, évidemment. Pendant la concertation du matin, Römer, Brinkmann et les autres membres de l'équipe s'étaient cassé la tête : qu'était-il encore possible de tenter ? Pourtant, au même moment, Josef Lambert, arborant un sourire béat, traînant ses pieds chaussés de pantoufles et remontant son pantalon de pyjama, sortait de sa chambre, traversait de sa démarche d'ours étrangement chancelante les corridors et les parloirs du deuxième étage, écartait d'un geste mécanique les mains secourables comme s'il chassait des insectes importuns. Le plus curieux, c'était que ceux qui le rencontraient, patients ou membres du personnel, se sentaient émus, désireux de l'aider, en même temps qù'impuissants, comme paralysés.

Que marmonnait-il ? Parfois même, il chantait. Ou bien il s'arrêtait soudain, prenait pour cible un visiteur, une élève infirmière, une femme de ménage ou un aide-soignant, lui tenait une conférence improvisée sur l'amour, le sens de la vie. L'essentiel de ses propos – il faut bien le reconnaître – était tout à fait incompréhensible. Puis il posait la main sur l'épaule de son auditeur pétrifié, tirait comme par magie quelques billets de la poche de son pyjama boutonné de travers, et demandait, pour ainsi dire en compensation du temps qu'il venait de consacrer à l'édification de sa victime, que celle-ci veuille bien aller lui chercher une bouteille de schnaps.

– C'est juste en face, à moins de trois minutes ! Du Schladerer. Ou de l'alcool de grain, ça va aussi. Ça m'est égal, pourvu que ce soit un alcool blanc. De l'eau-de-vie bien claire. Est-ce que tu sais pourquoi le schnaps est clair ? Parce qu'il est habité par le Saint-

Esprit. Est-ce que tu sais ce que c'est, le Saint-Esprit ? Les hindous appellent ça *prana*. L'illumination. Je peux m'acheter l'illumination, si tu m'aides.

La plupart, naturellement, ne l'aidaient pas. Ils répondaient en secouant la tête ou par un petit rire gêné. Josef Lambert ne paraissait pas s'en formaliser, il reprenait son périple en bredouillant. Ceux qui s'opposaient à lui cessaient aussitôt d'exister à ses yeux. Et c'est sans doute cette faculté d'effacer, en quelque sorte, les êtres et les choses surgissant en travers de sa route qui lui donnait le pouvoir de vaincre même Hildegard.

Il ne la remarquait tout simplement pas.

Ce qui est très curieux, c'est que cela se révélait le plus souvent efficace. Au lieu de réexpédier incontinent Josef Lambert dans sa chambre, l'infirmière-chef, les nerfs usés, désorientée, privée de son autorité et de sa voix ordinaires, le laissait lui passer sous le nez.

– Écoutez, Mischa ! Combien de fois vous ai-je déjà dit que ce patient ne doit pas quitter sa chambre ? Repos absolu au lit.

– Pourquoi ne le lui dites-vous pas directement ? Est-ce que vous vous imaginez que j'y peux quelque chose ?

Mischa avait raison. Même Hildegard devait le reconnaître. Et Mischa avait encore raison lorsqu'il ajoutait :

– Personne ne peut le retenir. C'est un vrai passe-muraille. C'est comme s'il n'avait déjà plus de corps, est-ce que vous ne l'avez pas remarqué ? Une âme errante...

L'âme errante arrivait ! Josef Lambert passa devant les ascenseurs, traversa le palier – gauche, droite, gauche, droite – lentement, mais avec la sûreté impressionnante d'un robot marchant droit vers son but. Un sourire lointain flottait sur son visage – mais quel visage !

– Effrayant ! dit Hildegard. Si au moins il se peignait ! S'il se rasait ! Mais il ne veut même pas qu'on le rase. Et cette peau ! Ce n'est pas un être vivant ! On dirait qu'il sort du cimetière. De la morgue... C'est un vrai zombie !

– Mais il sourit. Et il parle, même.

Hildegard se ressaisit. Elle se planta devant lui :

– Allons, monsieur Lambert, ça suffit, maintenant ! Combien de fois faudra-t-il que je vous répète que vous ne devez pas faire ça ?

Mais Josef Lambert n'entendait pas ce genre de choses. Ce qui le gênait, c'était de ne pas pouvoir continuer son chemin. Pourtant pour ce type de situations aussi, il avait sa méthode. Il sourit, recula de deux pas, dévisagea Hildegard d'un air radieux et lui demanda :

– A quoi pensez-vous ?

– Penser ? Il s'agit bien de penser !

– Vous avez raison. L'homme doit chanter, chanter, et non penser, proclama Josef Lambert. Profusion des roses, ô gardienne du firmament – pénétrée de splendeur dorée !... Pénétrée de splendeur... Savez-vous ce que c'est, la splendeur ? Non ? Et la profusion de roses ? Non plus. Et le firmament ? Le ciel, en avez-vous déjà entendu parler ? Hölderlin. Est-ce que ce nom vous dit quelque chose ?

Hildegard s'éclaircit la voix, chercha en vain à partir de quel point d'appui elle pourrait lancer un nouvel assaut. Soudain, elle avait peur. Ces yeux ! Décrépit ou pas, quels yeux il avait ! Et il avait été architecte, du moins on le prétendait. En tout cas, il était cultivé. Il citait Hölderlin. Hölderlin... Il est vrai que lui aussi était mort fou, non ?

Pour la première fois peut-être, l'infirmière-chef éprouva à la vue du patron un sentiment humble et enfantin de soulagement et de gratitude.

– Professeur, s'il vous plaît, le patient Lambert...

– Patient Lambert, à vos ordres !

Mais Josef Lambert ne parvint pas à claquer les talons. Bien sûr. Il avait besoin de ses pieds pour conserver un reste de stabilité sur cette terre mouvante. Ses yeux verts larmoyaient, et ceux de Klaus Brinkmann se rétrécirent de façon menaçante.

– Où est-ce que tu te l'es procuré ?

– La splendeur du ciel...

– Je répète : Josef, où t'es-tu procuré cet alcool ?

– De l'alcool ? Mais non, le Saint-Esprit !

– Assez plaisanté, Josef. Je t'ai dit...

– Qu'est-ce que tu m'as dit ? Que j'étais fini, hein ?

– Tu fais tout ce qu'il faut pour ça, Josef. Et crois-moi, si tu as envie de discuter, aujourd'hui, tu tombes mal avec moi. J'en ai déjà plein les oreilles. Et puis si tu t'imagines que je vais te porter dans ton lit, tu te fais des illusions.

– C'est la dernière ligne droite, dit Josef en souriant.

Mais même ce sourire se révéla incapable d'apaiser Brinkmann.

Il regarda Hildegard, puis fit signe à une infirmière, Ina Spahn, qui sortait justement de l'ascenseur, et lui montra Lambert du doigt.

– Ramenez-le immédiatement à sa chambre. Allez, Josef, s'il te plaît.

– C'est tout ce que tu as à me dire ?

C'était tout. Brinkmann pivota sur ses talons, tourna la tête pour lui jeter un dernier regard par-dessus son épaule et disparut.

Lambert semblait d'ailleurs épuisé. Il s'assit de bonne grâce dans le fauteuil roulant que lui présentait Ina.

– Il est de mauvaise humeur, ce monsieur. Je ne vous envie pas, d'avoir un tel patron.

Elle se tut. Elle était en partie d'accord. De mauvaise humeur ? Mon Dieu ! Josef n'avait pas assisté, un instant auparavant, à la scène que Brinkmann avait faite, en bas, aux admissions. Elle, oui. Elle avait vu le professeur jeter les radiographies sur la table, elle l'avait entendu dire à l'assistante radiologiste :

– C'est très intéressant, ces clichés. C'est un sérac, peut-être ? Il me semblait pourtant vous avoir demandé des radios d'un genou, chère madame !

Et maintenant ? Même un vieil ami comme Josef Lambert en prenait pour son grade. Elle avait presque de la peine pour lui. Mais qu'est-ce qui avait bien pu mettre le patron dans un tel état de nerfs ?

On se posait la même question dans la salle de repos des médecins, ce qui était tout à fait dans l'ordre des choses. Car les institutions sont des réseaux conducteurs d'énergie. Et les impulsions viennent d'en haut. Le patron est à cran ! Que le phénomène paraisse absurde ou non, un sentiment d'inquiétude et d'oppression se propageait d'un bout à l'autre de la clinique, s'insinuait dans les moindres recoins, se condensait en murmures et chuchotements : attention au patron, aujourd'hui ! Quand le chef de la horde gonfle sa hampe, les autres cerfs se pressent les uns contre les autres. C'était du moins l'impression de Katharina Gessner. Et elle le dit. Elle le dit à Christa, qui prenait le thé avec elle.

– Il semble que nous soyons les seules de la clinique qui n'ayons pas encore pris un savon, ajouta-t-elle.

– Alors, dis plutôt que tu es la seule...

– Comment ? Toi aussi ?

– Oh oui ! Moi, il m'a demandé où j'avais appris à appliquer un pansement. Et pourquoi, si c'était tellement difficile, je ne me le faisais pas expliquer par une élève infirmière.

Katharina émit un petit sifflement et se laissa aller contre le dossier du fauteuil club, devant le rayonnage chargé de livres. Certes, depuis qu'Udo avait regagné en déroute la villa Brinkmann, la solidarité familiale avait subi quelques fissures, mais la solidarité professionnelle restait intacte. Christa et Katharina en étaient convaincues, et elles s'appliquèrent à le prouver.

– Mais qu'est-ce qu'il a ?

Christa fronça légèrement le nez. Que répondre ? Le mieux serait de dire la vérité.

– Il est fait citoyen d'honneur de la ville.

– Je sais, mais quel est le rapport ?

– Eh bien, les gens de la mairie ont vraisemblablement considéré que c'était nécessaire : un enfant de la ville, dont le père a fondé la clinique. Tu sais comment ça se passe. La municipalité offre une réception. Le jour de son anniversaire, en plus.

– Et alors ? Il n'est pas content ?

– Content ? Sa seule idée, c'est d'y échapper. Il n'y a rien qu'il déteste davantage que la cravate obligatoire et les solennités. Il préférerait opérer trois perforations de l'estomac à la file.

Katharina toussota, tourna les yeux vers la fenêtre. Il n'y avait rien à voir de bien intéressant : le ciel était encombré de nuages lourds, et les branches qui s'agitaient dans le vent annonçaient déjà l'approche d'un nouvel orage.

– Je me demande s'il me ménage particulièrement, mon beau-père.

– Il te ménage ?

– Oui, il me semble. Avec moi, il prend des gants, ces derniers temps. Je lui en suis reconnaissante, mais cela me met mal à l'aise.

Christa se tut, attendant la suite. Elle savait bien ce que Katharina avait en tête.

– Est-ce qu'il est bien clair pour lui que je ne resterai pas avec Udo ?

– Je le crois, oui.

– Et ?

Christa, qui feuilletait des papiers, dossiers et rapports, s'affaira plus encore.

– Mon Dieu... Klaus et moi, nous nous demandons quand même si c'est vraiment la seule solution.

– Et qu'en penses-tu ?

– Ce que j'en pense ? Eh bien, qu'il était évidemment de très mauvais goût d'amener une femme chez toi...

– De très mauvais goût, dis-tu ?

– Excuse-moi. Mais ne trouves-tu pas que c'est vrai ? De très mauvais goût et puéril. Pour moi, ce n'était rien d'autre qu'une réaction de défi. Et si tu me permets de jouer les psychologues amateurs, je crois aussi que c'était un appel qu'il t'adressait. A peu près : puisque tu me retires ton amour, voilà ce qui se passe.

Katharina se leva.

C'était le résultat de sa nervosité, mais elle réussissait pourtant à paraître tout à fait détendue. Elle gagna la fenêtre et l'ouvrit.

Son silence irrita Christa.

– Écoute, Katharina ! Nous avons tous connu des moments difficiles. Nous avons tous apporté dans notre vie de couple pas mal de problèmes personnels. Et nous avons tous souffert. Alors, nous savons ce qu'il en est. Pour moi, en tout cas, une chose est sûre : il t'aime vraiment. C'est ainsi. Il n'aime que toi.

– Oui.

– Et constamment, comprends-tu ? A tout moment, du matin au soir. Et la nuit aussi. Est-ce donc si terrible ?

– Oui. Est-ce que tu t'imagines ? Soir après soir, toujours le même thème : l'amour. Te sens-tu bien avec moi ? Est-ce que pour toi tout va bien ?

– Tous les soirs ? Peut-être qu'il se contenterait de deux fois par semaine.

Katharina ne put s'empêcher de rire.

– Sais-tu ce qui me plaît chez toi, Christa ? Toi au moins, tu as la tête sur les épaules.

– Merci. Mais je n'ai quand même pas de solution à te proposer. Après tout, je sais quel charmant garçon peut être Udo. Et Dieu sait qu'il a tout fait pour le prouver à son entourage ! C'est aussi pourquoi j'étais si heureuse que tu arrives. Tu l'as transformé, et de façon très positive. Autrefois, il était très difficile d'aimer Udo. Moi aussi, j'ai essayé. Quel fiasco ! A l'époque, c'était impossible. Mais maintenant qu'il mérite vraiment d'être aimé... Dis-moi : est-ce que tu ne l'aimes plus ?

– Non. Et sais-tu pourquoi, Christa ?

– Comment le saurais-je ?

– Parce qu'il essaie de faire pression sur moi.

Elle ouvrit son sac, prit son poudrier, fit jouer le ressort, le referma.

– Et toi aussi, d'ailleurs.

– Moi ?

– Oui, naturellement. Tu fais pression sur moi en me reprochant de ne pas aimer Udo alors qu'il le mériterait. Mais c'est très simple, et en même temps beaucoup plus compliqué. C'est une question de... physiologie, de petites cellules grises, de réactions chimiques, je ne sais pas. En tout cas, le résultat est là : nous ne nous convenons pas.

– Ah oui ?

Même l'ironie ne semblait pas gêner Katharina. Son beau visage, que Christa avait toujours admiré avec un étonnement désarmé, restait impassible. Indifférence réelle ou carapace ? Ce qui pouvait se passer en elle y restait enfermé.

– C'est un malentendu, Christa. Je cherchais un homme, et lui une mère.

– C'est un peu simple, répondit Christa.

Katharina la fixa droit dans les yeux.

– Simple, dis-tu ? Non. Si je ne peux pas être sa mère, il veut que je sois *une* mère. C'est le fond du problème. Pour lui, tout est clair. En quoi aurai-je besoin d'exercer un métier si j'ai deux enfants ? Il ne songeait qu'à ce second enfant. Il faut que je sois une vraie femme, une mère ! Médecin spécialiste ? Pour Udo, ce n'est qu'un alibi. En restant anesthésiste, je rate ma vocation. Comprends-tu ?

– Je ne crois pas que ce soit ce qu'il pense. Tu te trompes.

– Je ne me suis trompée qu'une fois, Christa. Ce n'est pas sa faute. Ce n'est la faute de personne. Et puis, conclut-elle avec un petit rire, ce n'est pas vraiment une tragédie.

Christa n'avait rien à répondre à cela. Une tragédie, certainement pas. Mais ce sont tout de même les petites erreurs qui, accumulées, conduisent aux grands échecs. Les déviations imperceptibles qui mènent à l'abîme... Peut-être qu'au total, ce que l'on peut excuser quand on a quelque idée des imperfections humaines aboutit en fin de compte à une tragédie.

– Katharina, tout cela semble très plausible. Mais il y manque un élément. Je ne sais pas quoi...

– Je peux te le dire...

– Oui ?
– La pitié.
– La pitié ?
– Oui. Je ne peux pas éprouver de pitié. Il a beau quémander, c'est impossible. Je me suis entraînée pour ne plus en ressentir. Pas lui. Mais comment pourrais-je être un bon médecin si j'étais trop compatissante ?

Le soleil descendait sur la plaine du Rhin. Comme tous les jours, songea Josef Lambert. Qu'est-ce qu'un jour, pour le soleil ?

Une petite brise chuchotait dans les feuilles des arbres. Là-haut, dans le ciel, deux oiseaux volaient. Plus loin à gauche, un point de métal brillant : un avion. Un avion en route vers le sud. Du champagne ! Oui, autrefois, lorsque tu avais remporté cette adjudication, tu avais bu du champagne, à bord. Beaucoup de champagne. Et toute la joyeuse bande était de la partie.

Il souffrait des yeux. Ses paupières étaient si lourdes. Ses yeux lui brûlaient. Pas seulement ses yeux, d'ailleurs, mais aussi sa bouche, ses veines. Parfois, il lui semblait sentir la brûlure se propager le long des vaisseaux. « Déficit fonctionnel », avait dit Brinkmann. Exact, professeur. Les pompiers étaient en vacances. Tout se passait comme si le sang bouillonnait en une révolte sauvage pour s'échapper des parois vasculaires surchauffées. Il connaissait cette sensation, il connaissait aussi cette pesanteur de tous les membres, et ce tremblement du muscle cardiaque.

Dans ces moments-là, il fallait simplement penser à quelque chose d'agréable. Le plus agréable, c'était la flasque, pleine de bon kirsch à haut degré d'alcool. Lambert aimait le kirsch. Il aimait aussi les cerises. Quand il était enfant, il grimpait dans les cerisiers. Maintenant, ce n'était plus la peine : pour lui, les cerises s'étaient transformées en un liquide clair comme l'eau, dans un flacon camouflé derrière un morceau de carton blanc et coincé sous les tuyaux du chauffage central éteint. Mais inaccessible, pour l'instant.

Inaccessible pour lui, inaccessible aussi pour la vieille pie qui continuait à jacasser en perquisitionnant dans la pièce.

La vieille pie ? Hildegard cherchait l'objet du délit. Elle en était au placard. La valise ? Les chemises de Josef Lambert, roulées en boule. Le survêtement. Ses mains effectuaient des gestes économes et routiniers.

– Froid ! dit Lambert du fond de son lit, d'une voix nasillarde.

L'infirmière-chef ne répondait pas à ce genre de plaisanteries. Où irait-on, sinon ? Elle avait retourné le matelas avant que le patient s'y installe. Rien. Elle avait fouillé le lit, la table de chevet, le tiroir de la table, le placard, la salle de bains – y compris la poubelle – et tout contrôlé deux fois. Mais l'odeur persistait. Comme pour rassembler des forces nouvelles, Hildegard leva le nez et renifla, cherchant sa piste.

Maintenant, elle s'attaquait aux vases.

– Ce n'est que de l'eau..., chantonna-t-il. Que d'eau, que d'eau...

– Ah ! taisez-vous !

– Eau des entrailles de la Terre... Les fleurs aiment l'eau.

– Et vous le schnaps.

– C'est que je ne suis pas une fleur. J'aurais bien aimé en être une. Peut-être que ce sera bientôt le cas.

De fait, c'était bien de l'eau. Leurs tiges dans l'alcool, les trois tulipes à l'abandon n'auraient pas résisté, se dit Hildegard. Mais peut-être que l'alcool conservait les tulipes comme il conservait cet effrayant Josef Lambert ?

Hildegard ne savait plus que faire. Elle se décida pour une dernière tentative et s'approcha du lit.

– Tournez-vous donc un peu sur le côté.

Lambert, apparemment, n'avait rien à objecter à cela. Docile, il se tourna. L'infirmière-chef tâta le matelas. Peut-être Lambert avait-il trouvé un moyen d'y introduire sa bouteille, puis de le recoudre ? Avec lui, il fallait s'attendre à tout. Et puis ces flacons étaient si petits...

Lorsqu'elle se redressa, elle vit Mischa, debout au pied du lit et qui la fixait en ouvrant de grands yeux quelque peu étonnés.

– Au lieu de me regarder bêtement, Mischa, tu ferais mieux de m'aider.

– Volontiers, mais à quoi ?

– A quoi ! Tu ne sens rien ?

Mischa secoua la tête.

– Ça sent le schnaps ! dit-elle d'un ton furieux.

– Le schnaps ! bredouilla Lambert en écho.

Puis il grimaça un sourire découvrant les dents jaunies qui lui restaient.

– Elle cherche du schnaps et trouve de l'eau. Le schnaps se change en eau par l'eau-pération du Saint-Esprit... A moins qu'elle n'ait des hallucinations?... Ou qu'elle ne soit soûle... Peut-être que notre infirmière-chef est alcoolique sans qu'on le sache. Qu'est-ce que tu en penses?

Mais rien ne pouvait atteindre Hildegard. Elle secoua la tête.

– Ne vous en faites pas. De toute façon, elle ne prend plus personne au sérieux.

Lambert souriait et il y avait dans ses yeux, dans son regard, quelque chose qui faillit faire capituler Hildegard.

Qui faillit, seulement. Car la porte s'ouvrit sur un homme en peignoir de tissu-éponge rouge et bleu, au visage pâle, à l'air embarrassé. C'était Max Bürger, un patient hospitalisé au service de médecine interne...

L'intuition et l'expérience de Hildegard, conjuguées, lui permirent de réagir avec la rapidité de l'éclair. Avant même que Bürger se rendît compte de ce qui lui arrivait, la main de l'infirmière-chef jaillit comme la serre d'un vautour et se glissa dans l'encolure du peignoir.

– Tiens, tiens...

Maintenant, elle était satisfaite. Elle souriait, même, de ce sourire calme et contenu capable de plonger les patients les plus impossibles dans la crainte.

Elle retira la main. Le verre brilla. Non pas une, mais deux flasques à la fois. Deux flacons de kirsch. Elle étudia les étiquettes d'un œil méditatif avant de brandir les flacons sous le nez d'un Max Bürger pétrifié.

– Qu'est-ce que c'est que ça?

– Du schnaps, répondit Bürger conformément à la vérité.

– Pour M. Lambert?

Mais Bürger secoua la tête.

– Erreur. Pour moi.

– Ha! Ha! Pour vous? Bien sûr. Et que veniez-vous faire ici?

– Écoutez, M. Lambert a été mon patron. Pendant des années j'ai travaillé pour lui comme chef de chantier. Alors dites-moi: pourquoi est-ce que je ne pourrais pas rendre une petite visite à mon ancien patron?

– Vous êtes un menteur, monsieur Bürger!

– Ah! n'exagérez pas...

– J'exagère? Un menteur, voilà ce que vous êtes!

Hildegard avait perdu son calme méprisant. Sa voix tremblait, elle criait:

– Vous êtes de mèche, tous les deux ! Parfaitement ! Vous avez comploté ensemble. Inutile de jouer les hypocrites ! Je suis très...

L'irruption de Klaus Brinkmann épargna à Hildegard de se livrer à d'autres débordements verbaux vis-à-vis du patient. Comme d'habitude, le professeur avait les mains dans les poches. Comme la plupart du temps, ce n'est pas aux autres qu'il s'en prit, mais à elle.

– Qu'est-ce que c'est que ces hurlements ? Est-ce que je rêve ? Est-ce encore une clinique, ici, ou une pétaudière ?

La poitrine de Hildegard s'enfla et s'abaissa sur un rythme précipité tandis qu'elle cherchait à retrouver le contrôle d'elle-même et celui de son vocabulaire. Ce qui supposait d'abord qu'elle reprît son souffle. Et justement, cela lui était difficile.

– Professeur ! Vous avez bien dit : l'alcool est totalement interdit ? Vous n'aviez même pas besoin de le préciser, d'ailleurs, vu l'état du patient. Tout le monde s'en serait douté. Et quand je m'énerve parce que...

– Qu'est-ce que M. Bürger a à voir là-dedans ? l'interrompit Brinkmann.

– Lui ? Il lui apporte du kirsch. Je l'ai pris sur le fait. Tenez, professeur, regardez-moi ça !

Brinkmann regarda. Ses lèvres s'amincirent. Inutile de crier : en général l'expression de ses yeux suffisait. Mais pas dans le cas de Max Bürger. Celui-ci s'obstina.

– Mais enfin, professeur, qu'est-ce que c'est que toute cette comédie ?

– Vous le demandez encore ?

– Oui, je le demande encore. A moi, personne ne m'a interdit l'alcool.

Brinkmann secoua la tête.

– Allez-vous-en, dit-il d'un ton las. Laissez-moi seul. Allez, Mischa, toi aussi ! Vous en avez pour longtemps ?

La porte se referma doucement. Du fond de son lit, Lambert levait les yeux vers Brinkmann. Celui-ci ne bougeait pas, mais son regard était chargé de reproches, de désespoir et de colère froide.

– Je vais te flanquer dehors.

Lambert secoua très lentement la tête.

– Non, pas toi. Tu ne peux pas faire ça, Klaus, tu en es tout à fait incapable.

– Tiens ! Et pourquoi ?

– Tu es bien trop faible pour ça, Klaus. Ou disons plutôt, beaucoup trop humain...

Encore une journée en cravate et boutons de manchettes. Brinkmann se sentait écrasé à la pensée de ce qui l'attendait. En outre, la voix joviale et mesurée qui lui parlait au téléphone n'était vraiment pas de nature à le délivrer de cette sensation d'oppression.

– Un éloge? Est-ce bien nécessaire? Vous savez, monsieur le Maire, ce genre de discours pèche toujours par l'exagération... On monte en épingle des choses qui en réalité... Pardon? Eh bien, si vous êtes d'avis que ça n'a pas besoin de me plaire pourvu que ça plaise aux autres... soit. Mais alors, je me demande s'il est vraiment indispensable que je vienne... Non, bien sûr: je plaisantais. Bien, d'accord... Merci beaucoup à vous, monsieur le Maire.

A la mairie, on avait fait les choses comme il fallait. De part et d'autre de la tribune des orateurs, des fuchsias et des glaïeuls. Derrière, des ficus. A droite, contre le mur, la longue table du buffet froid: tomates farcies; salade Waldorf; saumon, naturellement; selle de chevreuil – le tout livré par *Ritter*. La tarte Forêt-Noire et la mosaïque multicolore des petits fours venaient de la pâtisserie Maier.

Les discours étaient terminés, Dieu merci! Au-dessus des bouches mâchant et buvant, au-dessus des bouteilles innombrables, des verres étincelants, au-dessus des cravates noires et des savantes architectures des coiffures féminines, la fumée des cigares, pipes et cigarettes flottait en gros nuages bleus, comme la fumée de la poudre au-dessus d'un champ de bataille.

Un champ de bataille!

C'était du moins le sentiment du professeur Klaus Brinkmann, de l'homme dont on célébrait aujourd'hui les mérites, du nouveau citoyen d'honneur de la ville d'Offingen à qui étaient destinés tous les propos solennels ou spirituels qui venaient de retentir à la tribune.

Maintenant, il avait un poids sur l'estomac. Son pantalon le serrait à la taille. Et cette cravate, en plus! Comme il en avait assez!

– Puis-je vous proposer encore un verre, professeur?

Un visage de jeune garçon, rond, rouge, transpirant. La sueur collait ses cheveux blonds à son front. Ils avaient même mobilisé les élèves de l'école hôtelière.

– Non, merci, répondit Brinkmann avec un sourire. J'ai déjà assez bu.

– Allons, Klaus...

Après tout, c'était son affaire. Seulement, les autres n'étaient pas de cet avis.

– Voyons, Klaus, tu en prendras bien encore un !

Reflets bleus sur les joues rouges : hypertension artérielle sous l'effet du gaz carbonique et de l'alcool.

– Allez, à la tienne !

Clins d'œil, regards importuns, mains sur l'épaule ou sur la manche. Et le tutoiement ! Se pouvait-il vraiment qu'il ait ici tant d'anciens camarades de classe ? Il remarqua le regard préoccupé de Christa et n'eut pas de mal à l'interpréter : un monsieur à qui l'on accordait un tel honneur se devait d'être plus courtois.

Et tu veux empêcher Lambert de boire..., songea-t-il.

– Klaus, tu as raison : passons à quelque chose d'un peu plus raide !

Qui est-ce, celui-là ? Ah oui ! Fitz, l'architecte en chef.

Un autre plateau, déjà. Cette fois, c'est de l'eau-de-vie de framboises.

Brinkmann secoua la tête. Mais ils levaient leur verre à sa santé, ils se sentaient merveilleusement bien, ils buvaient des litres et des litres de vin blanc – vins du Glottertal et du Kaiserstuhl, *weissherbst* et *ruländer* –, ils lui faisaient signe de la main, riaient, lui tapaient sur l'épaule.

– A la tienne !

– A votre santé, professeur !

En voilà encore un qui le retient par la manche. Citoyen d'honneur ? Quelle horreur, mon Dieu ! Brinkmann se retourna, découvrit un double menton, un nez proéminent, striés de veinules bleues. Des yeux bleus qui clignaient en le regardant.

– Il m'a sauvé la vie, ça, je peux le dire. Je n'exagère pas. Il m'a vraiment sauvé la vie. A votre santé !

Brinkmann prit quand même un verre d'alcool de framboises. Le goût du fruit se répandit dans sa bouche, sans soulager son estomac du poids qui l'oppressait.

– Qu'est-ce que tu as, Klaus ? lui chuchota Christa à l'oreille.

Ce qu'il avait ? Comme un homme qui se noie et qui cherche de l'aide, il regarda autour de lui. Il reconnut dans la foule un visage anguleux: Schäfer! Brinkmann eut l'impression de se retrouver en terrain familier, sauvé du pire danger. Christa avait raison: qu'est-ce qui lui était passé par la tête?

– Viens, dit-il. Allons voir Schäfer.

Mais Schäfer avait disparu. Un des gentils petits élèves vêtus de blanc de l'école hôtelière le conduisait justement hors de la salle. Trois minutes plus tard, il revint. Cette fois, son visage était grave. Brinkmann connaissait cette expression. Christa, elle aussi, avait tout de suite compris de quoi il s'agissait.

– C'était la clinique, Schäfer, n'est-ce pas? dit-elle.

Schäfer acquiesça.

– Que se passe-t-il? demanda Brinkmann. C'est Lambert?

Inutile d'en dire davantage. Schäfer se contenta de hocher la tête. Lambert? Rien d'étonnant, cela devait bien arriver d'un moment à l'autre. Il était miraculeux qu'il eût tenu si longtemps. Lambert, l'alcoolique...

Il regarda autour de lui, considéra tous ces visages de joyeux buveurs qui trinquaient. Qu'étaient-ils, eux? Des «buveurs occasionnels», naturellement. Des gens sociables, qui ne levaient le coude que pour favoriser les échanges sociaux, quand les circonstances l'exigeaient. Tandis qu'un Lambert était en train de mourir d'une cirrhose bien méritée...

Christa l'interrogeait des yeux. A croire, vraiment, qu'elle avait des antennes... Elle savait déjà ce qui allait se passer, et elle le dit sans lui laisser le temps d'ouvrir la bouche.

– Tu veux sans doute t'en aller?

– Oui.

– Tu ne peux pas faire ça. Pas maintenant. Toute la ville est là. Et ils sont tous venus pour toi.

– J'y vais quand même, insista-t-il d'une voix plus dure qu'il ne l'aurait voulu.

– Mais enfin, Klaus! Tu disposes là-haut de toute une clinique, qui n'a pas besoin de toi pour s'occuper de Lambert.

– S'occuper de lui? Il attend que moi, je vienne. Je le connais.

– Je le connais aussi. Il n'attend rien. Les gens qui sont ici attendent quelque chose de toi, eux. Ils attendent que tu aies au moins la courtoisie...

Brinkmann secoua la tête, il regarda Christa et s'éloigna. Elle serait furieuse. Tant pis. Cela aussi, il faudrait qu'il le supporte. Il fit signe à Schäfer. Celui-ci comprit immédiatement et s'efforça de lui faciliter une sortie aussi discrète que possible.

Brinkmann se retourna pour un dernier regard à Christa. Elle se tenait toujours à l'endroit où il l'avait laissée. «Désolé», lui signifia-t-il d'un geste de la main.

Elle avait le visage blême et contrarié. Était-ce la faute de Brinkmann, si Lambert était en train de mourir? Christa et lui étaient mariés? Oui, mais qu'est-ce que cela changeait au fait qu'ils étaient différents, que chacun d'eux avait ses propres sentiments, ses propres pensées, ses propres devoirs?

Cette fois, Brinkmann dut s'imposer un gros effort pour appuyer sur la poignée de la porte. Et il ouvrit tout doucement.

La chambre était plongée dans la pénombre. C'était la dernière, au bout du couloir. A la clinique, on l'appelait «chambre de transit».

Transit, passage – avant le dernier voyage. Il avait toujours trouvé cette expression impertinente et de mauvais goût. Il saisissait maintenant qu'elle recelait un sens profond.

Il s'était arrêté sur le pas de la porte. Assis au chevet du lit, Mischa essuyait le front de Lambert avec une serviette humide. Ses gestes étaient presque tendres.

Lambert, cependant, semblait non seulement conscient, mais encore disposé à plaisanter.

– Ah! mon garçon, ça fait du bien. C'est que je suis en train de me dessécher... Tu connais ça, hein? Je suis un drôle d'oiseau, j'ai toujours la pépie...

Il tourna la tête. Cela devait lui être difficile.

– Qui est là?

– C'est moi.

– Toi?

La voix de Lambert se perdit un moment en bredouillements indistincts, puis redevint claire.

– Dis donc, tu te maries, aujourd'hui?

– Je suis déjà marié.

Le ronflement des poumons en quête d'air se fit plus fort. Lambert tenta de se redresser. Il toussa.

– Viens t'asseoir là.

Brinkmann franchit les trois mètres qui le séparaient du lit et fit signe à Mischa. Celui-ci disparut.

Maintenant, ils étaient seuls. Brinkmann se demandait comment Lambert trouvait encore la force de parler. Il entrouvrait les yeux. Brinkmann se pencha vers lui.

– Les dernières volontés, est-ce que tu sais ce que ça signifie ?

– Pourquoi ?

– Ma dernière volonté... la voici : apporte-moi du schnaps. Tu dois bien en avoir une bouteille qui traîne ?

– Oui.

– Alors, va la chercher.

Brinkmann hésita, il avait la gorge incroyablement serrée. Mais il acquiesça, se leva, lança un dernier regard fuyant vers le lit, laissa la porte ouverte et se précipita dans son bureau. LES DERNIÈRES VOLONTÉS, EST-CE QUE TU SAIS CE QUE ÇA SIGNIFIE ? Il prit la bouteille de cognac dans la bibliothèque, la dissimula sous la veste de son costume sombre et rebroussa chemin, priant le ciel de ne rencontrer personne – mais ses espoirs furent promptement déçus.

Mischa se tenait devant la chambre. Il sourit. Sans doute avait-il compris ce que signifiait ce renflement sous la veste du patron. Était-ce un sourire ou une grimace ironique ?

– Si tu le dis à qui que ce soit, je te tue !

Mais Mischa continua de sourire, porta la main à sa poche et en tira un flacon. Une flasque de cognac.

Brinkmann lui tapota l'épaule, rentra dans la chambre, referma précautionneusement la porte, rinça un verre à dents, déboucha la bouteille et emplit le verre à moitié.

– Tiens, Josef.

– Merci, mon ami. Tu m'accompagnes, n'est-ce pas ?

Brinkmann dut se lever de nouveau, aller chercher un second verre, se servir à son tour. Mais la main de Lambert tremblait tellement qu'il faisait déborder le cognac. Brinkmann voulut l'aider.

– Attends, Klaus, pas comme ça ! Il faut d'abord que nous trinquions !

Ils essayèrent, et ils y parvinrent.

– A ta santé, docteur. Il est fameux... On te l'a sans doute offert pour ton mariage ?

– Non. Je t'ai pourtant dit... je suis déjà marié.

– C'est gentil de m'en donner. Et puis... Toutes mes félicitations. Tu as toujours eu de la chance, hein ? Mais les médecins sont seuls, eux aussi, n'est-ce pas ?

– Oui, Josef.

– Ce sont... de pauvres diables... qui n'ont pas beaucoup d'amis en ce monde ?

– Encore moins dans l'autre, Josef.

Même dans cette dernière flambée d'énergie vitale, Josef Lambert avait encore l'esprit assez clair pour saisir l'ironie.

– Encore moins dans l'autre ? Tu es vraiment un drôle de type... Eh bien, écoute : de l'autre côté, tu resteras mon ami.

– Oui, Josef. Et maintenant, moi aussi, je voudrais te dire quelque chose...

Mais Brinkmann ne dirait plus jamais rien à Josef Lambert. Il saisit la main qui reposait, inerte, sur le lit. Il chercha le pouls.

Il était trop tard.

Klaus et les gros bonnets... Il leur avait encore joué un de ses tours !

Son instinct de chien de berger avait conduit Käte Marek au meilleur poste d'observation : un fauteuil sur la galerie, près d'une fenêtre. De là, rien n'échappait au regard. Même pas le mouvement de repli de Klaus Brinkmann filant à l'anglaise...

Le décor de fête dans la grande salle de l'hôtel de ville ! Le buffet n'était pas mal non plus. Mais elle n'avait pris qu'un peu de saumon fumé. Et puis tous ces vins, le champagne, les alcools. Et surtout les discours ! Et que faisait Klaus ? Il les laissait tous en plan.

Les rangs s'étaient éclaircis. Dans les coins de la salle, on se parlait à l'oreille. Robes noires et costumes rayés gris, cravates noires et cravates grises, têtes rouges.

Les deux personnages qui se tenaient un instant auparavant dans le coin à proximité de Käte parlaient très haut.

– C'est incroyable !

– En voilà, un citoyen d'honneur ! On lui fait une cérémonie magnifique, et il se défile ! C'est une offense inouïe !

S'ils se sentent offensés, tant pis pour eux, se dit Käte. Le jour où ils se retrouveront à la clinique et où ils auront besoin de Klaus Brinkmann, ils oublieront leur sens des convenances.

Maintenant, les gens étaient plus nombreux à partir. Eh bien, qu'ils partent ! Mais Christa faisait de la peine à Käte. Debout, immobile dans son tailleur rose garni de strass, elle était si jolie ! Elle avait acheté cet ensemble, veste et pantalon, exprès pour l'occasion. Maintenant, elle restait plantée là-bas, à l'autre bout de la salle, seule et abandonnée, les larmes aux yeux.

Dieu merci, à présent, elle montait la rejoindre. De fait, elle avait les larmes aux yeux.

– Allons, Christa...

– Que veux-tu que je fasse ?

Elle s'accroupit par terre à côté de Käte. Peu lui importait, visiblement, qu'on la regarde d'un drôle d'air. Peut-être était-ce là une posture bizarre pour une femme de professeur, elle-même docteur. Mais après tout, quand on voyait comment le professeur lui-même s'était comporté...

– Tiens, prends mon mouchoir.

– Non, merci.

Elle ouvrit son sac et mit ses lunettes de soleil.

– Ma petite... Tu ne vas quand même pas prendre ça tellement à cœur ?

– Oh si ! Je le prends tout à fait à cœur.

Encore une cravate grise. Un conseiller municipal, sans doute. Christa se releva en chancelant un peu et fut récompensée de son effort par un baisemain.

– Je voulais prendre congé, chère madame. Puisque le professeur est déjà parti...

– Oui. Une urgence très grave, dit Christa, fort gênée.

– Bien sûr, bien sûr. Alors, à une prochaine occasion, chère madame.

Il décampa.

– Tu sais, Käti, je trouve cela tellement incompréhensible. Comment peut-il ainsi nous couvrir de honte ?

Elle chuchotait et sanglotait. Käte lui caressa la main.

– Il est capable d'en faire bien d'autres, dit-elle. Mais tu es médecin, toi aussi. Tu devrais savoir...

– Médecin ? Qu'est-ce que ça vient faire là ? Ce Lambert, mon Dieu... Schäfer a dit qu'il était déjà à moitié dans le coma. Personne ne peut le sauver. Et puis...

Sans doute, songea Käte. Mais Klaus connaissait Josef Lambert, et il l'aimait bien.

Je t'aimais bien, Lambert, se disait justement Klaus Brinkmann. Il avait le sentiment que les yeux de Josef Lambert étaient toujours fixés sur lui : deux points lumineux bleu pâle dont l'intensité ne le laissait pas en paix.

Il se tenait dans son bureau, la bouteille de cognac à la main. Il en ôta le bouchon, la porta à ses lèvres. La chaleur parfumée de l'alcool se mêla au goût de cendres qu'il avait dans la bouche. Il but une seconde gorgée et garda la bouteille à la main même lorsque Mischa entra.

– Excusez-moi ! J'ai vu de la lumière...

Brinkmann hocha la tête.

– Il est mort. Prévenez l'infirmière de nuit, voulez-vous?

– Tout de suite...

Mischa remonta ses lunettes sur son nez.

– Ça ne va pas, professeur ?

– Si, si. Pourquoi ?... Est-ce que vous en voulez une gorgée ?

– Non, merci.

– Ça va, Mischa. J'étais seulement en train de réfléchir.

Il tenta de sourire.

– Bien, alors...

Réfléchir ? A quoi bon ? A quoi cela mène-t-il, alors que nous ne connaissons même pas le processus que nous appelons réflexion, par lequel nous cherchons à déchiffrer notre propre destin, le rythme de la vie et de la mort ou les mystères de l'univers ? Alors que nous ne connaissons même pas l'origine de ce processus ? L'homme est pour lui-même une énigme ? Exact. Mais les conversations sur ce thème sombraient d'ordinaire dans les clichés: «La mort, l'ennemi du médecin. L'adversaire invisible.» La mort, légitimation d'une profession... Comme c'était suspect.

La réflexion ? Non ! Les sentiments. Si incontrôlables que soient les sentiments, ils demeurent notre potentiel le plus sûr. Lambert..., songea-t-il de nouveau. Lambert, je l'aimais bien...

Il ne l'avait pas entendue entrer. Lorsqu'il releva les yeux, elle lui apparut comme un fantôme.

– Ah ! tu étais là...

– Oui, Klaus. J'en avais assez qu'on me demande: où est passé votre mari ? Qu'est-ce qui lui arrive ? Et je répondais : une urgence très grave. Est-ce que tu t'imagines que ça leur en imposait ?

– Tant pis pour eux.

– Peut-être. Mais même tes meilleurs amis n'ont pas compris

que tu plantes tout le monde là sur un coup de téléphone de la clinique.

– Tiens ! Et pourquoi ne leur as-tu pas dit que j'étais au chevet d'un ivrogne mourant ?

– Klaus, essayons de discuter comme des êtres raisonnables. Tu ne parles quand même pas sérieusement ?

– Et pourquoi pas ? Tu sais pourtant bien que je connaissais Lambert. Depuis des années et des années. Il y a peut-être beaucoup de gens qui ne l'aimaient pas. Et lui, ils ne l'ont pas fait citoyen d'honneur...

– Quel est le rapport ?

– Tout est en rapport avec tout le reste, dans la vie. C'est comme ça. Et si tu veux le savoir, Lambert en est un excellent exemple. Une gorgée ?

Sous le regard réprobateur de Christa, Brinkmann inséra le bouchon dans le goulot de la bouteille et voulut l'enfoncer d'un coup de poing, mais il frappa si fort que la bouteille faillit échapper à son autre main et tomber sur le sol.

– Tout être humain a son histoire, Christa.

– L'histoire de Lambert, je la connais.

– J'en doute, Christa, j'en doute...

Bien des choses s'étaient modifiées dans le déroulement ordinaire des journées d'Udo. Son acharnement aveugle au travail était une forme de fuite en avant. Comme si le programme des opérations et le service hospitalier ne lui suffisaient pas, il avait entrepris de réorganiser les archives, dictait expertises et rapports. Quand il s'accordait un moment de liberté, c'était pour parcourir sans but les champs détrempés derrière la clinique, gravir les chemins forestiers boueux, dans l'humidité pénétrante laissée par la brume, parmi les sapins dont les branches lui fouettaient le visage, où leurs aiguilles restaient collées.

Tout ce qui pouvait le divertir de songer à lui-même était bon. Il ne trouvait pas de réponse à ses questions.

Il était peu après sept heures lorsque la voiture s'arrêta devant le garage, au Burgholz. Udo aurait certainement nié que le choix du moment fût intentionnel, mais on ne pouvait pas non plus parler de hasard. Udo savait que Claudia serait seule à la maison. Katharina était partie pour Baden-Baden, Angie accompagnait Käte et Christa qui faisaient des courses en ville.

La porte du garage était ouverte, et la lumière allumée. Il entendit un bruit de marteau, puis ce qui ressemblait à un juron. Il connaissait cette voix.

Il descendit. Elle était là, debout devant un cyclomoteur reposant sur sa béquille, mais dépouillé de ses pièces essentielles. Celles-ci reposaient, soigneusement rangées, sur une serpillière étendue sur le sol de ciment: tout un assortiment de boulons et d'écrous, ainsi que des morceaux de métal moins immédiatement identifiables.

Claudia avait noué un bandeau rouge autour de sa tête. Une de ses boucles, cependant, dont elle semblait ne pas venir à bout, se balançait au-dessus de son nez.

– Qu'est-ce que tu cherches à faire ?

Elle releva d'abord la tête, puis lui lança un long regard sceptique. Finalement, elle se leva.

– Question tout à fait inepte.

– C'est ma spécialité, comme on sait. Mais qu'est-ce qu'il y a, il ne veut plus marcher ?

– Tu n'as qu'à le lui demander.

Le tutoiement, le regard scandalisé des yeux marron, et surtout les taches de cambouis sur le nez et le front de Claudia – c'était vraiment trop.

– Ça doit être le carburateur, suggéra-t-il sans réfléchir.

– Ha ! Ha ! Tu y connais quelque chose ?

– Pourquoi non ?

– C'est juste. Pourquoi non ? Tu es expert en tout...

La petite bouffée de supériorité masculine qui s'était formée dans la tête d'Udo s'évanouit instantanément. Claudia avait donné son coup d'épingle d'une main très sûre: le ballon était dégonflé. Udo regarda le chantier.

– Et pourquoi est-ce que tu as démonté tout le filtre ?

– Comment voulais-tu que j'accède au carburateur, sinon ?

Il réfléchit. Ou plutôt, il fit semblant de réfléchir. Elle avait raison. Et il jouait son rôle habituel, le rôle de l'imbécile.

Elle le regardait fixement. Et elle souriait, tout près de lui.

– Écoutez, docteur, je ne voulais pas vous offenser.

– « Docteur ! » Si jamais tu m'appelles encore comme ça, si jamais tu me vouvoies encore...

– Eh bien, qu'est-ce qui se passera ?

C'est le même regard, se dit-il. Le même regard que le jour où elle était assise au bord de l'eau avec Angie pendant que je cherchais à attraper des anguilles alors qu'elles étaient depuis longtemps en train d'en faire griller sur le feu. Le jour où elles se moquaient de moi, où Claudia m'a regardé comme aujourd'hui et où je n'ai pas pu m'empêcher de lui poser les bras sur les épaules et de l'attirer contre moi... Le même regard.

– Promis. Plus jamais de « vous ».

Il se hâta de se pencher sur le cyclomoteur démembré. Elle en fit autant. Il se replongea dans ses pensées d'homme, se dit qu'elle était vraiment trop jolie, que cela devrait être simple, entre eux, puisqu'il n'y avait plus d'adultère ni de tragédie, que cela pourrait même être une solution. Il s'entendit dire :

– Est-ce que tu te rappelles, au lac ? J'avais tellement envie d'être tendre avec toi.

Le visage de Claudia était si jeune et si clair... Elle le scruta du regard.

– Moi aussi.

Deux mots, une vérité.

Udo fut plein de gratitude, heureux qu'elle ne lui demande pas : Alors, pourquoi ne l'as-tu pas été ?

– Et maintenant ?

Elle leva les épaules. Comme elle était émouvante, avec cette tache de cambouis sur le nez ! Pourquoi ne la prenait-il pas dans ses bras ?

Il ne le fit pas. Il s'engagea sur la voie de pensées tortueuses et dit tout autre chose que ce qu'il aurait voulu.

– Claudia, bientôt tu seras à Hambourg avec Katharina, n'est-ce pas ?

– Pourquoi demandes-tu cela ?

– Pourquoi ? dit sa voix. Eh bien, parce que je ne suis pas à la recherche de brèves rencontres.

Elle haussa les sourcils.

– Je ne voulais pas te blesser, se hâta-t-il d'ajouter. Il faut seulement que tu comprennes...

– Je comprends très bien. Mais il serait peut-être bon que toi, tu saisisses qu'avec de telles phrases tu ne peux pas blesser une femme. Et surtout pas moi. Parce que moi non plus, je ne suis pas à la recherche de brèves rencontres.

– Alors, tout est clair.

Tout ce qu'il y avait de clair, c'était qu'il se comportait comme un idiot. Il avait démoli le petit pont lancé entre eux. Et maintenant ? Qu'y pourraient les mots ? De toute façon, il disait toujours ce qu'il ne fallait pas. Au verbe devait maintenant succéder l'action. Et Udo, enfin, prit simplement Claudia dans ses bras, déposa un baiser sur son front, puis sur son nez, puis sur sa bouche.

Elle ne cessa pas un instant de le regarder. Il sentait à peine la pression de ses lèvres, mais elle ne se déroba pas.

Seigneur, que pensait-elle ?

Udo fut presque heureux de voir une voiture s'arrêter de l'autre côté de la rue. C'était la Mercedes de son père. Il s'écarta de Claudia. Les portières claquèrent. Une distance décente de trois mètres séparait Udo de Claudia quand Angie accourut, traversant la rue. Christa apparut derrière elle, puis Käte qui resta près du véhicule et lui fit signe de la main.

– Udo ! Udo ! s'écria Angie. Tu viendras avec nous dans la forêt, hein ? Demain, nous allons à la cabane. Et nous avons déjà acheté les saucisses pour le soir. Je les ferai griller.

Udo souleva Angie dans ses bras et tapota tendrement ses petites fesses.

– Bien sûr que je viendrai, s'il y a des saucisses ! Et je t'aiderai à les faire griller. D'accord ?

– Oui. Mais après, j'aurai droit à plein de moutarde, hein ?

– Bien sûr, tu auras plein de moutarde.

– Tu me le jures ?

– Je te le jure.

– Et Claudia aussi nous accompagnera à la cabane ?

– Évidemment, dit Udo en se tournant vers la jeune fille. Claudia nous accompagne. Qu'est-ce qu'on ferait, sans Claudia ?

Les assiettes étaient vides. Molli, ravie, rongeait les os.

– Alors, après, les Indiens les faisaient rôtir ?

– Oui, naturellement, dit Udo. Après, ils faisaient rôtir les bisons.

– Qu'est-ce que c'est, un bison ?

– Oh ! c'est une sorte de très grande vache.

Udo vit venir le désastre. Les yeux d'Angie, ronds comme des billes, étaient pleins d'indignation.

– Des vaches ? Ils tuaient des vaches ? Mais c'étaient des assassins ! C'est très méchant. Les vaches sont si gentilles...

Le coup de coude que son père lui décocha dans les côtes

empêcha Udo de s'enferrer. Qu'avait-il besoin d'évoquer les esprits des bisons tués voilà un siècle quelque part dans l'ouest de l'Amérique ! La soirée était si belle, si paisible ! De légères traînées de brume flottaient au-dessus des prairies, les sapins noirs se détachaient sur le ciel qui s'obscurcissait. Le maïs se balançait dans le vent léger, les branches craquaient, et le feu, réduit à une poignée de braises rouge orangé, les accompagnait de son crépitement.

La dernière saucisse grésillait doucement. De temps à autre, une goutte de graisse tombée sur les braises se consumait en sifflant.

– Alors ils tiraient sur la vache avec leurs flèches ? Ils la transperçaient en plein milieu ? Les cochons !

Le regard de Claudia, lui aussi, s'était chargé de réprobation. Elle berçait Angie en la serrant contre elle, soufflait à petits coups sur les yeux, la bouche et le nez de l'enfant. Elle releva la tête, et Udo se sentit tout à fait désemparé devant son envie de les prendre toutes deux dans ses bras pour les bercer en les serrant contre lui.

– Tu sais, c'étaient juste les Indiens qui...

– Qu'est-ce que ces bêtises ? s'emporta son père. Qu'est-ce que ça signifie : « C'étaient juste les Indiens » ? Si aujourd'hui tu allais...

A l'ultime seconde, il réussit à ravaler la fin de sa phrase, qui aurait déclenché une catastrophe : « voir comment ça se passe dans un abattoir ».

La lune brillait dans le ciel. Pourquoi fallait-il qu'ils effraient une pauvre enfant en parlant de bisons tués et d'abattoirs ? Comment s'en sortir, quand on vient de dévorer de telles quantités de viandes grillées ? Au fait : le procédé même n'était plus ce qu'il avait été. Utiliser un appareil électrique pour attiser le feu ! Brinkmann sentit la nostalgie monter en lui.

– Angie, au lit !

Ce genre d'injonctions émanait toujours de Käte, qui les lançait d'un ton sans réplique. D'ordinaire, Angie disposait d'un vaste arsenal de trucs lui permettant de temporiser. Soudain, elle avait une envie urgente de faire pipi. Ou bien une coccinelle qui lui grimpait le long de la jambe. Ou tout simplement mal au ventre, à moins qu'elle ne se mette à tousser. Ce soir, cette terrible histoire de vaches continuait à la préoccuper. Mais elle était si fatiguée qu'elle y voyait double quand elle regardait Udo et grand-père assis sur leurs chaises de jardin.

– Et tu te brosses les dents !

C'était Christa. Pourquoi fallait-il qu'ils fussent tous d'accord pour dire toujours la même chose ? Maintenant, Käte allait commencer la cérémonie des embrassades... Tiens, qu'est-ce que je disais !

– Mais d'abord, je veux un baiser.

Angie chercha à s'esquiver. Claudia la retint. Angie battit des pieds. Elle n'avait qu'une crainte : qu'on la traîne comme un paquet afin qu'elle présente sa joue à toutes ces bouches d'adultes.

Claudia l'assit par terre.

– Qu'est-ce que ça signifie ? Tu ne veux pas donner au moins un baiser à ta tante Käte ?

Angie ne voulait pas.

– Aïe ! Zut ! Quelque chose m'a piquée.

La petite s'enfuit en courant entre les chaises, puis à travers les hautes herbes, vers l'escalier de la terrasse, manquant de trébucher. Arrivée en haut des marches, elle se retourna et hurla :

– Alors, Udo, qu'est-ce que tu attends ?

Udo se leva en soupirant.

– Tout à fait sa mère, dit Klaus Brinkmann.

Claudia se leva elle aussi. A la porte de la maison, Udo s'effaça pour la laisser entrer la première et, en réponse à son sourire, lui passa tendrement le bras autour des épaules. Ils disparurent tous les deux dans la maison.

La voix pensive de Käte s'éleva dans le silence du jardin.

– Ah ! ces trois-là...

Brinkmann s'affaira à la recherche de sa pipe.

– Qu'est-ce que tu as encore derrière la tête ?

– Moi ? Pourquoi ?

Christa rit doucement.

– Tu le sais très bien.

– Au cas où quelqu'un s'intéresserait à mon opinion, intervint Brinkmann, je la trouve parfaite, Claudia. Elle est merveilleuse. La façon dont elle s'occupe d'Angie, fait face à tous les problèmes, et ce dans une famille où l'on se débrouille pour que tout aille de travers dès que l'occasion se présente...

– Écoute...

Mais Klaus Brinkmann ne voulait rien écouter. Le vent de la nuit zézayait dans les feuilles, des brumes romantiques s'élevaient au-dessus des buissons et des champs, et Brinkmann s'en tenait à son sujet.

– Ah oui ! Je devrais peut-être me taire ? Au début, la sexualité et l'amour étaient pour mon fils un problème de biochimie. Et puis l'âme a fait irruption. Et comment ! Et maintenant, voilà que ça recommence...

Il toussa. Il avait tiré trop fort sur sa pipe. Le tabac se gonfla en un dôme rougeoyant.

– Si tu veux suggérer qu'avec Claudia Udo retombe dans sa phase hormonale, dit Christa d'un ton songeur, tu t'égares complètement, Klaus. Il s'agit de tout autre chose...

– Ah ! ne joue pas les psychologues du dimanche ! Crois-tu qu'il sache où il en est, aussi bien avec Claudia qu'avec la petite ?

C'était justement la question à laquelle Udo se trouvait confronté.

Claudia était assise dans le coin de la chambre d'Angie, sur le tabouret de trayeuse que la petite avait reçu en cadeau de son père pour son dernier anniversaire. L'arrière de la tête appuyé au lambris, elle semblait parfaitement détendue. L'ovale de son visage se détachait dans la pénombre. Elle regardait Udo.

Assis au bord du lit d'Angie, il tenait la main de l'enfant, comme toujours lorsqu'il lui racontait une histoire. Ce qu'il y avait de nouveau et de tout à fait incroyable, c'était que cela ne le gênait pas que Claudia écoute. Non, c'était agréable, elle créait autour d'elle une atmosphère chaude et apaisante. Il avait trouvé sans problème le point de départ de son récit. C'étaient les aventures émouvantes et effrayantes d'un petit bison qui a perdu sa mère et qui l'appelle, seul et affamé au milieu de la grande Prairie. « C'est ainsi que le trouva Plume-d'arc-en-ciel, le jeune chef indien. Tous deux devinrent amis, si bons amis que le petit bison apprit même la langue des Indiens. Et, lorsque le petit bison et Plume-d'arc-en-ciel arrivèrent au village en discutant ensemble, les Indiens s'assemblèrent autour d'eux et n'en revinrent pas d'étonnement. Mais ce que le petit bison leur raconta était vraiment horrible, et cela leur fit honte. Et, à partir de ce moment, plus aucun Indien ne toucha à ses flèches. Les bisons et les Indiens étaient tous devenus amis. »

Angie dormait. Elle avait compris depuis longtemps qu'à la fin Indiens et bisons fumeraient tous ensemble le calumet de la paix.

Rassurée, elle s'était assoupie. Dans son coin, Claudia poussa un long soupir de soulagement.

Udo se leva. Claudia resta assise. Elle ne souriait pas. Mais, comme la plupart du temps lorsque quelque chose la touchait de près, elle soufflait pour écarter la mèche qui lui retombait sur le nez.

– Alors, comment ai-je été ? chuchota-t-il.

– Imbattable. J'ai un faible pour les histoires qui finissent bien. Je suis comme Angie.

Udo ne put se retenir d'acquiescer avec énergie. Ses yeux exprimaient le plus vif enthousiasme : les histoires qui finissent bien ? Nous deux, par exemple ! Est-ce que nous ne mériterions pas nous aussi un happy end ? Comme il aurait aimé lui dire cela. Mais, compte tenu de ses nobles principes et de la situation, il était encore trop tôt.

– Samedi, c'est ton jour de liberté, Claudia, n'est-ce pas ? Si tu te sens bien ici...

– Si je me sens bien ici ?...

– C'était juste une question.

– Et pourtant, nous avons déjà la réponse, si je ne me trompe ?

– La raison qui justifierait la réponse, rectifia Udo. Ou disons une théorie. Une très belle théorie, très noble. Mais...

– Mais quoi ?

– Toute théorie demande à être confrontée à la réalité.

– Voyez-moi ça !

Elle s'était levée. Lorsqu'il voulut lui poser les mains sur les épaules, elle lui échappa adroitement.

– Un moment !

– Pas si fort, chuchota-t-elle depuis la porte. Il y a une enfant qui dort, ici. Et qui rêve.

– A quoi peut-elle bien rêver ?

Claudia lui sourit.

– Au fils du chef indien, trancha Udo avec toute l'assurance que lui permettait sa voix contenue.

– Exactement, dit-elle.

– Et toi ? Est-ce que nous faisons une promenade ?

Elle hésita. De nouveau ce sourire.

– Pourquoi pas ?

Pourquoi pas...

C'est aussi ce que se disait Katharina, à peu près à l'heure où Udo, équipé d'une lampe de poche, gravissait en compagnie de Claudia la pente au-delà du pavillon de chasse. A travers les branches, quelques étoiles apparaissaient, semblables à des lucioles éparses. Les piles presque épuisées de la lampe ne produisaient guère qu'une petite flaque de lumière jaune. Udo et Claudia devinaient le chemin plutôt qu'ils ne le voyaient. Mais ni le chemin ni la lampe n'avaient beaucoup d'importance.

En revanche, on ne manquait pas de lumière dans la salle des fêtes, au premier étage du *Brenners Park-Hotel* de Baden-Baden. Katharina Gessner avait pris place dans un des fauteuils de plastique, près du podium. Les projecteurs de l'équipe de télévision agressaient sans pitié de leur lumière crue les yeux fatigués. Et, comme si cela n'avait pas suffi, les photographes de presse déchaînaient les éclairs de leurs flashes sur chacun des mannequins qui présentaient les modèles en parcourant le podium.

Enfin une pause! Katharina en avait assez. Elle se leva. Au même instant, de l'autre côté de la salle, une autre femme en fit autant.

Une seconde... tu la connais, non? Katharina cligna les yeux. La dernière fois, elle sortait de la salle de bains. En jupe de tennis froissée et sans faux cils. La petite amie d'Udo!

Katharina leva la main. L'autre salua d'un signe de tête mesuré. La briseuse de ménage et la femme trompée, quelle situation! Et comment se fait-il qu'elle soit là? Ah oui! songea Katharina. Si Ursula Ronn subit toutes ces simagrées, ce n'est pas pour le plaisir. Elle tient une boutique.

Elle se sentait quand même les jarrets un peu faibles. Elle se serait volontiers rassise. Mais là-bas, par-dessus le podium, Ursula Ronn lui souriait. Une minute s'était à peine écoulée que déjà un groom arrivait et présentait à Katharina une enveloppe posée sur un plateau d'argent.

«J'aimerais bien vous parler», lut-elle sur la carte de format oblong.

Pourquoi pas? Katharina sourit à Ursula Ronn, qui levait de nouveau la main, tout à fait détendue, très habituée-du-grand-monde. Cinq minutes plus tard, au bar, elles engageaient leur petit entretien, beaucoup moins détendues l'une et l'autre. Ursula Ronn toussota.

– Vous savez, il y a juste un point que j'aimerais clarifier. J'espère que vous me comprendrez et que vous ne m'en voudrez pas.

Katharina, la tête inclinée de côté et reposant sur sa main, songeait, comme on le fait dans ce genre de situations: pas mal, cet ensemble. Pourquoi est-ce que je ne suis jamais passée à sa boutique? Cette femme a du style. Au fond, je comprends Udo.

– J'ai appris par hasard du Dr Wolters que vous vouliez divorcer, docteur.

– Oui?

– N'est-ce pas une réaction un peu vieux jeu?

– Oh! Croyez-vous sérieusement que je le quitte parce qu'il a couché avec vous?

Katharina, maintenant, ne se contentait plus de sourire. Elle riait de tout cœur.

Un à zéro! Le visage d'Ursula Ronn s'empourpra au point que son maquillage ne suffit pas à le dissimuler.

– Non, je ne le crois pas.

– Voyez-vous, il faut que je vous dise: j'ai la même raison de quitter Udo que vous de ne rien envisager de sérieux avec lui. C'est encore un enfant. Il se cherche une mère.

Ursula Ronn se carra dans son fauteuil et commanda deux nouvelles coupes de champagne.

– J'ai compris. A votre santé!

Prudente, Katharina demanda:

– Qu'avez-vous compris?

– Hé, mon Dieu! Que nous nous ressemblons probablement beaucoup, toutes les deux...

Petit déjeuner sous les arbres. Et quel petit déjeuner! Pour Klaus Brinkmann, cela commençait à sept heures. Et même plus tôt, en réalité. Car avant que les dernières images de ses rêves ne se dissipent, dans cet état de pénombre intermédiaire entre le sommeil et la veille, une pensée se glissait déjà en lui, qui lui faisait goûter d'avance ces instants précieux. Seul! Au calme. Sur la terrasse, une tasse de café à la main, participer à l'éveil du jour allumant mille gouttes de diamant sur le voile opalescent du matin. Écouter les oiseaux, naturellement. Observer les écureuils qui habitent depuis trois ans dans le bosquet de sapins derrière le bûcher. Un chevreuil, peut-être? Mais, au cours de l'année précédente, les chasseurs les avaient fait fuir. Du moins restait-il le busard, le parfum de feuilles humides et de résine, et ce silence si particulier, incomparable.

Sans aucun doute, ce matin encore, ce serait ainsi.

Lorsque Brinkmann ouvrit les yeux, il put s'assurer du fond de son lit, à travers les branches, que le ciel était bleu. Sept heures... Ni sept heures cinq, ni sept heures moins cinq: juste sept heures! Parfois, l'exactitude de son horloge physiologique le mettait lui-même mal à l'aise. Une exactitude plus grande, en tout cas, que celle du vieux réveil de cuisine de Käte.

Brinkmann posa précautionneusement les pieds sur la moquette. Se lever d'un bond n'avait jamais été de son goût. Il ne trouva pas ses pantoufles. Tant pis. Il regarda par-dessus son épaule Christa qui continuait à dormir, béate, roulée en boule comme un hérisson, fidèle à son principe: le dimanche, jamais avant dix heures!

Allons, debout. Il fit taire son sens du devoir qui le poussait vers son rasoir et sa brosse à dents. Rien ne pressait, sauf le café. Un bon café. Tasser la poudre brune dans le filtre. Attendre que la dernière goutte soit tombée, en regardant par la porte ouverte les premiers rayons du soleil sur la terrasse.

Comme ce matin. A ceci près que Brinkmann, victime comme toujours de la perfidie des objets, avait inséré le maudit récipient dans la machine d'une façon que ne prévoyait pas le mode d'emploi. Une sauce brunâtre et brûlante dégoulina sur la table et sur ses doigts. Tout reprendre de zéro? Du bout d'un crayon récupéré sur la table, Brinkmann remit les choses en place, mais endommagea quelque peu le filtre qui flottait dans l'eau bouillante. Enfin, chargé d'innombrables particules amères, le café se déversa dans le récipient.

Il s'assit, heureux et décidé à savourer le moindre détail de cette heure qui n'appartenait qu'à lui. Mais une fois de plus, son espérance fut déçue.

Ce bruit? C'était la porte! A part lui, qui pouvait bien avoir l'idée de se lever à sept heures?

Farouchement résolu à ne se laisser déranger par rien ni personne, Brinkmann but encore une gorgée. Puis il reposa sa tasse et se retourna.

Angie! Angie sur le tapis de berger rouge. En pyjama jaune canari semé de chevaux de bois bleus.

– Qu'est-ce que tu fais là ?
– Et toi ?

La réponse ne manquait pas de logique. Angie était parfaitement réveillée. Lui, en revanche...

– Moi, je suis toujours là, à cette heure-ci.
– Aujourd'hui, moi aussi.
– C'est ce que je vois.

Elle hocha la tête. Il était difficile de lui proposer une tasse de café. Mais pour trouver du lait, il faudrait qu'il se lève. Et il n'en avait pas la moindre envie.

– Veux-tu du lait ?
– Non, non. Je me suis déjà brossé les dents. Toi aussi ?
– Moi ?

Inutile de mentir. C'était sans importance. Il secoua la tête. Elle voulut lui grimper sur les genoux. Elle s'y sentait bien. Elle l'avait dit, la veille. Lui aussi se sentait bien quand elle était assise sur ses genoux. Mais pas quand il tenait déjà une tasse de café à la main.

Brinkmann espéra un instant que les écureuils offriraient une diversion. D'habitude, ces idiotes de bestioles passaient leur temps à courir sur la terrasse. Mais aujourd'hui... A défaut d'écureuils, peut-être qu'un lièvre ferait l'affaire.

– Peut-être que tu pourrais voir un lièvre. Il y en a parfois en bordure de prairie.

Cette suggestion ne sembla pas retenir l'intérêt d'Angie. Elle le regardait. Elle réfléchissait. Comme le regard des enfants change, quand ils réfléchissent ! A voir les yeux d'Angie, il n'y avait pas de doute possible : elle réfléchissait vraiment.

– A quoi penses-tu ?
– Moi ? Oh ! à Udo. C'est à cause de lui, si je suis déjà là.
– Je ne comprends pas.
– Non ? Je voulais aller dans son lit. Je le fais toujours. Je voulais me glisser dans son lit et lui dire : Allez, Udo, viens, on va donner à manger aux écureuils, tu sais...
– C'était une très bonne idée... Tu devrais...
– Oui, mais je n'ai pas pu.
– Et pourquoi ?
– Il y avait déjà Claudia, dans son lit.

A cette nouvelle, le professeur Klaus Brinkmann dut quand même reposer sa tasse de café. Il le fit d'un geste si brusque qu'il se brûla les doigts pour la seconde fois depuis son réveil. Mais il s'en rendit à peine compte. Il sourit. Du calme! Les enfants trouvent ce genre de choses tout à fait normales. Toi aussi, se dit Brinkmann. Toi aussi, en fait.

– Veux-tu que nous allions donner à manger aux écureuils? demanda-t-il du ton le plus détaché qu'il put.

Mais Angie ne l'entendit pas.

– Qu'est-ce qu'ils dormaient! Et Claudia, elle était toute nue.

– Ah oui?

– Si maman savait ça... Que Claudia était toute nue...

– Oh! tu sais...

Brinkmann avait maintenant l'impression de marcher sur des œufs. Il chercha donc ses mots avec une infinie prudence. Les yeux d'Angie dissipèrent ses derniers restes d'hébétude. En tout cas, il se révélèrent plus efficaces que toute la caféine qu'il aurait pu absorber s'il n'en avait pas eu déjà plus que sa dose.

– Tu sais, en fait, il n'est pas indispensable que ta maman l'apprenne. Mais ce ne serait peut-être pas si grave non plus. Udo et ta maman ne vivent plus ensemble, de toute façon, alors pourquoi...

Il ravala le reste de sa phrase. Ce zèbre d'Udo! se dit-il. Qu'il couche avec Claudia, je suis très content pour lui. Mais il aurait pu fermer la porte à clé. Et Claudia? Elle veut faire des études de psychopédagogie, et elle n'a même pas l'idée de tourner une clé pour éviter qu'une enfant innocente...

Angie suivait son idée.

– Alors, maintenant, Udo aime bien Claudia? C'est bien ça? Parce que, autrement, il ne dormirait pas avec elle?

Une enfant innocente! songea Brinkmann avec un sentiment d'impuissance.

– C'est sans doute ça.

– Alors, il vaut mieux que je ne le dise pas à maman?

Brinkmann acquiesça. Il s'était rarement senti à ce point dépassé par ce qu'on exigeait de lui.

– Est-ce que Claudia va rester avec Udo, maintenant? Qu'est-ce que tu en penses, grand-père? Peut-être qu'elle ne viendra pas du tout à Hambourg avec maman et moi?

– Je n'en sais rien...

– Mais tu devrais!

– Tu crois ça! Si tu te doutais de tout ce que je devrais savoir, et que je ne sais pas...

Il la souleva et l'installa sur ses genoux, espérant ainsi étouffer dans l'œuf les questions suivantes. Cela sembla lui réussir. Angie se mit à sucer son pouce paisiblement. Et voilà que Christa arrivait à son tour, Dieu merci. Mais de si bon matin, fraîche et dispose de surcroît: comment cela se faisait-il ? C'est aussi d'une voix singulièrement éveillée et reposée qu'elle leur dit bonjour.

Angie retira son pouce de sa bouche, se laissa glisser par terre, hésita une seconde, haussa les épaules et disparut.

– Où est-ce qu'elle va ? demanda Christa en se dirigeant vers la cuisine.

– Donner à manger aux écureuils, dit Brinkmann d'un ton furibond. Peut-être aussi qu'elle grimpera dans l'arbre pour regarder par la fenêtre dans la chambre d'Udo. Il paraîtrait qu'il s'y passe des choses fort intéressantes. Peut-être pas si intéressantes que ça, à vrai dire...

Christa se retourna et le regarda.

– Tu as sans doute bu un peu trop de café pour ton estomac vide, non ? Qu'est-ce qui se passe donc chez Udo ?

– Claudia est dans son lit. Toute nue, comme je viens de l'apprendre. Information de première main.

– Qu'est-ce que tu racontes ? De première main ? Est-ce que par hasard...

– Angie voulait rejoindre Udo dans son lit, mais la place était prise.

– Oh ! mon Dieu !

Christa s'appuya à la table de la cuisine, découvrit l'état lamentable dans lequel Brinkmann avait laissé la machine à café et répéta:

– Oh ! mon Dieu !... Ça n'est pas vrai ?

– Il semblerait que si.

Christa élimina en silence les traces du désastre, déployant une activité fébrile, et la machine se montra de nouveau capable d'emplir son récipient de gouttes brunes et odorantes.

– Et qu'en penses-tu ?

– Écoute ! Épargne-moi les considérations sur le choc que cela a dû causer à Angie et sur les problèmes œdipiens qui en découleront inévitablement...

– Pour Angie, ça ne posera pas de problèmes. Elle aime beaucoup Udo, elle aime beaucoup Claudia. Mais eux ? Udo et Claudia ?

– Que veux-tu que j'en pense ?

– Oui. Qu'est-ce que nous pourrions bien en penser ?

Elle avait servi le café, un café sans marc qui s'immisce entre les dents. Elle avait même apporté comme par magie du pain, du beurre et – suprême merveille – deux œufs mollets. Comme il les aimait. Cinq minutes de cuisson exactement. Le soleil brillait, il avait dissipé toutes les brumes matinales. Les oiseaux chantaient, conformément à leur devoir. Certains même dansaient en battant des ailes devant les fenêtres. Un matin de livre d'images, ou de publicité télévisée. Et il faudrait qu'il se casse la tête ? Cela supposerait qu'il l'eût vraiment perdue, la tête !

– Elle a bien l'intention d'étudier la psychopédagogie ?

– C'est ce qu'il me semblait. Et elle n'est même pas fichue...

– De quoi ?

– Non, rien.

Il gratta le dernier reste d'œuf avec sa petite cuiller et le laissa se dissoudre sur sa langue. Il rompit la croûte d'un petit pain, en tartina un morceau avec du beurre et le fit descendre en buvant une gorgée.

– Une psychopédagogue, ce serait certainement ce qu'il faudrait à Udo, dit Christa.

Il leva la main, indiqua la fenêtre du regard. Ils étaient là tous les deux. Claudia riait, un bandeau vert autour des cheveux, en jogging comme Udo, la peau rougie, les poumons gorgés de la fraîcheur du matin, sans doute, au terme d'une bonne course en forêt. Déjà ! Comment y arrivaient-ils ? Ah ! la jeunesse ! Oui, ils arrivaient à tout faire, et sans café, une gorgée d'eau devait leur suffire. Un signe de la main, et ils étaient déjà repartis.

– Mais où est-ce qu'ils vont prendre leur petit déjeuner ?

– Fous comme ils sont, ils continueront peut-être leur jogging jusqu'en ville...

Brinkmann hocha la tête, l'air fort préoccupé.

Rudolf Kirschle était petit, rond, chauve, vigoureux, et l'avoir pour professeur de gymnastique était un vrai coup de chance. Il aimait son travail. Il l'aimait tant qu'il en parlait non seulement comme d'un métier, mais comme d'une vocation, ce qui suscitait assez souvent chez ses collègues enseignants d'Offingen un rictus étonné.

Eh bien, tant pis ! Cela ne lui faisait rien. Qu'ils s'encroûtent dans leurs salles de classe, tant pis pour eux. Quant à lui il aimait l'air frais et les visages enthousiastes. Il redressait sur le terrain de sport ce que d'autres profs avaient tordu.

– Allez, allez, vite. Commencez par sortir les appareils. Qu'est-ce qu'il y a encore ?

C'était toujours la même chose, dans le vestibule, devant les cabines, les élèves se battaient ou bavardaient.

– Tommy et Gerhard ! Quand vous aurez fini, vous pourriez peut-être venir m'aider ! Et toi ? Hé !

D'un coup de son ventre de judoka, il envoya promener une robuste brute de quatorze ans qui était en train d'infliger un double nelson à un plus petit que lui.

– Tout à l'heure, tu pourras jouer les costauds. Mais dans ta catégorie.

– Est-ce qu'on prend les gants, monsieur ?

– Oui ! Je vous l'ai déjà dit.

Enfin, le vestiaire se vida et Rudolf Kirschle se pencha pour ramasser un pull oublié par terre. C'est en se redressant qu'il s'aperçut qu'un élève était encore là, assis tout au fond de la pièce, sous la lucarne. Le regard dans le vague. Encore tout habillé : pull, jeans...

– Qu'est-ce qu'il y a, Willi ?

Willi secoua la tête. Willi Melldorf. Pas mauvais aux appareils. Un élève qui aimait ça, en plus.

– Est-ce que tu as oublié ton équipement ?

Willi se leva, sans répondre.

– Enfin, qu'est-ce que ça signifie, Willi ? Pourquoi est-ce que tu ne te mets pas en tenue ?

Il y avait quelque chose qui n'allait pas. Willi restait planté là comme un chien battu. De façon générale, il manquait de confiance en lui-même. Le minimum de confiance nécessaire pour devenir vraiment très bon en gymnastique lui faisait défaut.

– Tu ne veux pas participer ?

– Si, je voudrais bien, naturellement.

– Mais ?

– Je suis dispensé.

Il avait parlé si bas que Kirschle avait eu du mal à comprendre sa réponse.

– Pour être dispensé, il te faut une attestation du médecin. Est-ce que tu en as une ?

De nouveau, Willi secoua la tête.

Kirschle aimait ses élèves, et ses élèves l'aimaient, ce qui est plus important. Mais cette fois, il n'allait pas tarder à s'énerver. Là-bas, les autres envoyaient leurs ballons n'importe où et hurlaient comme des malades, et Willi restait là, telle une souche, à regarder par terre et à secouer la tête.

Kirschle s'en remit à sa vieille recette: agir au lieu de parler. Il s'approcha donc de Willi, lui tapa sur l'épaule.

– Allez, viens ! Tu peux rester en jeans. Tu verras, ça te fera du bien.

Il lui donna une nouvelle bourrade. Le garçon grimaça de douleur et ne put retenir un gémissement. Rudolf Kirschle plissa les yeux.

– Enlève donc ton pull. Allez ! En pull, tu ne pourras rien faire. Et puis j'aimerais bien savoir ce qui t'arrive.

Willi ôta son pull.

– La chemise aussi.

C'était une chemise de flanelle sale, beaucoup trop grande, au col élimé.

– Allez, Willi.

Le garçon hésita, puis obéit. Ce que découvrit alors Kirschle lui coupa le souffle. Il émit un léger sifflement. Une ecchymose violette couvrait toute l'épaule de Willi, une autre gonflait son torse maigre au-dessus du sein droit. Des éraflures le long des côtes; Kirschle en compta trois.

– Eh bien, mon vieux ! Tourne-toi.

Là aussi, ecchymoses et éraflures, même sur la colonne vertébrale et sur les reins.

– Eh bien !...

Willi avait remis sa chemise et se hâtait maladroitement d'en glisser les pans dans son pantalon.

– Je suis tombé d'un arbre, dit-il sans regarder Kirschle. Du pommier, derrière la maison. Ma mère est témoin.

– Ha ! Ha ! D'un arbre ? D'un pommier...

Kirschle se souvint brusquement que trois mois auparavant – non, c'était plus ancien – Willi était arrivé un jour à la piscine avec un œil au beurre noir. Ce jour-là aussi, il était « tombé » – Kirschle ne se souvenait plus de quoi ou dans quoi. Mais ce n'était pas le moment de revenir sur cet épisode.

– Viens, Willi. Pas de gymnastique aujourd'hui. Mais tu pourrais arbitrer. D'accord ?

– Oui.

Il te regarde avec une telle gratitude, songea Rudolf Kirschle. Mais pas seulement. On dirait aussi qu'il attend quelque chose de toi.

– Écoute, après, nous irons ensemble chez le médecin. D'accord ?

– Je ne sais pas, dit le garçon.

– Mais moi, je sais. Nous allons tous les deux chez le médecin. Il faut régler ça.

Mais Rudolf Kirschle ne savait pas très bien ce qu'il avait l'intention de régler.

Brinkmann avait annulé sa conférence à l'Université populaire. Et il s'épargnerait aussi la réunion du conseil d'administration, suivie d'un vin d'honneur, à laquelle il était convié ce soir-là.

Il traversa la clinique, répondit aux sourires des gens qu'il rencontra, entra au laboratoire, consulta des résultats d'examens, écouta diverses explications, repartit. Nouvelles rencontres, nouvelles salutations. Marks, le responsable du bloc opératoire, voulait savoir s'il fallait préparer pour le lendemain la salle d'opération n° 2.

– Pour l'opération de la hanche, professeur ?

– Oui, oui, Marks.

Il marchait lentement, attentif à la cadence de ses pas, à celle aussi de sa respiration. Il se surprit même en train de porter la main droite à son poignet gauche pour se prendre le pouls. Inutile. Pas d'hystérie ! Il avait pourtant l'habitude de sermonner tout son personnel :

– Ne me transformez pas vos patients en névrosés hypocondriaques ! Amenez-les à considérer de façon positive même les réactions d'un cœur malade. La peur est pire que le mal lui-même. Compris ?

Propos creux, comme toujours. Tu parles bien à la légère. Ne pas prendre les troubles trop au sérieux ? Excellent principe ! Mais que fais-tu des vertiges, des bourdonnements dans les oreilles, du rythme cardiaque perturbé ?

Depuis la veille, Brinkmann avait enfermé à clé dans son placard non seulement ses cigarettes, mais aussi sa pipe et son tabac. Depuis la veille à seize heures. Ponctuel comme une horloge, Römer était venu le trouver dans son bureau pour discuter avec lui des résultats du bilan de santé qu'il venait de subir, conformément à une routine à laquelle ils se soumettaient tous.

Brinkmann s'attendait à un salut enjoué, à une des vieilles plaisanteries de Römer, ou à la phrase habituelle: «Parfait, comme toujours.» Il n'en fut rien. Cette fois, Römer se laissa choir dans le fauteuil des visiteurs, déplia ses longues jambes, posa sur le bureau de Brinkmann une chemise contenant des électrocardiogrammes et les résultats des analyses, puis contempla ses ongles d'un air pensif.

– Eh bien, qu'est-ce qui t'arrive ? s'étonna Brinkmann.

Römer le dévisagea. Si sa bouche souriait, son regard était grave.

– C'est drôle... J'allais te poser exactement la même question.

– Pourquoi ?

Römer haussa les sourcils.

– Combien de cigarettes fumes-tu par jour, exactement ?

– Je ne les compte pas. D'ailleurs, j'ai ma pipe.

– Mais tu fumes surtout des cigarettes. Ne me raconte pas d'histoire, mon vieux. J'ai des yeux pour voir. Combien ?

Brinkmann hésita.

– Oh ! une vingtaine... Peut-être trente.

Römer hocha la tête.

– Et les jours de stress ?

– Là, il se pourrait que j'en fume davantage.

– Davantage...

Römer avait découvert sur le bureau de Brinkmann un stylo à bille qui semblait lui plaire. En tout cas, il en dévissa soigneusement le capuchon, regarda la pointe comme s'il n'en avait jamais vu, remit le capuchon.

– Est-ce que tu permets que je te parle comme si tu n'étais pas médecin ?

– Je t'en prie.

– Il faut que tu mènes une vie plus saine, Klaus.

– Ha ! Ha !

– Tu risques un infarctus !

On aurait dit que Römer s'adressait au stylo à bille. Brinkmann considéra le crâne oblong de Römer.

– Nous en sommes tous là.

Römer haussa les épaules.

– Bien. Si tu vois les choses ainsi, nous pouvons naturellement faire comme si de rien n'était. Mais j'ai une autre suggestion...

– J'écoute.

Le capuchon doré du stylo à bille indiqua la chemise bleue posée sur le bureau.

– Rumine un peu tout ça. Commence de façon très traditionnelle par le cholestérol et la tension. Ensuite, regarde l'électrocardiogramme – tu les lis très bien. Et quand tu auras vu le reste, peut-être que nous pourrons en rediscuter.

Brinkmann se taisait. Il s'était levé, il baissa la tête. Puis il dit :

– Ça va, j'ai compris.

– Vraiment ?

– Oui. Vraiment.

Römer se leva à son tour. Ils se dévisagèrent par-dessus le bureau.

– Cesse de fumer, Klaus ! Que veux-tu que je te dise d'autre ? Va nager tous les jours. Reprends tes promenades.

– Est-ce que tu as encore beaucoup de conseils de ce style ? Autrefois, j'y arrivais. J'ai réorganisé la clinique de fond en comble, pourtant je trouvais quand même le temps d'aller me promener avec Molli. Mais maintenant ? Schäfer est parti, la boutique est pleine, on manque de personnel. Et tu viens me dire...

– Je viens te dire que tu peux au moins ne plus fumer autant. Quant à tes promenades avec Molli, veux-tu que je pleure ? Tu ne vas pas prétendre qu'il t'est impossible de trouver le temps ?

– Restons-en là.

– Soit. Restons-en là. Mais maintenant, parlons un peu de médecin à médecin : tu ne donnes pas le bon exemple, Klaus.

Römer lui-même s'effraya un peu de la dureté de ses propos. Mais Brinkmann se contenta de hocher la tête comme si son ami venait de formuler une pensée qu'il avait lui-même depuis longtemps.

– C'est possible, Gerd.

– Bien. Alors nous nous comprenons.

Ils se serrèrent la main. Il n'y avait rien à ajouter. Mais Römer ne put s'abstenir de secouer la tête et de lancer à Brinkmann un dernier regard réprobateur.

Römer sorti, Brinkmann n'était pas parvenu à chasser de son esprit cette accusation qu'il avait lue dans les yeux de son collègue. Il y pensait encore. Reprendre ses promenades ? Il songea aux champs du Rotkopf, au vallon par où l'on arrivait à l'étang. A Molli qui creusait parmi les pieds de pommes de terre ou cherchait des souris qui, la plupart du temps, n'existaient que dans son imagination. Et maintenant ? Finies, les promenades avec Molli. La clinique. Les odeurs de désinfectant. Les problèmes en tous genres. Des gens qui le saluaient, l'air amical, et qui lui préparaient de nouveaux problèmes. Et un cœur qui n'en pouvait plus.

– Professeur !

Il se retourna. Une infirmière, Ina, se tenait à gauche devant la porte peinte en gris portant l'inscription « Salle de soins ».

– Pourriez-vous venir un instant ? Si vous avez le temps... C'est votre fils qui m'envoie.

– Quelque chose de grave ?

– Non, pas du tout. Un adolescent...

L'adolescent était élancé et maigre. Ses cheveux châtains collés par la sueur se dressaient en épis hirsutes sur son crâne. Il n'avait pas précisément bonne mine. Et puis, il paraissait apeuré. Debout dans la petite salle d'attente, il contemplait ses mains. Quand Brinkmann entra, un homme assis sur une des chaises se leva. Petit et râblé, le torse musclé, vêtu d'un anorak clair, il tenait à la main un béret basque. Ce qu'il avait de plus frappant, c'étaient ses yeux vert clair, si francs qu'ils lui acquirent la sympathie immédiate de Brinkmann.

– Je m'appelle Rudolf Kirschle. J'espère que je ne vous dérange pas. Je viens de parler avec votre fils. Je suis professeur, professeur de sport.

– Oui. Et que puis-je pour vous ?

– Willi Melldorf est un de mes élèves. Je crois que j'ai quelques raisons de vous l'amener. Willi, veux-tu passer à côté, s'il te plaît ? Le docteur avait l'intention de t'examiner, je crois, dit-il en indiquant Udo assis dans la salle de soins.

Willi acquiesça, docile. La porte se referma derrière lui.

– Eh bien ? s'enquit Brinkmann.

– Vous comprendrez quand vous aurez vu le petit vous-même. On le bat, chez lui. Et de telle façon que ni comme professeur – je veux dire, d'un point de vue légal – ni comme homme je ne peux prendre la responsabilité de ne pas signaler le cas. En tant qu'homme, je ne veux tout simplement pas voir ça.

– On le bat... Vous en êtes sûr ?

– A mon avis, d'après mon expérience, ce sont des traces de coups. Mais il n'y a rien à tirer de Willi. Il ne veut rien dire.

Brinkmann hocha la tête. Il avait oublié son cœur, bien qu'à cette seconde, justement, celui-ci se mît à palpiter violemment. Il songeait aux yeux creusés dans le visage blême, aux vêtements élimés, aux chaussures éculées. Battu. Voir encore ça de nos jours... On n'en finirait donc jamais ?

– On en viendrait à désespérer que rien puisse changer en ce monde, n'est-ce pas ?

Kirschle acquiesça en silence.

– Mais vous nous l'avez amené. Je trouve cela formidable de votre part. Peut-être que les choses finiront quand même par évoluer... Allons voir...

Il vit. A quoi cela l'avançait-il ? Des hématomes, des muscles froissés, des contusions. Élongation d'un ligament. Le garçon cria lorsque Udo commença de le palper. Ils le calmèrent en lui parlant, mais quand ils l'interrogèrent sur l'origine de ses blessures, il leur servit de nouveau son histoire de pommier. D'ailleurs, c'était M. Kirschle qui l'avait forcé à venir. Lui, il ne voulait pas.

Évidemment ! Brinkmann se tourna vers Udo. Celui-ci éprouvait visiblement la même rage impuissante que lui, mais cela non plus ne lui était pas d'un grand secours.

– Il t'a forcé à venir ? Tu ne trouves pas qu'il a eu raison ? Quand on est dans un état pareil, on va chez le médecin. Quand on est tombé d'un arbre...

– C'est vrai qu'il était assez haut. Et puis je me suis cogné contre les branches. Mais ça passera.

– Naturellement. Comme nous allons te soigner, ça passera même assez vite. Mais ce que je ne peux pas soigner, c'est ton envie de nous raconter des histoires.

– Des histoires ?

Le garçon rougit. Ses cernes se creusèrent. Il semblait aux abois. Il se sentait piégé, et ils compliquaient encore sa situation.

– Vous ne me croyez pas ?

– Non. Tu n'es pas tombé. On t'a battu.

Le visage de Willi s'anima.

– Oui. Il y avait trois garçons de ma classe et...

Brinkmann leva la main.

– Allez, n'en parlons plus.

Udo était déjà sorti, probablement pour parler à Rudolf Kirschle. Brinkmann fit signe à l'infirmière des admissions.

– A titre de contrôle, nous allons faire une radio. Vous voulez bien vous en occuper ? Est-ce que mon fils a pris des notes ?

– Oui, professeur.

Il retourna dans la salle d'attente et tira la porte derrière lui. Kirschle était assis sur un des fauteuils, devant le bureau. Brinkmann s'approcha de lui.

– Il s'est rendu compte que son histoire de pommier était un peu idiote, alors il en a imaginé une autre. Une bagarre avec d'autres élèves. D'après vous, que s'est-il passé ?

– Ce n'est pas la première fois qu'on le bat, professeur.

– Qui ?

– Le sous-locataire de sa mère.

– Comment le savez-vous ?

– Je l'ai appris par le bureau de l'assistance sociale. J'avais prévenu le rectorat. Le rectorat s'est renseigné. Willi habite dans le bas du quartier des Moulins. Vous voyez, toute cette zone de logements sociaux. Les voisins sont au courant.

– Ils savent que le sous-locataire bat Willi ?

– Oui. Mais jusqu'à présent, le service de protection de l'enfance n'a pas reçu de plainte. C'est toujours la même chose. On se bouche les oreilles et on baisse les volets. Peut-être qu'ils ont peur, eux aussi. En tout cas, ils s'en tiennent à la vieille loi non écrite : ne t'occupe pas des affaires des autres !

– Et la mère ?

Rudolf Kirschle se passa la main sur le crâne. Il paraissait las et résigné.

– La mère, professeur... Dans des familles où le père ne va pointer au chômage que pour pouvoir acheter de quoi se soûler, que voulez-vous qu'elle fasse, la mère ? Elle ne peut pas offrir de protection. Les dossiers disent qu'à plusieurs reprises, déjà, elle a « attiré l'attention des autorités ». C'est le jargon administratif. Je suis allé la voir. Je lui ai parlé. Elle s'est mise à pleurer. Elle est beaucoup trop faible, elle a peur.

Brinkmann s'assit sur le bureau. Maintenant, il aurait vraiment eu envie d'une cigarette. Tu te trouves toute la journée confronté à des situations face auxquelles tu crois devoir te calmer en fumant. Aux uns l'alcool, aux autres le tabac.

Il regarda les yeux verts qui éclairaient le visage rond de Rudolf

Kirschle. Un idéaliste, sans doute ? Un enseignant qui prenait son travail au sérieux. Mais lui aussi semblait ne plus savoir à quel saint se vouer.

– Maintenant, vous voudriez probablement que j'adresse un rapport au service de protection de l'enfance ? C'est bien cela ?

– Oui, professeur. Vous êtes médecin, vous pouvez vous rendre compte de la violence des coups. Willi a quatorze ans... On ne va tout de même pas attendre que ce Pesch l'ait tué !

– Pesch ?

– Le type de la mère. Le sous-locataire... Un conducteur de camions. Un vrai géant. Il pourrait le tuer même sans le faire exprès. Après, il y aura dans le journal des colonnes et des colonnes sur les enfants martyrs. Et on lira : tout le monde était au courant, personne n'osait parler.

– Et pourquoi est-ce qu'il le bat ?

– Pourquoi, pourquoi ? Parce qu'il faut bien qu'il compense ses frustrations d'une façon ou d'une autre. Voulez-vous que je vous fasse une conférence sur la psychologie d'un raté, d'un homme désespéré ? Parce qu'il est perturbé mentalement. Willi aussi, d'ailleurs. Il pisse au lit. C'est le psychologue scolaire qui a découvert ça. Tout est lié, comme toujours. Vous allez peut-être me demander pourquoi Pesch bat la mère ? Parce que le repas n'est pas prêt. Parce qu'il trouve qu'elle se laisse aller ou qu'elle s'habille de façon trop voyante. Ou parce qu'il n'y a pas d'alcool dans la maison... Qu'est-ce que j'en sais ?...

Brinkmann grimaça.

– Eh bien ! On dirait que vous aviez besoin de décompresser...

– Oui. Excusez-moi, professeur, mais il fallait que ça sorte. Est-ce tellement incompréhensible ?

– Non.

Brinkmann cherchait seulement à se faire une idée d'ensemble de la situation. Kirschle avait raison. Il fallait intervenir.

– Dans le langage officiel, nous sommes donc confrontés à un cas de mauvais traitements infligés à un enfant dans un foyer socialement défavorisé, qui connaît en outre un problème d'alcoolisme.

– Exactement, dit Kirschle. Maintenant, vous me comprenez.

– Il y a longtemps que je vous ai compris, monsieur Kirschle. Dès le premier coup d'œil. Je vais parler à ce garçon. Et à la mère.

Brinkmann avait retrouvé son sourire. Kirschle sourit, lui aussi.

Il tira son béret de la poche de son anorak et se le remit sur la tête, un peu trop droit, mais il sembla ne pas s'en apercevoir. Il se dirigeait vers la porte, mais il s'arrêta et tendit la main à Brinkmann.

– Dans votre rapport au service de protection de l'enfance il faudrait être aussi virulent que possible, professeur. Sinon, ils continueront à dormir. Vous savez: les mains croisées sur l'estomac. Et le refrain: «On ne peut rien faire...»

Brinkmann promit. La porte se referma sur Rudolf Kirschle. Dans la salle des soins, tous s'entre-regardèrent. L'infirmière des admissions secoua la tête.

– Comment de telles choses sont-elles possibles? C'est terrible... Mais voilà un bien brave homme.

– Pas seulement, dit Udo. En plus, il a raison.

Käte s'en alla par un matin de septembre. Elle partit sans faire de bruit, tout tranquillement, comme elle l'avait toujours souhaité. Si tranquillement que, tout d'abord, personne ne s'en aperçut.

C'était un samedi, les Brinkmann commençaient à profiter de leur week-end. Ils étaient assis sur la terrasse. Christa classait des photos qu'elle venait de recevoir du laboratoire. Des photos de l'été. On y voyait la cabane, Angie qui pataugeait dans le ruisseau, Claudia en bikini et Udo en sueur.

Le temps s'était rafraîchi, l'automne mouchetait déjà de ses premières touches de roux et de jaune le feuillage des hêtres et des bouleaux.

Oui, tout était si calme, si agréable. Un fumet de rôti s'exhalait de la cuisine. Brinkmann feuilletait des revues. Des dossiers de candidature, aussi, mais ce n'était plus que pour la forme. En réalité, il avait déjà arrêté son choix: il intégrerait à l'équipe Piero Rusca, le petit Padouan si doué qui avait été autrefois son élève. Rusca travaillait à Hambourg, à l'hôpital du Port. «Vous ne pouvez imaginer avec quel plaisir je viendrais dans la Forêt-Noire, professeur, avait-il écrit. Cela me rapprocherait déjà beaucoup de l'Italie!...»

Brinkmann ferma les yeux. Là-bas, aux pieds de Käte toujours immobile dans sa chaise longue, Molli dressa le museau. Piero? De fines mains d'artiste, des doigts qui jouaient de la guitare avec autant de talent qu'ils mettaient en œuvre le scalpel ou les aiguilles. Et une voix douce qui, tandis qu'il travaillait, proférait tout bas ces jurons italiens que, Dieu merci, personne ne comprenait.

Molli jappa. Brinkmann tourna la tête.

– Dis-moi, Käte, est-ce que tu te souviens du petit Italien, à Karlsruhe ?

Elle ne répondit pas. Il se souleva légèrement sur son siège et regarda de nouveau Käte. Il se leva. Il sentit tout son corps soudain vide et glacé, un brusque accès de faiblesse l'empêchait d'avancer.

Christa leva les yeux vers lui.

– Qu'est-ce qu'il y a ?

– Käte, chuchota Brinkmann.

Christa fut près de la vieille dame avant que Brinkmann eût pu faire un pas. Il la vit saisir la main qui pendait, inerte, par-dessus l'accoudoir. Molli jappa plus fort et se mit à lécher la main de Käte.

Il s'approcha, Christa le regarda. Il n'eut pas à poser de questions, il ne l'aurait d'ailleurs pas pu. Il sentit seulement la douleur remplacer en lui le froid, accélérer le mouvement de son cœur et faire affluer les larmes à ses yeux.

Il s'accroupit à côté de Christa et contempla ce visage qui l'avait accompagné depuis qu'il pouvait penser. Le vent jouait avec une boucle de fins cheveux blancs. Il y posa la main comme s'il voulait retenir quelque chose qui se dérobait à lui.

Klaus Brinkmann passa comme en transe les heures, les jours qui suivirent. La vie continue. Quelle phrase stupide ! Pour lui, la vie s'était arrêtée. Pendant ces journées, il lui arriva de s'interrompre au milieu d'une conversation et de regarder dans le vide. Assis à son bureau, il songeait, les mains croisées. Ou bien il allait se promener, comme Römer le lui avait conseillé. Et c'était toujours pareil : il voyait Käte, il la voyait dans les nuages, dans les courbes douces du paysage, il voyait son visage, transparent comme une brume, mais dont chaque trait, pourtant, était reconnaissable. Les yeux foncés, qui lui souriaient. La bouche. Non, il ne pouvait écarter cette image. Mais peut-être est-ce plutôt l'inverse, songeait-il. Peut-être est-ce Käte qui ne parvient pas à se libérer de nous, de nos difficultés, de nos complications, de nos misères. Peut-être, se dit-elle encore que nous n'y arriverons pas sans elle, qu'il faut qu'elle nous aide, comme elle l'a toujours fait. Non, cela ne pourrait pas aller, sans elle.

Mais de fait, la vie continua. Et la mort aussi, à la clinique.

Brinkmann fit face à la situation. Par le travail, et encore le travail. Plus il se sentait épuisé, plus il était content.

Sur son bureau, l'interphone bourdonna, puis la voix de Mme Meis annonça :

– Professeur, Mme Melldorf est là. Vous vous rappelez ?...

Il se rappelait.

Gertrud Melldorf, la mère de Willi. La femme du quartier des Moulins.

– Bien, faites-la entrer.

Elle portait un manteau de popeline rouge, et la couleur criarde soulignait encore la pâleur de son visage marqué par le chagrin. Elle avança d'un pas hésitant.

Brinkmann s'était levé, il lui indiqua le fauteuil des visiteurs.

– C'est bien que vous soyez venue, madame Melldorf. Vous savez pourquoi je vous ai demandé de passer me voir ? J'ai soigné votre fils. Le pauvre était dans un drôle d'état !

Elle hocha la tête et se décida à répondre :

– C'est qu'avec sa façon de se comporter les autres lui tombent toujours dessus.

– Ah ! Les autres ?

Nouveau hochement de tête énergique.

– Seulement, voyez-vous, madame Melldorf, Willi dit que c'est toujours votre sous-locataire qui le bat.

– Ah ! il dit ça ?

Elle détournait le regard.

– Oui. Et c'est aussi ce qu'il a dit au représentant du service de la protection de l'enfance.

Silence. Ses doigts trahissaient son agitation en jouant avec la boucle de sa ceinture de manteau. Elle remarqua sans doute le regard de Brinkmann, car elle plongea soudain ses mains dans ses poches.

– Il en dit beaucoup trop, Willi. Et après, c'est moi qui risque de trinquer.

Brinkmann posa les bras sur le plateau de son bureau.

– Excusez-moi – vous n'êtes pas forcée de répondre à ma question. Mais « trinquer », est-ce que cela signifie que c'est vous qui serez battue ?

– Mais non, c'est des bêtises. Les gens parlent, et parlent... Ils ne savent pas ce qu'ils disent. Et puis d'ailleurs, c'est toujours ce Kirschle, son professeur. Il veut faire l'important.

– Ce n'était pas mon impression.

Brinkmann secoua la tête, songeur. Puis il regarda de nouveau le cou de Gertrud Melldorf, à droite, à l'endroit où s'étalait la trace bleuâtre d'une ecchymose.

– Qu'est-ce que vous avez là au cou ?

Elle s'emporta :

– Ah ! vous n'allez pas vous y mettre, vous aussi ! Heinz Pesch tape sur tout le monde, hein ? Je connais la chanson ! Non, non... Tout ça, c'est des mensonges. Et puis, je ne lui ai jamais rien fait, à Willi. Il sait que je l'aime. Je ne lui ai jamais fait de mal.

– Vous vous contentez probablement de regarder quand... quelqu'un d'autre lui en fait ?

– C'est le bouquet !

Gertrud Melldorf se prépara à se lever de son fauteuil, mais Brinkmann intervint, si vite et d'une voix si dure, qu'elle y renonça.

– Restez là !

Il pressa le bouton de l'interphone.

– Mme Meis ! Faites donc entrer M. Berlich, s'il vous plaît.

– Berlich ? L'éducateur ? Encore un qui cherche toujours à influencer Willi pour qu'il dise ce qu'on veut.

– Personne ne cherche à l'influencer.

Brinkmann sentait le sang lui battre aux tempes, et il lui fallut concentrer toutes ses forces pour réprimer sa fureur : Sois raisonnable ! Est-ce qu'elle y peut quoi que ce soit ? Oh non ! Regarde-la. Ce n'est qu'une victime, elle aussi. Et la surprise que tu lui as préparée, et dont tu étais si fier il y a encore un instant, n'est-ce pas aussi un coup que tu vas lui porter ?

Il tourna les yeux vers la porte. Efflanqué, le regard abattu et anxieux, Willi se tenait sur le seuil, à côté de Berlich.

– Approche, Willi.

Le visage de Gertrud Melldorf se pétrifia.

– Toi aussi, tu es là ? Et vous, monsieur Berlich, qu'est-ce que... ?

– Je fais mon travail, madame Melldorf. Le professeur estime que nous devrions tirer les choses au clair ensemble.

– Ensemble ? Tirer les choses au clair ? Qu'est-ce que tu leur as raconté ?

Willi ouvrit la bouche, mais elle ne lui laissa pas le temps de parler. Elle leva la main et la tendit vers le visage du garçon, mi-accusatrice, mi-implorante.

– Ah ! Willi... Il reste là à me regarder comme s'il ne savait pas dans quel pétrin je suis ! Il le sait très bien. Mais il raconte toujours n'importe quoi, pour faire plaisir à son professeur... Ah ! Willi, je ne sais plus... Dis, tu ne comprends donc rien ? Est-ce qu'il faut vraiment que tu me compliques encore la vie ?

Les sanglots étouffèrent sa voix.

– Ne pleure pas, maman.

– Et comment veux-tu que je ne pleure pas ? Il faudrait d'abord que toi, tu ne me forces pas à pleurer, Willi. Dis-leur au moins ce qui s'est vraiment passé !

Willi regarda Brinkmann, puis le jeune éducateur, grand, mince et barbu.

– J'avais... J'avais un ballon, Un ballon de foot. Et ils me l'ont pris. C'étaient des garçons que je ne connais pas. Et comme je voulais récupérer mon ballon, ils m'ont battu.

Brinkmann se sentit à bout. Avant qu'il n'explose, Berlich intervint.

– Tu mens, Willi. La vérité, c'est ce que tu nous as raconté avant. Pas cette histoire des types qui t'ont volé ton ballon.

Pour Gertrud Melldorf, le moment était venu de s'esquiver. Elle se leva promptement, contourna son fauteuil, s'arrêta un instant.

– Tu vois, Willi, on déforme tout, ici ! Viens, nous partons.

Willi hésitait encore. Elle lui prit la main.

– Tu n'as pas à avoir peur, absolument pas. Et Heinz ne te fera rien. Rien du tout, si tu dis la vérité. Allez, viens donc...

Ils sortirent, et Brinkmann les laissa s'en aller. Il se contenta de hocher la tête lorsque Willi, sur le seuil, lui lança un regard qui ressemblait à une excuse.

La porte se referma. Berlich soupira :

– Et vous les laissez partir comme ça ?

Brinkmann avait une cigarette à la main, la deuxième de la matinée.

– Je n'ai en rien le pouvoir de le retenir, monsieur Berlich. Pas moi.

Berlich considérait le bout de ses chaussures, l'air déprimé.

– C'est ainsi. Et c'est toujours pareil. Nous avons introduit une procédure en déchéance de l'autorité parentale contre la mère, mais cela peut encore durer des mois.

– Déchéance de l'autorité parentale... Sérieusement ?

– C'est la seule solution légale... A propos, professeur : puis-je vous demander de rédiger un rapport d'examen détaillé ? Et si possible, d'évoquer également les répercussions psychiques ? Il faut que nous fassions quelque chose.

Brinkmann soupira.

– Et nous le ferons. Vous pouvez y compter.

Un miracle ? Oh non ! Après tout, elle n'était pas la seule femme au monde à attendre un enfant. C'est ce que Christa se répétait sans arrêt, et elle secouait la tête en songeant à elle-même, aux autres aussi, parfois. Le fait curieux n'en demeurait pas moins que sa vie semblait avoir changé d'un jour à l'autre. Le travail quotidien à la clinique était devenu pour elle pure routine, elle prenait ses distances vis-à-vis des petits et grands problèmes habituels, des moments d'agitation et des drames. Udo, l'ensemble du personnel et même les patients la considéraient avec étonnement : qu'était-il donc arrivé au docteur ? Elle restait parfois assise un bon moment sur un banc, les mains jointes sur le ventre, le regard dans le vague, comme à l'écoute de sons qu'elle aurait été la seule à percevoir. Oui, tout le monde avait été surpris de ce changement – sauf Brinkmann qui, une fois de plus, ne remarquait rien.

Mais comment l'aurait-il pu ? Affairé du matin au soir, il luttait fiévreusement contre le courant qui menaçait de l'engloutir. Il opérait dans deux salles, galopait d'un bout à l'autre de la clinique bondée, traînant constamment derrière lui un essaim de blouses blanches. Le soir, longtemps après la fin du service, il restait encore dans son bureau devant des piles de dossiers, le micro du Dictaphone à la main, pour venir à bout des monceaux de paperasses qui s'étaient accumulés au cours de la journée. Et les problèmes de gestion, les ennuis avec le conseil d'administration, les embêtements en tous genres.

– Quand allez-vous lui annoncer la nouvelle, chère collègue ?

Là était bien la question.

Le Dr Ralf Berghard, ce gentil gynécologue de la route de Fribourg qu'elle était allée consulter à son cabinet privé, de crainte des commérages de la clinique, la lui avait posée dès le jour où elle avait été sûre de son fait : elle était enceinte.

– Tel que je le connais, il sera fou de joie.

– Oh oui ! c'est certain. Mais naturellement, cela lui fait aussi un peu peur.

– Peur ? Et pourquoi ?

– Mais, docteur Bernhard ! A son âge...

– A son âge ?

– Mais oui !

– En voyant le Pr Brinkmann, personne ne pense à son âge.

– Lui, il y pense. Il veut que son enfant puisse compter sur lui jusqu'à la fin de ses études à l'université !

Le Dr Bernhard avait souri.

– Lui ? Notre Brinkmann ? Aucun problème, il y arrivera ! Ce sera un jeu d'enfant pour lui.

C'était aussi ce que pensait Christa : il y arrivera. Tout est un jeu pour lui. Il ne tardera pas à surmonter cette phase difficile, et puis il fera une pause. Alors nous prendrons la voiture, ou peut-être même l'avion, nous choisirons un endroit sans odeur de désinfectant, sans infirmières qui attendent les instructions, et surtout sans patients. Nous paresserons au soleil, nous marcherons le long d'une plage, peut-être que nous courrons dans l'eau, nous nagerons, je le tirerai sous l'eau par le gros orteil, j'attendrai qu'il remonte en s'ébrouant, et je lui dirai : « Pendant que j'y pense... Tu vas être papa ! »

Il faudrait que les choses se passent ainsi. Elles se passeraient ainsi.

Et, à défaut d'une île ou de la Méditerranée, elle se contenterait, pour cette déclaration, d'une promenade sur le Rotkopf. Il aimait tant cet endroit, plus beau que jamais par ces chaudes journées d'automne ! Peut-être iraient-ils en voiture jusqu'au Menzenschwandt, ou un autre de ses lieux d'élection, ou même seulement au sommet du Feldberg. N'importe où. N'importe quel lieu conviendrait. Sauf la clinique.

Mais il ne quittait pratiquement plus la clinique. Ce soir encore, il était sept heures, plus de sept heures, et la lumière était toujours allumée dans son bureau. Mme Meis était là, elle aussi. Elle tapait à la machine.

– Est-ce qu'il est ?...

– Oui, docteur. Il est submergé de travail.

– Quand ne l'est-il pas ?

Elle poussa la porte, leva le nez et renifla la fumée qui flottait en épais nuages au-dessus de la lampe du bureau.

– C'est ainsi que tu t'arrêtes de fumer ?

– Pardon ? Ah oui !...

Il lui fit un clin d'œil, mais il avait mauvaise conscience.

– Tu as raison, mais tu sais ce que c'est...

– Je sais.

– Il y a vraiment de quoi devenir fou. J'étais justement en train de dicter mon rapport sur le jeune Melldorf. Je ne t'en ai pas parlé ? Ce garçon qui nous a été amené par son professeur. L'éducateur du service de la protection de l'enfance est venu me voir, lui aussi. Et ils sont tous là à se tordre les mains autour de moi et à me demander de monter à l'assaut.

– A l'assaut de quoi ?

– C'est un enfant battu. Le sous-locataire, le type de sa mère, lui tape dessus. Et comment ! Tu aurais dû voir ça ! Ici, en plein XXe siècle...

Elle resta un moment silencieuse, puis demanda :

– Et que vas-tu faire ?

– Terminer ce rapport. Quoi d'autre ? En tout cas, ils n'auront pas de quoi se vanter, à la mairie. Et je te garantis qu'ils n'auront pas intérêt à l'enfouir au fond d'un tiroir. Ils l'auront demain. Mme Meis fait des heures supplémentaires, elle aussi.

– Autrement dit, tu te passeras de dîner ?

De nouveau, Brinkmann soupira, il implora du regard sa compréhension et son pardon.

– Mme Meis me préparera bien un sandwich. Par ailleurs, il faut encore que je revienne sur le cas de Kretschmar. Cette fracture du fémur. Il présente un épanchement très ennuyeux. La réduction n'a pas réussi. Il faudra vraisemblablement réopérer.

– Ah ! Klaus...

– Ah ! Klaus, ah ! Klaus ! s'énerva-t-il. Que veux-tu que je fasse ? Udo manque d'expérience. Le nouveau, notre guitariste de Padoue, a certes beaucoup appris à Hambourg. Mais de là à lui confier une intervention si délicate... Je ne peux pas prendre une telle responsabilité. J'ai même songé à Schäfer. Je viens de l'appeler. Il fait ses valises. La semaine prochaine, il commence à Heidelberg.

Allait-elle le laisser jouer plus longtemps à ce jeu destructeur ?

– Il est vrai que tu as tes deux salles d'opération. En passant de l'une à l'autre, tu pourrais même opérer jusqu'à minuit.

Cette repartie, plus cynique que Christa ne l'aurait voulu, toucha Brinkmann. Il dressa la tête.

– Christa, c'est une période assez difficile pour nous tous. Mais je peux quand même espérer un peu de compréhension ! Au moins de ta part.

Elle vit les veines saillantes sur ses tempes. Elle se contenta d'acquiescer et gagna la porte donnant sur le couloir.

« Je peux quand même espérer un peu de compréhension... » Elle marchait d'un pas rapide et énergique. Le visage de Klaus. Ses yeux épuisés. Le crépitement de la machine à écrire de Mme Meis. Et moi ? songea-t-elle. Puis, posant la main sur son ventre : Et nous deux ?... Faudra-t-il que nous le voyions se tuer au travail ? De la compréhension...

Elle frappa à la baie vitrée des admissions, puis ouvrit son sac à main et en tira ses clés de voiture. La jeune fille blonde, derrière la vitre, ouvrit son guichet.

– Oui, docteur ?

– Voilà les clés de ma voiture. Mon mari a encore du travail. Donnez-les-lui. Je rentre à pied.

– Bien sûr, docteur. A propos, il y a là quelqu'un qui vous attend.

Quelqu'un l'attendait. Un instant auparavant, en sortant de l'ascenseur, elle n'avait pas vraiment vu la silhouette de l'homme assis dans le coin du hall, elle n'avait perçu qu'une ombre devant laquelle elle était passée en hâte. Mais, quand elle se retourna, elle le reconnut aussitôt.

Vollmers !

Il s'était levé de la banquette et se dressait tel un pilier sombre, grand, les bras ballants. Il la regardait en souriant.

– Mon Dieu, Herbert ! C'est vous !

Une joie profonde, une merveilleuse sensation de chaleur se répandirent en elle. Son cœur battit plus vite. Elle en fut presque déconcertée. C'était comme dans une comédie. Quand la dispute avec le mari vient d'atteindre le sommet, le soupirant entre en scène. Le soupirant, vraiment ? Vollmers était un ami. Cela faisait du bien de le voir. Après tout, se dit-elle en s'approchant de lui les mains tendues, j'ai bien mérité une petite compensation, aujourd'hui...

Brinkmann ne termina pas son rapport sur le cas de Willi Melldorf. Un appel du service des urgences l'interrompit. Un nouveau cas Melldorf ? Cette fois-ci, il ne s'agissait plus du garçon. Apparemment, c'est de la mère qu'il fallait maintenant s'occuper.

– J'arrive tout de suite, Udo !

Il retrouva Udo devant l'écran lumineux. Par la porte ouverte, il vit une femme assise sur une des chaises de la salle de soins. Ina lui tenait la main droite, qu'elle était en train de bander.

– C'est vraiment Mme Melldorf?

– Oh oui! Et regarde-moi ça! Fractures multiples du carpe. Arrachement de ligament à l'annulaire. Et la capsule articulaire est rompue.

– Elle est tombée d'un pommier?

Udo haussa les épaules.

– Elle ne veut pas dire ce qui s'est passé.

– Eh bien, à moi, il faudra qu'elle le dise!

Brinkmann sentit la colère monter en lui. Il la réprima à grand-peine et entra dans la salle de soins.

– Alors, madame Melldorf! Que vous est-il arrivé?

Elle était encore plus pâle que la fois précédente. Et elle semblait décidée à ne pas répondre à la moindre question.

– Qu'est-ce que ça peut faire?

Elle chercha à se lever.

– Il faut que je m'en aille. Il faut que je cherche Willi.

– Vous allez rester assise et attendre qu'on vous ait soignée. Où est Willi?

Au lieu de répondre, elle se mordit la lèvre inférieure.

– En tout cas, il n'est pas à la maison, dit-elle enfin. Il se cache je ne sais où.

– Parce qu'il a peur de M. Pesch, n'est-ce pas? Et c'est aussi M. Pesch qui vous a maltraitée de cette façon?

– Non.

Naturellement. Il n'était pas disposé à accepter cela.

– Madame Melldorf! Ces blessures sont le résultat d'actes de violence. Je vais donc prévenir la police. C'est mon devoir. Et je signalerai également à la police que Willi a disparu.

– Non.

– Oh si!

Elle leva brusquement sa main blessée, de telle sorte que la bande se déroula et tomba sur le sol. Ina jura. Gertrud Melldorf parut ne pas l'avoir entendue. Ses yeux étincelaient.

– C'est mon affaire, pas la vôtre.

– Vous voyez peut-être les choses ainsi, mais moi, non, dit Brinkmann aussi calmement qu'il put. Mon point de vue est tout à fait différent, madame Melldorf.

Il décrocha le téléphone.

– Police d'Offingen, annonça une voix d'homme.

Brinkmann inspira profondément.

– Bonsoir. Ici la clinique de la Forêt-Noire. Service des urgences. Pouvez-vous nous envoyer quelqu'un ? Nous avons un cas sérieux de coups et blessures.

– Alors, madame Melldorf ? Nous sommes confrontés à deux questions. Premièrement : qui vous a brutalisée ainsi ? Deuxièmement : où peut bien se cacher Willi ?

– Mais je n'ai rien à répondre ! Ni à la première question, ni à la seconde.

La lampe du bureau était allumée. Mme Meis avait apporté un plateau. Une bouteille de bière pour le gros Hörster, de la police criminelle. Du café et des sandwiches de charcuterie pour les autres. Les sandwiches étaient plutôt racornis. Brinkmann mâchait à contrecœur. Pourquoi devait-il encore s'occuper de ce problème-là, en plus de tous les autres ? Pourquoi avait-il laissé Christa rentrer à la maison ?

– Alors vous ne savez absolument rien ?

Hörster vida son verre, essuya la mousse sur ses lèvres et se croisa les mains sur le ventre.

– Naturellement. Il n'y a que les voisins qui sachent enfin quelque chose. Ils ont entendu les hurlements. Est-ce que Pesch était encore soûl ?

Elle contemplait le bandage qui immobilisait maintenant sa main blessée. Brinkmann s'apitoyait sur lui-même mais plus encore, évidemment, sur cette pauvre créature souffrante. Elle semblait à bout.

– Pourquoi ne voulez-vous pas l'admettre, madame Melldorf ? demanda Hörster sans élever la voix, d'un ton presque indifférent.

Combien de fois avait-il bien pu poser de telles questions ?

On frappa, et avant même que Brinkmann ait pu dire : « Entrez », Berlich, l'éducateur barbu, ouvrit la porte. Vraisemblablement, c'était la police criminelle qui l'avait averti.

– Eh bien, dit Hörster, jovial. Nous voilà tous réunis !

Il soupira, se retourna lourdement vers la femme tassée dans son fauteuil près du coin du bureau.

– Vous savez bien que nous sommes tous au courant, madame Melldorf. Et nous ne voulons que vous aider. Vous avez peur de

Pesch? C'est tout à fait compréhensible. Mais si vous ne nous fournissez aucun élément contre lui, il faudra que vous ayez peur de lui toute votre vie. Combien de temps est-ce que ça va durer?

– Oui, intervint Berlich. Combien de temps? Et Willi? Ça ne vous inquiète pas pour lui?

Elle ouvrit la bouche, la referma. Ses yeux se voilèrent de larmes. Ils brillaient sous la lumière de la lampe. Enfin, elle dit:

– Quand il n'a pas bu, il est très gentil. Vous n'allez pas me croire, mais quand il n'a pas bu, on ne le reconnaîtrait pas.

Hörster lança un clin d'œil à Brinkmann.

– Donc, c'était lui!

Elle se mit à sangloter. Berlich insista:

– Madame Melldorf, est-ce que c'était Pesch?

Brinkmann aurait tant souhaité que cet interrogatoire prît fin! Mais elle n'était pas seule en cause. Il s'agissait aussi du garçon. Il se tut donc.

– Maintenant, il va me tuer, dit-elle d'une voix étouffée. C'est sûr. Il va tellement me battre...

– Que dites-vous là?

Brinkmann se leva, s'approcha de Gertrud Melldorf, lui posa le bras autour des épaules, la pressa même un peu contre lui.

– Venez, madame Melldorf! Vous restez à la clinique. Ici, vous serez en sécurité. Vous me croyez, n'est-ce pas?

– Et Willi? chuchota-t-elle. Où est-ce qu'il peut bien se cacher? Pourvu qu'il n'ait pas fait des bêtises, en plus...

– Nous le trouverons, dit Berlich pour la rassurer. J'en suis sûr.

Elle s'essuya les yeux avec son mouchoir.

– Ah vous!... Vous ne trouverez rien du tout. Vous n'y comprenez rien... Vous êtes bien trop jeune pour y comprendre quoi que ce soit.

Christa entendit la voiture ralentir avant le tournant, puis grimper la côte, accélérer et passer en bas de la maison en vrombissant. Le bruit du moteur se perdit de nouveau dans la nuit.

Les aiguilles du réveil indiquaient presque une heure du matin. Klaus n'était toujours pas rentré de la clinique. Et elle était seule dans la vaste pièce obscure, seule dans son grand lit. Guettant les pensées qui surgissaient un instant dans sa conscience avant que la fatigue ne les engloutisse de nouveau, elle n'arrivait pas à dormir. Elle en revenait sans cesse à ce constat: deux ans de mariage. Maintenant, cet enfant ?... Et l'attente, toujours l'attente. Tout ce temps passé à attendre que le patron de la clinique, le grand chirurgien, redevienne son mari.

– On n'épouse pas impunément un génie ! avait dit Käte.

Cette bonne Käte... Elle avait raison, d'ailleurs. Les génies sont mariés à leur travail, les médecins également... Mais, bon sang ! Après tout, elle était médecin, elle aussi.

Et Vollmers ? Encore un génie.

Qu'est-ce qu'il s'était imaginé, en fait ? Maintenant, songea-t-elle, les choses sont claires avec lui. Même s'il en a sans doute pas mal souffert. Marchant à côté d'elle dans l'allée du jardin plongé dans la pénombre, il était aussi joyeux et impatient qu'un petit garçon qui vient enfin de retrouver son jouet préféré. Quant à elle, elle était plutôt curieuse de savoir comment il réagirait quand elle lui aurait appris la nouvelle.

Et elle la lui avait apprise. Près du banc, sous le réverbère de l'allée, afin de pouvoir distinguer son visage. Elle lui avait demandé s'il était venu à cause d'elle, ou pour voir sa sœur.

– A cause de toi. A propos, est-ce que cela te gêne, si nous nous tutoyons ?

– Mais pourquoi ? A Fribourg, il nous est parfois arrivé de nous tutoyer, dans le feu de l'action.

– Et aujourd'hui ?

Elle lut l'espoir dans les yeux de Vollmers. Elle éprouvait une joie tranquille où se fondait même la compassion qu'elle ressentait pour lui. Elle se sentait très calme, et très sûre.

– Oh ! cela nous convient parfaitement.

– Nous ?

Elle tapota le devant de sa robe et le regarda.

– Oui, nous deux. Je vais avoir un enfant, Herbert.

– Non...

– Mais si !

Il se montra courageux. Il l'avait toujours été. C'était une des raisons de l'affection qu'elle avait pour lui. Et, très courageusement, il lui posa la main sur l'épaule, la retira aussitôt, se frotta le nez et lui donna un baiser. Tendre. Sur le front. Le genre de baiser qui convient à une future mère.

– Herbert, jusqu'à présent, tu es le seul qui le sache, à part mon gynécologue.

– Et ton mari ?

– Ah ! lui ! Il essaie de nouveau de s'arrêter de fumer, il a perdu Käti, il a plus de travail que jamais et des problèmes jusqu'au cou. Je le lui dirai quand le moment s'y prêtera.

Il se tut. Quelle autre réaction aurait pu avoir Vollmers ? Ils reprirent leur chemin en silence, Vollmers abattu, Christa le cœur palpitant de satisfaction. Voilà ! Maintenant, je l'ai dit ! Tu n'es plus seule à tourner cela dans ta tête. Il y a quelqu'un qui sait. Et il se trouve que c'est Vollmers. Après tout, ton génie de mari l'a bien mérité.

– Christa ! Tu vas te moquer de moi...

Ils n'étaient plus qu'à quelques pas de la villa. Mais Vollmers avait un secret à dévoiler : sa sœur, sa fameuse sœur à qui il venait toujours rendre visite à Offingen... Elle n'existait pas. Il ne venait que pour voir Christa. Oui, comme aujourd'hui... Et à présent ?

Il lui passa précautionneusement le bras autour des épaules.

– A présent, j'expie sans doute mon mensonge. Mais tu sais, ce n'est peut-être pas si terrible. Maintenant, nous sommes de vrais amis.

Christa hocha la tête dans l'obscurité. Des amis ? De « vrais » amis, même ! Peut-être... Mais même si ce n'était qu'une construction de l'esprit, on pouvait entreprendre de lui donner consistance : le week-end approchait. Les Brinkmann le passeraient à la cabane, elle avait fini par arracher son accord à Klaus. Pourquoi Vollmers ne se joindrait-il pas à eux ? Oui, pourquoi pas ? De toute façon, il s'était octroyé quelques jours de congé qu'il avait l'intention de passer dans la nature, au grand air. Les deux hommes s'entendraient bien. Ils n'auraient pas le choix. Et une fois ce résultat obtenu, tous les autres problèmes se résoudraient d'eux-mêmes. A condition que Klaus ne remette pas tout en cause... Bon sang, que faisait-il encore ?

Une lumière éclaira la fenêtre. Christa se redressa dans son lit. Les phares s'éteignirent. En bas, elle entendit le gravier crisser, une porte se refermer. Des pas. C'était lui. Les mains dans les poches de son manteau, haletant d'avoir monté l'escalier quatre à quatre, épuisé, d'humeur exécrable.

– C'est une maison de fous ! Je ne sais vraiment plus où donner de la tête.

– Que se passe-t-il ?

– Une patiente a décampé. Comme ça, à la faveur de la nuit, elle est partie.

– Laquelle ?

– Mme Melldorf, la mère de Willi. Blessée à la main. Quel cirque ! D'abord, Willi a disparu. Et maintenant, c'est elle. Je sens que ça va mal finir, mais qu'est-ce que je peux faire ?

– Dormir, par exemple.

– Tu es drôle. Tu peux dormir. Mais moi ? Tout est sens dessus dessous, en ce moment.

Elle avala cette pilule amère.

– Allons, c'est bientôt samedi. Nous irons à la cabane.

– Pardon ?

– A la cabane. Nous aurons peut-être un invité.

Il n'avait pas entendu. Cela ne l'intéressait pas. L'important, pour lui, c'était une femme blessée à la main qui s'était enfuie de la clinique.

Il ôta son manteau, le laissa glisser sur le sol, déboutonna sa chemise. Puis il s'approcha, se pencha vers elle et lui posa la main sur le front. Christa s'en étonna.

– Qu'y a-t-il, Klaus ? chuchota-t-elle.

– Rien. Je suis seulement très heureux que pour nous, au moins, tout aille bien. Ah ! si je ne t'avais pas...

Sans rien dire, elle sourit dans l'obscurité.

Il s'accroupit près d'elle, lui caressa le bras, lui prit la main et la porta à ses lèvres.

– Tu sais, je me dis parfois que je ne peux vraiment plus y arriver...

– Oh ! Klaus !

Elle lui caressa les cheveux. Elle l'aimait tant ! Elle ne sentait plus en elle-même qu'une grande chaleur recouvrant tout.

La visite était terminée. L'essaim de blouses blanches se dispersa. Brinkmann salua les autres d'un signe de la main. Quinze heures. Dans une heure, il y avait encore la réunion du comité pour la santé et l'hygiène publique, à la mairie. Il ne pouvait se faire excuser, mais peut-être parviendrait-il à obtenir de ces messieurs qu'ils s'expriment un peu plus brièvement que d'habitude.

Il rejoignait son bureau par le couloir du pavillon des femmes quand il entendit qu'on l'appelait.

– Professeur !

Il se retourna. C'était bien elle, là, devant la fenêtre, la main plâtrée, et elle le regardait d'un air implorant et non plus dur et fermé, comme d'habitude.

– Madame Melldorf ? Je suis déjà au courant... Mais j'ai très peu de temps.

– Je ne peux pas vous parler ouvertement devant tout le monde.

– Naturellement... Bien, de quoi s'agit-il ? Maintenant que Willi est rentré...

Il ne s'attendait à rien de bon.

On ne parlait plus de sa disparition, la nuit précédente. On avait compris qu'une mère parte à la recherche de son fils. On lui avait pardonné. D'autant qu'elle l'avait retrouvé.

Mais le matin, elle était venue lui présenter Heinz Pesch. La patiente en fuite, Gertrud Melldorf, était arrivée traînant dans son sillage son ami, le sous-locataire violent, un géant aux yeux candides, au visage carré rasé de près, et diffusant une forte odeur d'after-shave. Édifiante image de l'harmonie. L'aimable Pesch, qui certes avait parfois la main un peu lourde, mais qui se montrait ensuite assez raisonnable et prévenant pour ramener personnellement la blessée à la clinique !

– Avec Willi, il n'y aura plus de problèmes, avait assuré Heinz Pesch. Ça, vous pouvez en être sûr, professeur.

Plus de problèmes ?... Brinkmann en doutait un peu.

– Le mieux, madame Melldorf, serait que nous vous gardions ici en traitement. Sinon, vous ne retrouverez jamais l'usage de votre main.

– Oui, professeur.

Et voilà qu'elle revenait lui parler de Pesch.

– Vous l'avez vu. Dites-moi : est-ce qu'il a l'air d'un monstre ?

– Je ne sais pas quel air ont les monstres. Tout ce que j'ai entendu dire, c'est que, la plupart du temps, leur monstruosité n'est pas inscrite sur leur visage. Maintenant, excusez-moi, je suis vraiment pressé.

– Professeur, je vous en prie, encore un moment. Il s'agit... il s'agit de mon bonheur, pour ainsi dire.

Brinkmann hocha la tête, chercha ses mots. En vain. Elle avait les traits tendus, les yeux dilatés. Ne comprenait-elle pas que lui-même n'avait pas d'autre but en vue ? Mais comment aurait-elle pu le comprendre ?

– Je devine ce que vous voudriez de moi, madame Melldorf. Et je dois vous dire d'avance que j'ai déjà envoyé mon rapport à l'assistance sociale et au service de la protection de l'enfance. Et j'y mentionne ce que vous nous avez déclaré hier : que c'est Pesch qui vous a brutalisée. Mais maintenant, si je ne me trompe, vous voudriez revenir sur votre déclaration. C'est bien cela ?

Elle respirait difficilement. De sa main valide, elle lissait sa robe de chambre, essayait d'en resserrer la cordelière.

– Oui, exactement. Il ne l'a pas fait exprès ! s'écria-t-elle d'une voix implorante.

Puis elle se mit à pleurer. Revenir sur ses déclarations ? Oui... Non... Ça n'avait pas d'importance. L'important, c'était que ce matin Willi avait trouvé son petit déjeuner tout prêt sur la table. Préparé par Pesch.

– Est-ce qu'un homme brutal ferait ça, professeur ?

– Il pourrait le faire. Un homme brutal n'est pas constamment brutal. Il y a des moments de répit. Des moments où il réfléchit. Et d'ailleurs...

L'avertisseur d'appel retentit dans la poche de Brinkmann. Pour une fois, celui-ci en fut heureux. Il décrocha le combiné du téléphone mural à côté de la cuisine du pavillon.

– Votre femme souhaite vous parler, dit Mme Meis. C'est urgent. Il s'agit du week-end. Elle voudrait savoir si elle peut tout préparer.

– Je n'ai pas le temps pour l'instant. Dites-lui... Dites-lui de me rappeler. Ou plutôt non, madame Meis, il faut encore que je passe à la mairie.

Il raccrocha. Pourquoi ne le laissait-on jamais en paix ?

Et cette Mme Melldorf était toujours plantée là !

Il revint vers elle et lui sourit.

– Un homme brutal peut probablement préparer le petit déjeuner d'un gamin, madame Melldorf. Il peut aussi caresser un lapin ou élever des oiseaux. Et puis recommencer à frapper son entourage. Vous êtes mieux placée que personne pour le savoir.

– Bien sûr. Mais je l'énerve parfois. Moi aussi, j'ai mes faiblesses.

Il en avait assez. Poursuivre cette conversation n'avait pas de sens. Devait-il ébranler définitivement le peu de résistance qui restait encore à cette femme ?

– Je vais de nouveau réfléchir à tout cela, madame Melldorf. Maintenant, s'il vous plaît, retournez dans votre chambre.

Quand on appuie sur *Start*, il apparaît à l'horizon : noir, énorme, apparemment invincible, il progresse vers le devant de l'écran luminescent. Il a des canons lasers. Il faut faire attention à eux. Mais quand on est habile et que l'on réagit vite pour se mettre sans cesse à couvert derrière les ruines de la ville en proie aux flammes, derrière les décombres dont la machine présente en changeant constamment d'angle les formes toujours renouvelées, on peut y arriver. Non seulement DRAGON est vaincu, mais en plus on gagne une partie gratuite. A condition de toucher les trois points rouges qui indiquent les endroits où DRAGON est vulnérable.

– Maintenant !

Il revenait...

Le pouce de Willi était posé sur le bouton de plastique noir au bout de la manette de commande de tir, sur laquelle on pouvait lire : « Go ».

Trop tôt. Attention, il a failli t'avoir. Vite à l'abri ! Ce salaud se remet déjà à tirer. Encore. Sans arrêt.

Approche donc, DRAGON, songeait Willi. Continue comme ça, et tu es fait.

Et puis lui-même commettait l'erreur de tirer trop tôt. Raté. Et le monstre se rapprochait, se rapprochait...

La veille, il avait réussi à battre DRAGON. Oui, la veille, il était là, comme aujourd'hui, et il visait de ses flèches lumineuses les trois points rouges.

Mais, lorsqu'il eut dépensé son dernier mark, il ne lui resta plus qu'à rentrer à la maison. Il poussa son vélo dans l'entrée, gravit l'escalier lentement, sans bruit, tendant l'oreille comme toujours pour savoir si Pesch avait monté à fond le son de la télévision. Car c'est ce qu'il faisait quand il était soûl. Parfois, pourtant, on l'entendait depuis la cage d'escalier beugler encore plus fort que la télé.

Ce soir, la maison était calme. C'est du moins l'impression qu'eut Willi jusqu'au moment où il entra dans l'appartement.

Mais à peine eut-il ôté son anorak pour le suspendre au vestiaire de l'entrée que cela commença.

– S'il y a quelque chose que je déteste plus que les femmes bégueules, c'est les vieilles peaux comme toi !

Pesch !

Ils étaient dans la chambre.

– Une vieille peau, tu entends ? Voilà ce que tu es. Si tu ne le savais pas encore, moi, je te le dis.

– Mais Heinz, écoute...

La voix de Gertrud Melldorf était presque inaudible. Elle pleurait.

– Aïe ! Lâche-moi.

– Lâche-moi, lâche-moi ! C'est tout ce que tu sais dire : Lâche-moi !

– Heinz, s'il te plaît...

– Toujours la même rengaine !

C'est ainsi que cela avait commencé, comme bien d'autres fois. Les supplications de sa mère, ses plaintes, ses « Heinz, s'il te plaît », Willi connaissait tout cela. Et il savait aussi ce qui se passerait. Mais ce soir, la scène comportait une nouvelle variante. Il était question de lui. D'un cadeau, apparemment, d'un jeu qu'elle lui avait acheté.

– Mais Heinz, ça n'a pas coûté cher. C'est pour Willi ! Tu sais bien que c'est son anniversaire après-demain.

– L'anniversaire de ton pisseur ? C'est pour lui que tu jettes l'argent par la fenêtre ? Quand moi, j'en ai besoin, il n'y a plus un sou dans la maison.

– Ça n'est pas vrai, Heinz !

– Tu veux que je te dise ce qui est vrai ? Je te donne deux cents marks pour cette cambuse ! Ça, c'est vrai.

– Oui, Heinz. S'il te plaît, ne t'énerve pas.

– Et il n'y a même rien à bouffer ! Rien que des vieilles patates et du chou-fleur. Mais des cadeaux, ça oui. Des cadeaux pour un pisseur. Bon Dieu, je vais te dire, tiens !...

Mais il ne dit rien. Heinz Pesch avait sa langue à lui. Willi entendit claquer le premier coup, puis un deuxième. Il entendit les gémissements étouffés de sa mère, puis ses cris. Elle cherchait à se défendre, mais contre un Pesch, contre le conducteur de camions de ciment Pesch, contre DRAGON, comment aurait-elle pu ? Willi avala sa salive. Puis il eut envie de s'enfuir. La porte était si proche... Il se blottit dans un coin, se couvrit la tête d'un manteau. Même à travers le tissu, il entendait les coups, les gémissements, les cris de sa mère.

Non, il ne s'enfuit pas. Il resta, comme cloué sur place par un sortilège, comme si les coups et les cris, la brutalité de Pesch et la douleur de sa mère le liaient à l'appartement.

Et c'est alors qu'il se dit : « Attends un peu ! Je t'aurai. Oh oui ! Je t'aurai ! »

Dans la chambre, le silence était retombé. Ensuite venait le deuxième acte: Pesch, les larmes aux yeux, cajolait Gertrud, il l'appelait «mon trésor», «mon petit rat», et puis il courait chercher de l'eau chaude, des compresses, des bandes.

Ce soir-là, il n'y eut pas de deuxième acte.

Willi passa dans la cuisine. Il n'eut pas besoin de chercher.

Il ouvrit le tiroir de la table, plongea la main dans le compartiment de droite et trouva immédiatement ce qu'il voulait.

Le couteau de scout lui avait été offert par son père pour son douzième anniversaire. C'était après le divorce... Pesch s'en servait parfois quand il bricolait dans la maison. Willi ne touchait plus jamais ce couteau.

Maintenant, il le portait sur lui, caché dans son anorak. Il y resterait. Les points rouges...

Willi apercevait déjà les deux blocs d'immeubles en bordure du quartier des Moulins. Il mit pied à terre et appuya son vélo contre un mur. Là-haut, au troisième étage, la lumière était allumée. Dans la chambre aussi. Pesch devait être au lit, la bouteille de bière à portée de la main, à regarder la télévision. A moins qu'il ne soit de nouveau en train de cogner.

Willi s'assit sur le mur et passa les doigts sur le bord du ciment rugueux. Il tira le couteau de son anorak et se mit à affûter la lame avec des gestes lents, comme inconscients.

Il toucherait un des points rouges. Il savait lequel. Peut-être plusieurs, même: Pesch tout entier n'était que points rouges...

La communication venait du quartier des Moulins. Au central téléphonique de la police d'Offingen, on connaissait bien ce genre d'appels. Tantôt c'était une porte défoncée, tantôt il fallait intervenir pour apaiser un «conflit domestique», tantôt un ivrogne faisait du tapage, tantôt une bande de punks mettait le quartier en révolution.

– Ils auront ma peau! se dit l'officier de police Uwe Lehnhard, de garde ce soir-là. Quand tout est calme ailleurs, comme en ce moment, il faut qu'ils s'annoncent. C'est à croire qu'ils ont peur qu'on s'ennuie!

Il prit son stylo à bille et le registre des procès-verbaux.

– Où est-ce?

– Herzogstrasse 26.

C'était la voix d'un adolescent. Au début, il paraissait encore très calme. Maintenant, il respirait si vite qu'il pouvait à peine parler.

– Et il s'agit de ta mère ? Gertrud Melldorf ? C'est bien ça ?

– Oui.

– Qu'est-ce qui lui arrive ?

– Ce qui lui arrive...

La fin de la phrase se perdit dans un sanglot.

– Calme-toi. Parle plus lentement. Qu'est-ce qui lui arrive, à ta mère ?

– Elle craque complètement. Elle n'en peut plus. Il faut venir à son secours ! Et l'autre, lui...

– Quel autre ?

– Il faut venir à son secours !...

– Nous allons le faire. Nous sommes là pour ça. Mais de quel genre de secours... ?

– Venez, venez tout de suite...

Puis un déclic.

– Écoute, écoute donc !...

Trop tard. Le garçon avait raccroché. « Ma mère craque complètement. » Une scène de ménage, peut-être ? Une crise d'hystérie ? Un effondrement nerveux ? Oui, elle devait être malade. Après tout, on avait l'habitude de ce genre de cas...

L'officier de police Lehnhard agit conformément aux instructions : il signala le cas à la Croix-Rouge. Quelques minutes plus tard, bien avant que n'arrive la voiture de patrouille de la police, une ambulance s'arrêtait devant l'entrée du 26 Herzogstrasse. Le plus vieux des deux bénévoles de la Croix-Rouge se tourna vers le conducteur.

– Attends-moi là, je vais voir ce que c'est. Avec ce qu'ils nous ont donné comme informations, on est bien avancés : une femme qui a des problèmes !... Tu parles ! Moi aussi, j'ai des problèmes.

Il prit la trousse d'urgence et descendit du véhicule.

Erwin Czernetzky connaissait le quartier des Moulins et le grand bloc de béton hideux, où il entra. Qui ne le connaissait pas ? Et cela faisait dix ans qu'Erwin était dans le circuit. C'était toujours pareil : tout un bric-à-brac, des boîtes aux lettres aux portes arrachées, une odeur de moisissure et de chou.

Czernetzky gravit les trois étages. Il prit son temps. Melldorf ? Il longea la galerie, à l'ouest du bâtiment, sur laquelle donnaient les portes d'entrée des appartements.

C'était là : Melldorf. Il pressa le bouton de la sonnette. Rien. Elle ne fonctionnait pas. Il frappa. Pas de réponse. Il appuya sur la poignée de la porte et entra.

Et aussitôt, il posa sa trousse d'urgence comme si, soudain, elle s'était mise à peser trop lourd. Erwin Czernetzky avait vu beaucoup de choses, ces dernières années. Mais ça... Mon Dieu !

Le lino de l'entrée disparaissait sous une énorme flaque de sang. Un homme y baignait, les genoux relevés, les cuisses écartées, la tête rejetée en arrière, blême, la bouche béante comme un trou noir d'où s'échappaient des bulles d'écume rouge, les yeux exorbités. Le visage était figé en un terrifiant masque d'agonie. Seule une main bougeait encore, comme si elle cherchait à compter les coups de couteau qui avaient transpercé le large torse nu.

Erwin Czernetzky courut dans la galerie jusqu'à la cage d'escalier. Il ouvrit la fenêtre et hurla :

– Otto ! Otto ! Viens vite, et monte le matériel.

C'est au prix d'un gros effort sur lui-même qu'il regagna l'appartement.

– Hé ! cria-t-il. Est-ce qu'il y a quelqu'un ?

Pas de réponse. Un bruit lui parvint de la cuisine. Des sanglots, peut-être ? Il ouvrit la porte. L'homme étendu par terre bougea les yeux cómme s'il cherchait à le suivre du regard. Dans la cuisine, il trouva une femme. Elle était assise par terre dans le coin de la pièce, les mains sur le visage. Il se hâta de retourner près du blessé, s'agenouilla, sortit les pansements et attendit qu'Otto arrive avec le matériel de perfusion.

– Enfin, Dieu merci ! Allez, dépêche-toi d'installer le flacon de plasma. Il lui faut tout de suite une transfusion.

– Mais ça ne servira à rien ! Comment veux-tu que ça marche ?

Erwin Czernetzky se contenta de le regarder.

Son calme inébranlable dans toutes les situations imaginables avait valu à Otto le surnom d'« homme aux nerfs d'acier ». Maintenant, l'« homme aux nerfs d'acier » semblait quand même dépassé par les événements.

– Où veux-tu placer un pansement compressif ? Laisse donc...

– Tu divagues, non ? Il est encore vivant.

Dans une telle situation, un médecin aurait dégagé la veine au scalpel. Mais ils n'avaient pas de médecin. Pour la deuxième fois, Czernetzky avait tenté de prendre le pouls carotidien du blessé.

Mais la perte de sang avait été trop importante. Il n'avait pas pu trouver la carotide.

– Regarde donc son ventre ! chuchota Otto.

L'abdomen, gonflé, était dur comme du bois. Le sang de Pesch n'avait pas seulement coulé sur le sol, il s'était répandu dans son corps, dans les entrailles lacérées; il dilatait la paroi abdominale, comprimait l'estomac.

– Allez, vite. Donne-moi ça.

Plus tard Czernetzky devait assurer que seul un miracle lui avait permis de mettre en place le cathéter dans la veine. Et il trouvait également miraculeux le fait que l'homme fût encore vivant, et même inspirât avidement sous le masque à oxygène lorsqu'ils gravirent la rampe d'accès à la clinique.

En cours de route, Otto avait annoncé la catastrophe de telle sorte qu'on les attendait. Erwin Czernetzky reconnut Udo Brinkmann, mais non le second médecin, à côté de lui: un petit homme mince aux boucles noires fournies et portant de grosses lunettes à monture de corne. Celui-là, il ne l'avait jamais vu.

Ils tirèrent prestement le chariot de l'ambulance, le poussèrent au pas de course vers les admissions, Czernetzky tenant toujours le flacon de plasma en l'air. Aussitôt, le petit médecin brun replia la couverture et prit son souffle en émettant une sorte de bref chuintement.

– Coups de couteau. Partout. Au thorax, à l'abdomen.

Udo se hâta de fixer le brassard qui lui permettrait d'observer au monitoring le fonctionnement du cœur du blessé.

– Infirmière, des compresses ! s'écria Piero Rusca.

Le jeune Italien n'assurait que depuis quelques jours son service à la clinique. Pour un début, il était gâté. Udo saisit le scalpel et se pencha sur le corps souillé de sang.

– Il y a un pneumothorax. Et ces blessures abdominales... Je crois que c'est sans espoir, Piero.

– Sans espoir ? Qu'est-ce que j'entends là ?

C'était la voix du vieux. Il était sur le pas de la porte.

Udo se retourna. Puis il regarde l'écran du monitoring. Ils n'avaient pas entendu le signal d'alarme annonçant l'arrêt cardiaque. Mais la longue ligne horizontale, terrible, annonçait que tout était fini.

– Est-ce que tu as l'intention d'opérer un mort, papa ?

Piero Rusca tira un drap sur le visage défait, à la bouche béante.

Ils se regardèrent. Brinkmann fut le premier à retrouver la parole.

– Quel âge a Willi ?

– Quatorze ans.

Brinkmann hocha la tête. Et Astrid, qui a failli tuer le jeune Metzger, avait juste vingt ans, songea-t-il.

– Nous vivons une joyeuse époque, n'est-ce pas ?

Ils se turent. Brinkmann décrocha le téléphone pour prévenir la police que Heinz Pesch avait succombé à ses blessures. L'inspecteur de service était au courant de l'affaire.

– Je crois que nous allons vous amener tout de suite Mme Melldorf, professeur. Elle est totalement prostrée.

– Je peux me l'imaginer. Et Willi, savez-vous où il est ?

– Ici, chez nous.

– Et qu'est-ce qui va lui arriver, maintenant ?

– Eh bien, on ne peut pas encore le dire. Naturellement, il va y avoir un procès au tribunal pour enfants. Mais Willi n'est pas pénalement responsable, il est trop jeune.

– Placement en établissement d'éducation surveillée, alors ?

– Qu'est-ce que vous voulez que je vous dise, professeur? Ça dépendra du tribunal.

Brinkmann raccrocha. Et lui, qu'en disait-il ? Il sentit ses jambes faiblir.

Il tira une chaise, s'assit. Les autres le regardèrent. Il haussa les épaules...

Des ombres bleues opalescentes tapissaient le fond des vallées, des traînées de brume voilaient la bande sombre des forêts, les champs moissonnés au flanc des collines étaient encore gorgés de chaleur, les arbres chargés de fruits. Les douces sinuosités de la route traversaient ce paysage. Cela faisait du bien de rouler ainsi, de fuir la clinique, de laisser aller la voiture, de sentir Claudia près de soi. Oui, cela faisait du bien, d'être près de Claudia...

Le week-end. Ne plus rien voir, ne plus rien entendre. Ils passeraient la journée à la cabane, ils paresseraient, liraient, s'aimeraient, iraient se promener, naturellement. Udo avait même emporté un peu de travail, un exercice à préparer – simple alibi, car lui-même jugeait peu vraisemblable qu'il s'en occupe sérieusement.

Oui, loin de la clinique ! Pourtant, elle ne se laissait pas oublier si facilement... Peu à peu, tu deviens comme le vieux, songeait Udo. Klaus Brinkmann avait une fois encore bouleversé ses projets. La mort tragique de Pesch l'avait fait renoncer à son week-end. Il voulait intervenir en faveur de Willi, en tout cas rester à proximité jusqu'à la fin de l'enquête. Comme si cela changeait quoi que ce soit. On peut exagérer même dans l'exagération.

– Ne fais pas cette tête !

Elle lui donna une légère bourrade, puis lui passa l'index sur le nez, joueuse, avant de refermer le poing sur ses cheveux, dans la nuque.

– Allons, Udo, pense un peu à autre chose.

– Et à quoi est-ce que je pensais, d'après toi ?

– Quelle question ! A ta satanée clinique.

– Dis donc ! Ça n'est pas précisément le langage à employer quand on s'adresse à un chirurgien. Ma maîtresse, c'est ma profession ! C'est clair ?

Elle continua de sourire, mais lui tira les cheveux si fort qu'il s'écria :

– Hé ! Tu es folle !

– Tiens, tiens... Ta maîtresse, c'est ta profession ? Eh bien, va pique-niquer avec elle.

– C'est ce que je fais. Mon sac est plein de livres.

– Ah bon ?

Elle posa la main sur le volant.

– Range-toi à droite ! Laisse-moi descendre.

Il rit. Comme c'était bon, de rire ! Et n'avait-elle pas raison ? Oh oui ! elle avait raison...

– Allons, calme-toi. Tu es la seule. Naturellement.

– Je l'espère bien !

Ils dépassèrent le Kandel, roulèrent un moment derrière un camion chargé de grumes, prirent à Sankt Peter la direction de Wagenstein et aperçurent bientôt les hauteurs couvertes de sapins argentés dans l'ombre desquels se cachait le lac de Titisee. De nouveau silencieux, ils jouissaient de tout ce qu'ils découvraient, de la courbe douce des collines, des buissons qui s'agrippaient au sol sablonneux. Ils ne voulaient voir ni les coupe-feu, ni les forestiers qui débitaient avec soin les arbres malades qu'il avait fallu abattre. Une voiture les croisa à vive allure.

– Tiens ! C'était la voiture de Ketterer !

– Qui est Ketterer ?
– Un médecin. Un généraliste. Et tu as vu le drapeau, sur le toit ?
– Ça n'était pas un drapeau, mais une banderole.
– Qu'est-ce qui était écrit dessus ?
– Je n'ai pas eu le temps de bien lire. Un slogan écologiste, je crois. Quelque chose à propos des forêts.
Il hocha la tête en souriant.
– Ça lui ressemble.
– Je ne le connais pas. Mais il y avait quelqu'un d'autre dans la voiture.
– Qui donc ?
– Mischa. Toujours aussi ébouriffé. Qu'est-ce qu'il est drôle !
– Tu peux le dire ! Tiens, hier encore, sais-tu...
Udo n'en dit pas davantage, car il avait aperçu l'entrée du chemin conduisant à la cabane. Il réduisit sa vitesse, obliqua à droite, ralentit encore car les roues des tracteurs avaient éventré le chemin. Dieu merci, on avait rempierré.
– Eh bien, chère madame, nous serons très bientôt à la maison !
– Très bientôt ? Pas tout à fait...
Udo freina. Jamais elle ne l'avait entendu jurer avec autant de conviction. Des tronçons d'arbres écorcés de deux mètres de long barraient le chemin et, à côté, s'amoncelait un enchevêtrement de branches fraîchement coupées. Derrière, on voyait deux tracteurs et un groupe de forestiers.
– Ah ! bonjour ! Vous savez, nous en avons encore pour une demi-heure.
Il arrêta le moteur et descendit. La maison était juste sur l'autre versant, en haut de la pente.
– Viens.
Ils grimpèrent la main dans la main, marchant sur de puissantes racines, dans le sous-bois bruissant, enveloppés du parfum de la résine. Un papillon attardé voletait en rond autour des molènes en fleur.
– Est-ce que cet endroit n'est pas beau ? Si nous parlions de quelque chose de réjouissant ?
– Angie ! répondit-elle sur-le-champ.
– Ce n'est pas si réjouissant. Pour le moment, du moins.
– Et pourquoi ?

– Les gens de la clinique, à Hambourg, vont s'occuper de trouver un logement à Katharina. Et, dès qu'ils lui en auront trouvé un qui lui convienne, Angie s'en ira. Et toi aussi, peut-être.

Elle mordit une tige d'herbe, sans répondre.

– D'un autre côté, telle que je la connais, ma femme se montrera difficile. Il lui faudra une villa. Ou au moins un penthouse au bord de l'Alster. Mais elle trouvera. Et alors...

– Et alors ?

– Toi aussi, tu partiras.

Elle se contenta de secouer la tête. Il lui posa la main sur les cheveux, elle leva les yeux vers lui, il vit son sourire et se sentit heureux, très heureux. Si heureux que le sang lui afflua au visage, et il craignit qu'elle ne s'en rendît compte. Il se détourna, s'éloigna de quelques pas, glissa sur une zone où le sol sableux était dénudé, s'écorcha la main aux épines d'un roncier. Tout cela le laissa indifférent, il s'en aperçut à peine. Elle reste ! Angie aussi, peut-être, et si nous avons de la chance...

Il interrompit là le cours de ses pensées. Le soleil brillait, on entendait en contrebas les voix des forestiers, la forêt se dressait derrière les molènes, et là-haut, déjà, le toit de la cabane se détachait sur le ciel. Il se mit à courir, mais s'arrêta brusquement au bout de trois mètres. D'abord, il ne voulut pas en croire ses yeux, mais aucun doute n'était possible : de la fumée s'échappait de la cheminée ! Il continua de monter, et lorsqu'il arriva en haut de la pente et que son regard put plonger, de l'autre côté, sur le chemin, il découvrit aussi la voiture garée devant la cabane : une Audi blanche. Et sur le balcon, deux personnes, un homme et une femme, debout tout près l'un de l'autre, les mains posées sur la balustrade de bois, contemplaient la vallée.

Il retint son souffle. Puis il secoua la tête, revint sur ses pas et fit signe à Claudia.

– Qu'est-ce qu'il y a ?

– Nous arrivons malheureusement trop tard. Mais je ne pouvais pas le savoir. La cabane est déjà occupée.

– Par qui ?

Il grimaça. Peut-être voulait-il sourire, mais ses yeux étaient pleins de désarroi et d'amertume.

– La digne épouse du patron. Christa. Et un type que je ne connais pas...

– Et alors ?

Il haussa les épaules.

– Rien. Je ne sais pas, mais je voulais être seul avec toi. Et je me demande si eux aussi avaient envie d'être seuls...

– Tu délires...

– Peut-être... En tout cas, nous ne pouvons pas arriver comme ça. Je propose que nous reprenions la voiture, que nous fassions demi-tour et que nous roulions jusqu'au Titisee. Là, nous boirons un bon café et réfléchirons à tout ça. Et, comme nous sommes des gens discrets, nous pouvons passer un coup de fil. Dieu merci, c'est une cabane de luxe, avec baignoire et téléphone.

Elle acquiesça sans rien laisser transparaître de ses pensées. Pourquoi l'aurait-elle fait ? C'était une si belle journée...

– Quelle journée magnifique ! C'est vraiment dommage que ton mari n'ait pas pu en profiter avec nous.

Vollmers avait depuis longtemps décidé de tirer le meilleur parti possible de la situation. Et il témoignait, ce faisant, non seulement du doigté et de la circonspection, mais de la sincérité d'un ami véritable. Christa devait le reconnaître. Cependant, elle n'avait pas encore trouvé de réplique satisfaisante quand il répétait: « Quel dommage que ton mari ne soit pas là ! »

Il rentra dans la cabane, en rapporta sac à dos, jumelles et appareil photo, et déplia devant elle, sur la balustrade, la carte de randonnée.

– Par là jusqu'au Rotkopf, c'est probablement le plus beau des itinéraires. Et ce n'est pas trop fatigant.

Il était empressé comme un petit garçon. Elle ne le trouvait pas seulement touchant, elle se réjouissait aussi à la pensée des prochaines heures. Klaus avait si souvent parlé de l'emmener au Rotkopf... Que dirait-il quand elle lui raconterait qu'elle y était allée avec Vollmers ?

Ils atteignirent le petit sommet arrondi peu après quatre heures, s'assirent dans l'herbe et commencèrent par se reposer un moment. Ils avaient marché pendant une heure. Vollmers lui proposa un bonbon acidulé, mais elle avait une meilleure idée et lui servit un gobelet de thé. Il se leva, s'approcha d'un coudrier et en coupa une branche qu'il transforma en canne avec une rapidité surprenante et une habileté tout à fait professionnelle.

– Est-ce que j'aurai droit aussi à un monogramme ?

– Je ne sais pas...

Il rougit.
– Qu'est-ce que tu ne sais pas ?
Il grimaça.
– Si ton mari apprécierait que je te fasse des cadeaux. Peut-être devrions-nous procéder prudemment. Peu à peu.
– Oui, Herbert.
Elle sourit en elle-même, tout en l'admirant. C'était vraiment un chic type, cet Herbert Vollmers.
– Et maintenant ?
– Poursuivons jusqu'à cette hauteur. De là-bas, on découvre le Titisee. Du moins si l'on en croit la carte.
Elle leva les yeux vers le ciel. Celui-ci présentait son aspect le plus riant. Un instant auparavant, elle avait craint que le temps ne tourne à la pluie, car des nuages suspects s'amassaient au-dessus de la crête sombre du Hochfirst. Mais, à présent, le soleil faisait resplendir les teintes de l'automne, jusque dans la ravine, en bas, où des arbres rabougris poussaient au pied d'un éboulis.
– Allez, viens.
– Avec ma canne à monogramme ? demanda-t-elle en riant.
Il secoua la tête.
– Que ce soit ton bâton de pèlerin. Qu'il te soutienne dans les traverses et les périls.
Cette phrase parut un peu comique à Christa par sa solennité désuète. Sans doute l'était-elle. Mais plus tard, elle devait se la rappeler.
C'est un peu à regret qu'ils redescendirent. Ils gagnèrent le chemin au fond de la vallée, franchirent un petit pont sous lequel bondissait un torrent aux eaux brunâtres et écumantes. Elle avait les jambes douloureuses. Elle se dit que s'ils rebroussaient chemin dès maintenant, il serait encore temps de téléphoner à Klaus et de le convaincre de les rejoindre à la cabane, mais ils étaient presque parvenus au point de vue d'où l'on découvrait « la Forêt-Noire dans toute sa magnificence ». Fallait-il y renoncer ?
Non.
Vollmers s'était arrêté. Il se retourna brusquement.
– Attention !
Tout d'abord, elle ne comprit pas. Puis elle suivit son index du regard. Elle vit. Là-haut, à l'endroit où l'humus s'était détaché et où la montagne montrait à nu ses entrailles sablonneuses. Un point noir grossissait d'instant en instant. Une pierre. Elle dansait, se

précipitait vers la vallée à grands sauts brusques et imprévisibles. Le visage de Vollmers s'était crispé. Il courut, tira violemment Christa par la main. Était-il devenu fou ?

– Vite ! Là !

Elle ne comprenait toujours pas. Il la poussa dans le dos, si fort qu'elle tomba contre le talus, puis il se jeta sur elle.

C'est seulement alors que Christa saisit ce qui se passait.

Cet étrange craquement qui emplissait la forêt... Soudain, il s'enfla en un grondement de tonnerre assourdissant.

Non !

Elle ferma les yeux, porta les mains à son ventre. Vollmers la couvrait de son corps et l'agrippait aux épaules. Mon enfant ! Ce fut la dernière pensée que Christa put formuler clairement. Elle vit encore la main de Vollmers se cramponner à une racine de sapin. Ce qui suivit vola en éclats dans un chaos de bruit, d'angoisse mortelle et de douleur.

La terre tremblait sous elle. Il faisait sombre. Le corps de Vollmers était lourd. Elle chercha à respirer, toussa. Puis un choc sur son crâne effaça douleur et angoisse.

– Attention en écartant les pierres... C'est une femme.

C'est une femme... Des mains d'hommes qui s'activent, des visages de forestiers ruisselants de sueur. Un homme de haute stature qui crie :

– Vite, Wenzel, file ! Tu as la moto, descends à la maison, de l'autre côté.

– J'y vais.

– Écoute : si la porte est fermée, casse une vitre. Ils ont le téléphone. Demande l'hélicoptère. Tu m'entends ? Il faut qu'ils envoient l'hélicoptère.

– Oui, chef.

L'hélicoptère ? Christa essaya de tourner la tête, mais n'y parvint pas. La douleur la fit crier. Impossible même de réfléchir.

Vollmers ?... L'hélicoptère ?

– Tiens, on dirait un hélicoptère !

Claudia avait ouvert sa vitre. Ils descendirent la route sinueuse du Glottertal, et lorsqu'ils retrouvèrent une ligne droite, ils entendirent de nouveau le sifflement ténu de la turbine, auquel se superposaient, secs comme des coups de fouet, les battements du rotor. Elle se pencha à la portière, montra le ciel. Elle riait, ses cheveux flottaient autour de son visage. Après une promenade le long du lac, ils avaient pris le café en mangeant des gâteaux sur la terrasse au bord de l'eau et longuement parlé de la façon dont ils concevaient leur avenir. Elle était détendue et heureuse, l'échec de leur projet de journée à la cabane semblait oublié.

Udo ralentit.

Effectivement, c'était un hélicoptère. Le soleil étincelait sur l'habitacle de Plexiglas. L'appareil décrivit une légère courbe vers la droite et disparut derrière la plus proche croupe boisée.

– Il vole vers Offingen.

Udo accéléra.

– Qu'est-ce qu'il y a ? Pourquoi fais-tu cette tête ?

– Je n'aime pas les hélicoptères. Je les déteste, même. Surtout ceux qui se dirigent vers Offingen.

– Tu penses que...

– Bien sûr. C'est un client pour nous. Un client plutôt pressé. Je ferais bien de rentrer tout de suite.

L'épaule droite et le bras de Christa étaient bandés, sa blessure à la tête recousue. Les sédatifs et les antalgiques qu'on lui avait administrés luttaient contre l'état de choc.

Quant à Vollmers...

Pendant les premières minutes, il avait semblé qu'il n'y eût rien à faire, que toute tentative d'intervention serait vouée à l'échec.

Le grand corps nu de Vollmers, couvert d'ecchymoses bleues, gisait sur la table d'opération. L'écran du monitoring indiquait dix-sept heures douze. Piero Rusca annonça :

– Pouls à cent cinquante. Pression artérielle en baisse.

Trois minutes plus tard, à dix-sept heures quinze :

– Pouls à cent soixante. La tension n'est plus mesurable.

Dans l'équipe d'urgence, Katharina Gessner fut la seule qui réagit à cette nouvelle catastrophique avec une froideur toute professionnelle.

– La perfusion continue, docteur Rusca. Et les battements du cœur sont encore perceptibles dans la région thoracique. La circulation se rétablit.

C'est aussi ce que se disait Brinkmann, entouré des bruits accompagnant la préparation de l'opération : chocs des coupelles et des instruments, échanges à mi-voix entre les membres de l'équipe qui parviennent difficilement à contenir leur énervement. Il lui fallait rassembler toutes ses forces pour repousser le flot de questions et de sentiments qui l'assaillait, afin de concentrer son attention sur la tâche qui l'attendait. On avait apporté les flacons de sang total. Les examens du sang entrepris immédiatement indiquaient un hématocrite de trente pour cent. Taux d'hémoglobine : neuf pour cent. Très grave hémorragie aiguë résultant d'un traumatisme abdominal diffus. On administrait déjà au blessé des médicaments hémostatiques par perfusion.

Les radiographies que l'on avait faites en toute hâte étaient maintenant accrochées au panneau lumineux. Mais que pouvait-on en déduire, sans substances de contraste ? Qu'est-ce qu'on pouvait tirer de tout cela ?

Vollmers et Christa ! songea Brinkmann.

On les avait retrouvés au Rotkopf. Tout près de la cabane...

Vollmers et Christa étroitement enlacés sous un éboulement !

Plus tard, se dit-il... Ne te monte pas la tête. Ne recommence pas. Mais les sentiments ne se laissent pas mettre hors circuit. Tu n'es quand même pas un surhomme... Seigneur, si seulement il y avait ici quelqu'un qui eût assez de nerfs et de savoir-faire pour mener à bien une telle intervention, pour faire face à ce qui nous attend encore !

Pourquoi justement moi ?

Brinkmann se retourna. Quatre paires d'yeux étaient tournées vers lui.

– Nous commençons par une laparotomie médiane sus-ombilicale...

Ella, l'instrumentiste, lui tendit le bistouri. C'était la lame de dix, que Brinkmann utilisait souvent à cette fin. Cette fois, il secoua la tête et siffla, furieux :

– Bon Dieu, Ella ! Donnez-moi donc la lame de quinze !

Udo le regarda. Mais les yeux de Brinkmann rencontrèrent ceux, gris-vert, de Katharina Gessner, à la tête de la table d'opération. Il y lut de la compassion, et quelque chose comme un appel. Mais peut-être n'était-ce là que le fruit de son imagination. Non ?... Ils devaient pourtant tous se dire : le pauvre vieux ! Il se bat pour sauver la vie de l'homme avec qui sa femme vient de le tromper !

La lame se fraya son chemin : l'ouverture verticale au milieu de l'abdomen évitait l'incision des nerfs, des muscles et des vaisseaux les plus importants. Les tampons commencèrent à étancher le sang, les écarteurs de Rochard furent mis en place, et Brinkmann chercha à se représenter ce qui avait pu réduire ce corps à un tel état. Il le savait bien, en fait. Une pierre se détache, il n'est pas nécessaire qu'elle soit grosse, un animal, lièvre ou daim, a pu la faire bouger en marchant dessus. Elle commence à rouler, ou simplement à glisser, l'assemblage des pierres voisines s'en trouve compromis, une deuxième reporte son poids sur la troisième, et tout s'ébranle, s'écroule, les rochers dévalent la pente ; c'est la fin du monde qui s'abat sur un couple, une femme et un homme, cet homme qui gisait là, réduit à un organisme anesthésié luttant pour sa survie.

Il y avait maintenant vingt minutes qu'ils travaillaient. Et il lui sembla que le plan qui devait régir ce drame sanglant qu'était l'opération se brouillait sous ses yeux.

Il inspira profondément, s'étira et tenta de réfléchir. Le danger principal, c'était la contusion abdominale, et les lésions qu'elle avait entraînées. La rate ne pouvait être sauvée, une splénectomie s'imposait. Ensuite, on verrait. Mais la plupart des hématomes affectaient le dos de Vollmers. C'était un pur miracle que la colonne vertébrale n'eût pas été atteinte...

Là, la huitième côte était fracturée. Partout, ce n'était qu'une gelée sanglante. La côte avait perforé la rate. La cavité abdominale ? Lorsqu'elle s'ouvrit sous la lumière du Scialytique, ils retinrent leur souffle. Si l'aspirateur se révélait impuissant à évacuer le sang répandu, cela n'avait rien d'étonnant. Il formait une vraie mare, où flottaient des amas sombres de caillots. Pendant dix minutes, ils essayèrent, à trois, d'étancher le sang avec des tampons pour dégager le champ opératoire. Et l'hémorragie continuait.

– Où en est-on, Katharina ?

Elle se contenta de secouer la tête. Sans même regarder, elle avait compris.

– Je mets en place un nouveau flacon de sang total.

Le septième ! Trois litres de sang avaient été transfusés. Ce biologiste avait le cœur solide ! D'un point de vue scientifique, c'était vraiment étonnant.

Ne penser à rien d'autre qu'à l'intervention !

– Oui, Katharina. Piero, là, j'ai besoin d'y voir plus clair. Et tu n'as pas fini de dégager le cardia.

– *Porce cane!*

– Pardon ?

– Rien...

Piero Rusca lança un regard désespéré à Udo, toujours occupé à suturer le hile de la rate. L'organe lui-même, dilacéré, avait été enlevé. L'homme peut vivre sans rate. D'autres organes, à commencer par la moelle osseuse, se chargent seuls de l'hématopoïèse – la production du sang.

Mais sans foie, l'homme meurt.

– Volume respiratoire courant en baisse, dit Katharina.

– *Maledizione!*

Un morceau de gaze avait souillé de sang les verres de lunettes de Piero Rusca. Ella n'eut même pas besoin qu'il lui fasse signe, elle lui retirait déjà ses lunettes pour les nettoyer. Les yeux de Piero exprimaient du désarroi, presque de l'angoisse, comme ceux d'un enfant.

Brinkmann s'entendit grommeler :

– Tout ça devrait quand même aller un peu plus vite !

Qu'avait-il à criticailler ? A lui aussi, il lui était arrivé d'être meilleur qu'aujourd'hui, d'opérer d'une main plus calme.

– Il va falloir que j'élargisse encore l'incision. Ligaturez ici.

Il chercha de nouveau à évaluer la situation d'ensemble. Le problème de la rate était réglé. Mais le foie ? Cela se présentait mal. Le choc, la compression, le poids avaient fait éclater l'organe vital comme un fruit trop mûr.

Maintenant, tous pouvaient voir l'étendue des dégâts. Les vaisseaux déchirés laissaient suinter de grandes quantités de sang. Il s'entendit parler, calme et précis, mais même sa voix lui était devenue étrangère.

– Vous pouvez à présent constater que c'est surtout le lobe droit qui a été atteint. Nous avons là une lésion centrale du bord antérieur. Et ici, le ligament suspenseur est arraché. La capsule de Glisson présente en outre un hématome. Pour une lésion d'une telle ampleur...

Les mains de Brinkmann exploraient la surface brune de l'organe, luisante de sang.

– Là ! Là, le sang ruisselle du fond de la déchirure. Pour une lésion d'une telle ampleur, pratiquer une suture directe n'aurait pas de sens. Multiplier les ligatures prendrait trop de temps. Je vais donc tasser une mèche dans la cavité pour assurer l'hémostase, et recoudre par-dessus à grands points éversants.

Ils hochèrent la tête.

– Bien. Tampon, encore une fois. Merci.

Maintenant, il était tout à fait calme. Les autres le regardèrent, fascinés. Mais cela ne dura que quelques secondes. Il y avait tant à faire !

Le sang jaillissait de nouveau.

– Nom de Dieu !

– Là, un clamp pour occlure l'artère hépatique ! Udo, tu t'en occupes.

Quatre mains s'affairèrent dans l'abdomen de Vollmers.

Est-ce que Vollmers aimait Christa ? Est-ce qu'il l'aimait vraiment ? Des bribes de pensée traversaient l'esprit de Brinkmann.

Jadis, à Fribourg, le soir où il l'avait attendue dans sa chambre...

Brinkmann prit la mèche de gaze, en tassa l'extrémité dans la plaie.

L'aimait-il ? L'aimait-il de tout son cœur ?...

Est-ce que le cœur de Vollmers battait toujours ?

– Fréquence ?

– Pas très stable, répondit Katharina Gessner. Mais je vais régler ça. Vous pouvez continuer tranquillement.

Elle leva brièvement les yeux en tournant les manettes de son appareil. Il la regarda, lui sourit...

Bien. La mèche était en place.

– Crin de Dexon, Ella. N° 1. Et la grande aiguille courbe, s'il vous plaît.

Comme s'il était nécessaire de le préciser... Mais parler lui faisait du bien. Cela l'empêchait de penser à autre chose. Mon Dieu, une nouvelle lésion, qu'il n'avait pas encore repérée. Encore du sang... Dans quel état les pierres avaient mis ce pauvre Vollmers !

– Bistouri.

Il lui fallait davantage de place, c'est pourquoi il prolongea l'incision médiane vers la droite, suivant l'arc des côtes. La lame avait atteint le fascia. Brinkmann continua d'inciser, Rusca ligatura un gros vaisseau au catgut.

Enfin ! songea-t-il. Puis il leva brièvement la tête. Un claquement suivi d'un grondement sourd venait de retentir quelque part au loin. Puis un second.

– Qu'est-ce que c'était ?
– Un tir de mine.
– Un dimanche ? s'étonna Brinkmann.
Il fit signe à l'infirmière de lui essuyer la sueur qui perlait sur son nez, puis se courba de nouveau sur le corps de Vollmers.

Belle explosion !
Qui avait lancé l'engin ? Brigat, naturellement. Un instituteur lançant des pétards de feu d'artifice ? Le gros Brigat, toujours jovial, offrait là une image toute nouvelle de son métier.
Il fit signe de la main à Ketterer.
– Hé, docteur ! Je crois que ça bouge dans l'escalier. Les types du service de sécurité arrivent. Il faudrait se grouiller, docteur.
Exact.
Ils étaient sept, debout sur le toit en terrasse du bâtiment administratif des usines Grossmann. Mischa se pencha et posa dans la main de Ketterer le mégaphone peint en rouge. Maintenant, les ouvriers de l'équipe du dimanche sortaient des ateliers de l'usine chimique. Ils dressèrent la tête, levèrent les yeux. Les rafales de vent faisaient claquer la banderole et soufflaient du sable dans les yeux de Ketterer. Ils avaient tendu la banderole entre l'antenne et la cheminée. Le petit sapin, pendillant au câble qui le soutenait, était plutôt pitoyable, mais l'inscription que Brigat et les élèves de sa classe avaient peinte en lettres géantes sur le tissu faisait un gros effet. On devait pouvoir la lire de loin, sans doute depuis la place du marché : LA FORÊT QUI VA MOURIR SALUE OFFINGEN ET SON INDUSTRIE !
– Allez, docteur, vas-y ! cria Mischa.
Et Brigat, de nouveau, lui fit signe. Ketterer avança de quelques pas. Il se sentit un peu bizarre, juste au bord du toit ; le vent lui soufflait une odeur répugnante dans les narines. Il porta le mégaphone à sa bouche et fit basculer l'interrupteur :
– Je suis le Dr Alfons Ketterer. Beaucoup d'entre vous me connaissent, je crois ?
Aucune réaction. Pas un ne leva la main. Le contraire eût été surprenant. Ne dépendaient-ils pas tous du bon plaisir de l'entreprise Grossmann ?
– Vous me connaissez parce que vous m'appelez souvent chez vous. Pour vous soigner vous et votre famille, votre femme, vos enfants. Pour soigner des gens, mes patients, qui sont tombés

malades. Et de quoi souffrent-ils ? De troubles pulmonaires. De laryngites. D'allergies. Il y a longtemps que j'ai alerté les autorités compétentes. Chaque cas est consigné dans mes archives. Mais vous qui êtes les premiers concernés, il faudrait enfin que vous compreniez que les responsables se trouvent parmi ceux qui se sont jusqu'à présent refusés à installer des épurateurs efficaces afin que les rejets des usines Grossmann...

Ketterer s'interrompit.

La porte de la cage d'escalier donnant sur le toit venait de s'ouvrir brusquement.

Un groupe d'hommes en surgit. Les premiers tenaient des haches d'incendie. Est-ce qu'ils s'imaginaient qu'ils allaient lui faire peur ? Non, pas eux. Qu'ils y viennent donc !

Alfons Ketterer allait relever le pavillon du mégaphone lorsqu'une autre voix, plus forte encore, jaillit d'un haut-parleur placé sur le toit de la maison du gardien.

– Ici la direction de l'usine. Quittez immédiatement ce toit et le terrain de l'entreprise. C'est notre dernière injonction. Vous violez par votre occupation les règlements de sécurité. Au cas où vous persisteriez, nous serions contraints de recourir à la force.

Ils y recouraient déjà. Ketterer entendit Mischa crier, il le vit tomber à genoux.

Ils arrivaient sur lui.

Le premier, tête carrée et uniforme, tendit la main et agrippa Ketterer par sa veste de cuir.

Le médecin chercha à se dégager.

L'autre trébucha, tomba, se releva aussitôt. Ketterer ne pouvait en supporter davantage. Il brandit son mégaphone et frappa.

– Criminel ! Salaud ! Aïe !

Un coup l'atteignit au front. La douleur lui traversa le cerveau. Le Dr Alfons Ketterer s'effondra sur le sol.

Brinkmann connaissait toutes les formes et tous les degrés de l'épuisement, mais il s'était rarement senti aussi exténué. Les membres comme du plomb, les muscles du dos et des épaules encore crispés par une tension douloureuse, un voile devant les yeux, un tournoiement obscur sous le crâne, il éprouvait aussi, et c'était bien le pire, une sensation toute nouvelle : il tremblait au plus profond de lui-même, comme si chacune de ses voies nerveuses était en proie à des vibrations qu'il ne pouvait plus contrôler.

Tu vieillis, mon cher. Reconnais-le.

Et tu semblais d'ailleurs sacrément vieux, il y a un moment, en salle d'opération. Udo s'était bravement comporté, ses sutures étaient impeccables, et ce jeune Piero Rusca promettait. Il avait du talent. Quant à Katharina... ! Sans son calme et son savoir-faire, tout aurait été perdu dès le début.

– Klaus !

Römer arrivait. Brinkmann releva à peine la tête lorsque le chef du service de médecine interne le salua de la main, puis s'approcha de lui. Il était toujours debout contre le mur du petit vestibule du bloc opératoire, à peine conscient de lui-même et de ce qui l'entourait, toutes ses pensées occupées par ce qui venait de se passer : le visage exsangue de Vollmers. Les blessures. Les efforts qu'il avait déployés pour sauver ce corps qui peut-être ne survivrait pas à cette nuit. Et puis Christa...

Ne plus y penser. A quoi bon ?

Vollmers et Christa. Christa et Vollmers. Cette vieille histoire qui avait resurgi si souvent dans son imagination, et dont il avait souri. Et maintenant ? C'était de là que lui venait ce coup terrible.

– Alors, ça y est. Vous avez réussi ?

Brinkmann eut du mal à comprendre de quoi parlait Römer.

– Réussi ? Qu'est-ce que ça veut dire ? Tu sais bien que rien n'est joué, dans un cas pareil...

– Mais il est vivant.

– Oh oui ! Et s'il l'est encore dans vingt-quatre heures, nous pourrons nous dire qu'il a des chances de s'en tirer.

– Ça se présente si mal ?

Brinkmann tourna les yeux vers la porte. Elle s'ouvrit, les battants s'encliquetèrent. Derrière Marks qui poussait le chariot, Katharina Gessner entra, très droite, la démarche légère, comme si elle n'avait pas traversé le même enfer que lui et redressé encore une fois avec lui, au dernier moment, une situation désespérée.

Arrivée à l'ascenseur, elle le regarda par-dessus son épaule et leva brièvement la main. Il lui répondit d'un hochement de tête.

– Quelle femme incroyable ! s'exclama Römer comme s'il avait lu dans les pensées de Brinkmann. Cela fait mal qu'elle s'en aille. Professionnellement, c'est un as.

– Oui, dit Brinkmann épuisé. Et une merveille d'endurance et de force.

Römer le regarda.

– Comme toi...

– Moi ? Tu es un mauvais diagnosticien, Römer. Ou un menteur. Je suis complètement crevé.

– Ah ! Enfin !

– Comment ça, enfin ?

– J'attendais depuis si longtemps une telle phrase. Pas de vacances, toujours à t'agiter ! Est-ce que tu crois que tu peux encore t'imposer un tel rythme ? Tu n'as plus l'âge de Katharina Gessner...

– Laisse... Comment va ma femme ?

Il fut heureux d'avoir réussi à poser cette question. Il se sentit soulagé. Il sentit également ses forces lui revenir. Et Römer sourit.

– Elle a quelques bosses... Mais le choc psychologique est plus sérieux.

Il se tut un instant, puis reprit :

– Écoute, Brinkmann, si je peux me permettre d'ajouter quelque chose sur ce point...

– Non. C'est mon affaire.

Il s'était exprimé plus sèchement qu'il n'en avait eu l'intention. Römer ne sembla pas lui en vouloir.

– D'accord. Mais une précision quand même : il l'a protégée quand l'éboulement est arrivé sur eux. Il lui a fait un rempart de son corps, comme ont dit les sauveteurs qui les ont amenés dans l'hélicoptère.

Brinkmann eut un mince sourire.

– Et qu'attends-tu de moi ?

– Rien.

– Eh bien, à l'occasion, je l'en remercierai, Römer... Est-ce cela que tu veux ?

La situation était devenue oppressante. Il avait mal réagi, une fois de plus... Soit. Mais, bon sang ! Quels trésors de compréhension exigeaient-ils donc de lui ? Christa. Et à présent Römer, lui aussi.

Il leva la main et gagna l'ascenseur.

Lorsque les portes de la cabine s'écartèrent, Brinkmann se trouva face à un groupe d'hommes en sang, couverts d'égratignures, énervés. Le premier était Ketterer. Sa veste en lambeaux lui pendait sur l'épaule. Il grimaça un sourire de ses lèvres minces et décolorées.

– Bonjour, Klaus.

– Bonjour. Qu'est-ce qui t'arrive? Tu t'es fait attaquer par des brigands?

Après Ketterer venait Mischa. Il avait un œil au beurre noir, les lèvres tuméfiées et à la tête une bosse qui saignait. Enfin, un homme vêtu d'une sorte d'uniforme, portant au col le logo de l'entreprise Grossmann. Et c'est lui qui commença de pousser les hauts cris:

– Des brigands! Ce sont eux, les bandits. Lui aussi, là. De vrais bandits!

Mischa se glissa devant Brinkmann.

– Professeur! Professeur! Nous avons juste déroulé une banderole. A l'usine Grossmann. Contre la mort des forêts.

– Déroulé une banderole? Ils se sont jetés sur nous! A coups de pied, à coups de poing!

Mischa se retourna vers le vigile.

– Ah! taisez-vous! Vous savez très bien que nous nous sommes comportés de façon tout à fait pacifique.

Brinkmann aspira profondément et s'efforça au calme. Il ne manquait plus que ça.

– Je tombe peut-être au mauvais moment? dit Ketterer.

– On peut le dire. De toute façon, tu t'es trompé d'étage. Tu sais où est la salle de soins, n'est-ce pas? Mischa, Renz peut bien s'occuper de vous, non?

– Bien sûr, professeur. Nous pensions simplement que nous devions vous voir pour...

– Tout ce que vous devriez faire, c'est aller trouver Renz pour qu'il panse vos bosses. Autre chose, Mischa?

– Non, professeur.

Ils redescendirent donc par l'ascenseur. Brinkmann sentit le battement rapide et violent du sang dans ses artères temporales. Parler à Christa? A quoi bon? S'allonger et dormir? Dormir, se dit-il. Fermer les yeux et tout oublier...

Au même instant, l'horloge indiquait vingt et une heures trente-deux au tableau de contrôle du service des soins intensifs. Udo Brinkmann et Katharina Gessner, pâle maintenant et quand même assez nerveuse, observaient les tracés et les chiffres qui se détachaient en vert sur le fond gris de l'écran. C'étaient les données que l'appareil enregistrait sur le corps inconscient de Vollmers et acheminait jusqu'au poste central.

– Quel gâchis ! soupira Katharina. C'est moche. Surtout pour ton père.

Udo se taisait. Elle le regarda.

– Dis-moi... Christa et Vollmers, tu y crois ?

– Non...

Elle inclina la tête de côté.

– Pourtant, tu te rappelles les bruits qui avaient couru...

– Des bruits ?

Elle acquiesça. Elle revit le visage hâve et couvert de sueur de Vollmers, et releva les yeux vers l'écran. Le pouls s'était amélioré. Pour un patient qui venait de subir une telle intervention, sa fréquence restait dans les limites tolérables. Les ondes cérébrales ne présentaient aucune modification. En quoi tout cela la concernait-il ? Qu'avait-elle à s'occuper des problèmes de la famille Brinkmann ? Mais le vieux lui faisait de la peine. Il avait souffert. Il avait tout tenté, sans pouvoir cependant déployer pleinement ses capacités.

– Veux-tu que je te dise ?... Je m'inquiète davantage pour ton père.

De nouveau, Udo s'abstint de répondre. Il avait eu la même pensée. Mais l'essentiel n'était-il pas que Vollmers s'en tire ?

– Est-ce que Vollmers s'en sortira ? Qu'en penses-tu ?

– Tu n'aurais pas une question plus simple ? Mais oui, je crois que oui.

Un peu de leur vieille familiarité s'était réveillé. Ce sentiment devint si fort qu'Udo lui mit la main sur l'épaule.

– Sans toi, nous n'aurions pas lieu de nous poser cette question, Katharina. Tu as été extraordinaire, aujourd'hui. Pour ton avant-dernier jour de travail, tu as été gâtée...

– Oh ! tu sais, je prends trois semaines de vacances avant de commencer à Hambourg.

Ses lèvres bougèrent comme si elle voulait encore ajouter quelque chose, mais elle se tut et gagna la porte d'un pas décidé. Udo la suivit.

– Ina ! N'hésitez pas : au moindre changement, donnez immédiatement l'alarme !

Pas de réaction. Il est vrai que cette consigne était superflue.

Dehors, Katharina le regarda. Cette fois-ci, elle lui souriait, un peu distante, mais tout à fait chaleureuse.

– Pourquoi me regardes-tu ainsi ?

– Il ne faut pas ? Écoute, juste une question entre collègues et néanmoins copains : Claudia reste, n'est-ce pas ?

Il hocha la tête.

– Oui, il semble.

– Et...

– Et quoi ?

– Vous avez bien quelque chose en tête, non ?

Udo ne se sentit nulle envie de chercher refuge dans des échappatoires ou de petits mensonges. Surtout pas maintenant, dans cette situation. L'heure de la vérité avait sonné.

– Oui, je crois que nous avons pas mal de choses en tête.

Le visage de Katharina n'exprima nulle surprise. Il resta tout aussi calme. Elle hocha même la tête comme quelqu'un qui a l'habitude de prévoir l'évolution des événements et n'a pas besoin qu'on lui confirme ce qu'il a deviné.

– C'est bien. Pourquoi pas ? En tout cas, cela atténue mon sentiment de culpabilité.

– Tu te sens donc coupable ?

– Tu me le demandes ? Allons, Udo, tu me connais pourtant. Vis-à-vis de toi, j'avais quelques scrupules.

– Alors, débarrasse-t'en.

– Promis, dit Katharina.

Elle semblait soudain très fatiguée.

On vit sa vie le mieux possible, on a ses idées et ses rêves, parfois même un idéal, et puis quelque chose survient qui vous arrache à tout ce qui, jusque-là, allait de soi : on se retrouve à l'improviste dans une chambre d'hôpital, le cathéter au bras et la tête bandée. Enfermé dans cette chambre, en fait. Et qui plus est, avec l'homme à qui vous êtes redevable de deux côtes froissées, d'une légère commotion cérébrale et d'un bel hématome à la cuisse.

Et voilà que ce personnage vous toise comme si vous étiez l'agresseur ! Et que dit-il ?

– Non, dit-il. Je préfère dormir dans la buanderie plutôt que de partager la chambre d'une de ces brutes d'émeutiers !

– Ha ! Ha ! Je suis un émeutier ? Et c'est moi qui suis une

brute? s'exclama le Dr Alfons Ketterer. C'est absurde! C'est complètement fou!

Il était entré dans la chambre le premier et se cramponnait au lavabo par mesure de précaution lorsque Kritz était arrivé, un œil au beurre noir, le nez un peu enflé – ce que le Dr Ketterer nota avec satisfaction. Cela faisait du bien, même si cela s'accordait mal avec son image de disciple d'Hippocrate. Tu l'as copieusement servi, bravo!

– Nous n'avons pas d'autre lit disponible, monsieur Kritz, annonça l'infirmière-chef.

Ketterer connaissait Hildegard, puisqu'il rendait visite à ses patients hospitalisés à la clinique. On ne plaisantait pas, avec elle. Elle ne se laissait pas marcher sur les pieds. Raide comme un adjudant, elle lançait ses commandements avec une délectation qui trahissait son petit sourire du coin de l'œil. Ketterer avait compris. Après tout, la police n'agissait-elle pas exactement de la même façon? Après une bagarre de taverne, elle conduisait les intéressés au violon et les enfermait tous dans la même cellule.

Mais ce Kritz, un des vigiles de l'usine Grossmann, ne semblait pas prêt à s'en accommoder.

– Un autre lit? Je n'ai pas besoin d'un lit. Plutôt coucher dans la cave à charbon que dans la chambre de cet individu! C'est lui qui m'a blessé. Et ça se dit docteur!

– Évidemment! dit Ketterer en lançant un clin d'œil à Hildegard. Je *suis* docteur. Et mes côtes? Et mon genou? Qui est-ce qui me les a démolis?

Le Dr Ketterer réussit à gagner le lit du côté de la fenêtre, et s'y assit aussitôt.

– Quand est-ce qu'il va venir, le Brinkmann? Est-ce qu'il n'a pas l'intention de m'examiner?

Les yeux d'Hildegard jetèrent des éclairs inquiétants.

– Le Brinkmann? Vous voulez sans doute parler de monsieur le Professeur? Il a opéré pendant quatre heures.

– Ah bon? Je ne sais pas opérer, moi, mais j'arrive toujours à me débrouiller seul. Il faudra que j'en fasse autant cette fois-ci. Demain, j'ai une rude journée. Ma salle d'attente sera pleine.

Cela ne lui réussit pas. On ne pouvait manœuvrer Hildegard de cette façon.

– Ah oui? Eh bien, je vais vous dire ce que vous allez faire.

– Je vous en prie.

– Demain matin, appelez votre secrétaire et mettez-la au courant. Vous ferez relâche, docteur Ketterer.

Puis elle se tourna vers Kritz.

– Encore une précision: ici, on ne renaude pas. C'est valable pour vous comme pour le docteur. Faut-il que je poste un policier dans cette chambre pour que vous cessiez cette comédie?

Kritz ouvrit la bouche, puis se hâta de la refermer sans avoir dit un mot.

Ketterer grimaça un sourire.

– Très bien, conclut Hildegard. Si vous ne vous tenez pas tranquilles, vous aurez de mes nouvelles. C'est clair? J'entends tout. Mon bureau est juste à côté.

C'est ainsi que leurs relations avaient commencé. Maintenant, on ne pouvait guère parler d'une amitié née des misères partagées, car ils étaient encore trop éloignés l'un de l'autre, trop ancrés dans leurs convictions, mais ils s'étaient quand même partagé la seule portion de salade – car on avait oublié l'autre à la cuisine – et ils avaient même entrepris une partie de skat: «Il ne faut pas laisser les cartes se rouiller», avait dit Kritz. Naturellement, ils s'étaient tout de suite emballés, mais ils avaient apaisé grâce à une bouteille de bière le différend provoqué par une main à quatre valets, et finalement ils en étaient venus à parler de l'emploi.

Alfons Ketterer essuya du dos de la main la mousse de bière sur ses lèvres.

– L'emploi, l'emploi! Comme si l'emploi dépendait de vos poisons chimiques! Si encore tu étais président du patronat, Kritz, je pourrais comprendre. Mais ici, en Bade, le président du patronat, c'est Grossmann. Il suffit qu'ils te collent leur G doré au col de ton uniforme pour que tu te mettes à hurler: l'emploi, l'emploi! Tu ne sais rien dire d'autre.

Kritz restait très calme. Il affichait presque un air de supériorité. Quelqu'un d'éduqué – docteur, en plus! – qui grimpait sur le toit du bâtiment administratif avec une bande de casseurs! Il fallait qu'il fût cinglé. Alors, pourquoi s'énerver? Non, Kritz allait argumenter sans se fâcher.

– Le travail de l'aluminium, au moins tel que nous le pratiquons chez Grossmann, ne produit pas d'émissions nocives, dit le vigile Kritz. Ce n'est pas ça qui fait mourir les forêts. Si les forêts

.meurent, Alfons, ça n'est pas à causé de nous, c'est à cause des gaz d'échappement des voitures.

– Ah! Ah! Naturellement. L'industrie n'y est pour rien. Elle a les mains blanches. Immaculées.

– Ce sont les gaz d'échappement, répéta Kritz sans se laisser troubler. Et tes visites à domicile, tu les fais à vélo ? Non. Tu prends ta voiture. L'esprit tranquille.

Ketterer s'adossa à son oreiller et fixa le visage rouge et rond orné d'une petite moustache.

– Oh! oui, surtout quand je te vois. Et sais-tu pourquoi je me sens très tranquille ? Tu le sais. C'est parce que si j'avais pris mon vélo au lieu de la voiture, ta mère se serait étouffée. Je serais arrivé trop tard. Et son os lui serait resté coincé dans la trachée-artère.

Cela donna à penser à Kritz. C'est d'un ton un peu hésitant qu'il reprit:

– En tout cas, la violence est à proscrire.

– C'est toi qui me dis ça!

– Oui, moi! C'est bien vous qui avez fait tout ce raffut! s'exclama Kritz, s'échauffant de nouveau.

– Nous n'avons pas fait de raffut. Et nous n'avons pas employé la violence. Nous occupions le toit de manière très pacifique. Et tu le sais très bien.

– Mais vous avez refusé de bouger. Malgré des injonctions répétées.

– Naturellement. Nous n'aurions pas obtenu l'effet souhaité. Il fallait que le plus grand nombre de gens, tout Offingen si possible, voie la banderole.

– Veux-tu savoir comment j'appelle ça ?

– Comment ?

– De la résistance violente. Oui, c'est de la résistance violente et de la provocation.

Ketterer secoua la tête, l'air presque soucieux.

– Sais-tu ce que je conclus de ta logique ? Que tu as une case en moins. Plusieurs, même. Écoute: qu'est-ce qui te rend si obtus ? Quand tu vas te promener, est-ce que tu ne regardes même pas les couronnes des arbres ? Tu ne remarques pas ce qui se passe autour de toi ? Tu n'en as pas entendu parler, non plus ? Tu n'as pas lu dans les journaux que dans quelques années il n'y aura plus d'arbres du tout dans la Forêt-Noire ?

– Les gens viendront quand même pour se promener. Et pour faire du ski, en hiver.

Kritz regretta immédiatement que cette remarque lui ait échappé. Car le cou de Ketterer se gonfla, son visage s'empourpra.

– Se promener ? Faire du ski ? Tu ne sais pas ce que tu racontes, mon vieux ! Tu ne comprends vraiment rien ! Mais vous êtes tous comme ça ! Faire du ski ! Toutes les cochonneries que vous envoyez dans l'atmosphère, avec ton Grossmann et tous les autres, ça produit un effet de serre. Mais ça ne te dit rien... L'effet de serre provoque une augmentation de température. Et avant l'an 2000, nous aurons ici une hausse des températures moyennes de dix degrés. Ni neige ni soleil. Juste un désert sous vos nuages puants !

– Tais-toi donc !

– Et pourquoi est-ce que je me tairais ? Quand tu te promènes entre les cheminées, chez Grossmann, ça sent peut-être l'eau de Cologne, hein ?

– En tout cas, chez nous, personne n'est tombé malade. Pas à cause de l'usine.

– Ah non ?

Alfons Ketterer s'apprêtait à évoquer les cas de laryngite infantile, la pollution de la Ruhr et l'incurie scandaleuse des politiciens corrompus. Mais il n'en eut pas le temps. Car Hildegard lui apparut soudain. Elle était sans doute là depuis un moment déjà, les bras croisés sur sa blouse blanche et le visage creusé de plis soucieux.

– Si je puis me permettre de vous interrompre...

Ketterer se tut.

– Et si le docteur avait l'amabilité de se lever pour que je remette à peu près en état la porcherie en quoi il a transformé son lit...

Ketterer obéit, l'air coupable.

– Et puis-je enfin prier ces messieurs de ne pas gêner le repos nocturne des autres patients par leurs cris ?

– On est bien forcés de crier, quand on entend de telles âneries, dit Ketterer.

Le visage crispé de douleur, il s'écarta de son lit d'un pas maladroit, ses muscles noués refusèrent leurs services, il se mit à chanceler, et le vigile Kritz le retint promptement dans ses bras et l'appuya contre lui.

Peut-être n'était-ce là qu'un mouvement réflexe, mais il provenait d'un certain sentiment de l'aide que l'on se doit entre camarades. Et c'était ce qui suscitait la colère de Ketterer.

– Tu n'as pas besoin de me tenir, je ne tombe pas si facilement.

– Tu pourrais quand même dire merci.

– Merci.

Il se tourna vers Hildegard.

– Dites-moi, puisque nous en sommes justement à ce problème... D'après ce que m'ont dit mes patients, on les réveille dès cinq heures pour faire leur lit?

– Tout à fait, confirma Hildegard, fidèle à son ton singulièrement jovial.

– Et pourquoi?

– Parce que, autrement, il serait impossible de s'organiser. Parce que le personnel ne s'en sortirait plus. Chez vous, il faut bien aussi patienter deux heures dans la salle d'attente avant d'être examiné. Pourquoi?

Ketterer faillit être décontenancé. Il trouva pourtant la réplique:

– Ça, je peux vous le dire: c'est parce que plus personne ne veut devenir généraliste. Mais ici, à la clinique...

Hildegard venait de mettre la main sur un cendrier. Il était plein de mégots. Elle le brandit d'un geste triomphant dans les nuages de fumée grisâtre qui flottaient à travers la pièce.

– Ici, dans cette clinique, les patients trouvent sans arrêt de nouvelles idées pour empêcher le personnel de venir à bout de son travail dans les temps.

L'air exaspéré, elle vida les mégots et les cendres dans un sac de plastique.

– Comment est-ce que ça se passe, chez vous? Est-ce qu'il est permis de fumer dans votre salle d'attente?

– Non, reconnut Ketterer après une brève hésitation.

– Ah! Dans ce cas, donnez donc le bon exemple ici aussi, docteur...

Ils avaient libéré Christa de son gros bandage à la tête. Elle n'avait plus qu'un petit pansement à droite de l'occiput, à l'endroit où la pierre l'avait atteinte. Elle ouvrit lentement les paupières. Elle ne dit pas un mot, mais Udo déchiffra la question dans ses yeux. Il sourit.

– La nuit s'est très bien passée. Le volume respiratoire s'améliore. Il est solide comme un bœuf, ton Vollmers.

Il n'aurait pas dû dire cela. Il s'en rendit compte aussitôt, et le regretta. Les yeux de Christa restèrent calmes. Seule, sa bouche tressaillit légèrement.

– Tu me connais, Udo. Est-ce que tu crois à cette absurdité ?

– Non. Naturellement. Comment est-ce que...

Il se reprit, s'approcha d'elle, s'assit sur le tabouret et la regarda d'un air radieux.

– Tu as une mine magnifique. Ça ira ?

– Oui, je crois. Römer veut encore m'examiner à fond demain avant de me renvoyer à la maison.

– C'est bien.

Pourtant il y avait encore quelque chose qui la préoccupait, car ses mains lissaient la couverture d'un geste nerveux.

– Udo, que se passe-t-il avec Klaus ? Il n'est pas venu me voir une seule fois.

– Si. Tu dormais. Il n'est pas encore là. C'est lui qui dort, maintenant. Et il fait bien.

Elle hocha la tête.

– Les dernières vingt-quatre heures ont été éprouvantes.

Elle acquiesça de nouveau. Puis elle dit :

– Udo, il faut que nous en parlions, veux-tu ? Je n'ai pas de liaison... Je n'ai pas de liaison avec Vollmers. Maintenant, je veux connaître ton opinion : est-ce que ton père le croit vraiment ?

Elle avait eu d'abord du mal à s'exprimer, puis sa voix s'était affermie et animée. Il se leva, mal à l'aise.

– Comment pourrais-je le savoir ? Mais tout va s'arranger.

Il lui tapota la main. Elle ne répondit pas, mais un sourire d'espoir apparut sur son visage. Il gagna la porte.

– A bientôt.

L'appel de Christa lui parvint avant qu'il eût quitté la pièce.

– Udo ! Rends-moi un service, veux-tu ?

– Bien sûr.

– Va chercher la voiture de Vollmers. Elle est garée en haut de la vieille auberge. Tu sais, là où nous étions il y a quinze jours.

– Au *Gasthof Krone* ?

– Oui, c'est ça. Avez-vous ses affaires ? Il devait avoir les clés sur lui.

– Bien. J'irai en taxi. Mais seulement quand on n'aura plus besoin de moi ici.

– Et puis, Udo, parle à Klaus. Dis-lui ce qui te paraîtra juste. Mais quand tu le verras, cherche à le rassurer. Tu le connais, tu peux t'imaginer à quel point cela a dû le secouer.

Udo fut empêché de tenir sa promesse. La situation, le moment, l'atmosphère propices à une telle conversation ne se présentèrent pas de la journée. La voiture de Vollmers resta au *Gasthof Krone*, car vers quatre heures, cet après-midi-là, les voyants d'alarme s'allumèrent au tableau de surveillance des patients à l'unité de soins intensifs. Lit n° 6. Vollmers. Collapsus cardiaque. Le pouls s'emballait et devenait imperceptible. Les réactions qui se produisaient dans le corps harassé et couturé de Vollmers échappaient au contrôle. L'administration d'oxygène et de médicaments vasculaires ne permit pas de stabiliser l'état du patient. Römer tenta des massages. Brinkmann arriva, hors d'haleine. Il hésita, se pencha sur le corps pantelant engagé dans un dur combat. Quelle que fût la cause de cet accident, ils n'avaient pas de temps à perdre.

– Calcium ! dit Brinkmann. Donnons-lui du calcium. Le système neurovégétatif déraille.

C'était comme tirer au jugé. Mais le coup porta. Après l'injection, Vollmers commença de se rétablir.

Ils se regardèrent. Brinkmann haussa les épaules sans rien dire et quitta la pièce. Il se mit en congé pour le lendemain après-midi...

Vêtu de son seul pantalon de pyjama, Brinkmann était installé dans la chaise longue, sur la terrasse, et Mme Michaelis lui lançait des regards quelque peu gênés et réprobateurs. Il feuilleta sans entrain les journaux, les jeta par terre, prit ses revues médicales et jura à haute et intelligible voix en parcourant un article sur les « nouvelles méthodes de traitement chirurgical des sténoses du duodénum » mises au point par un collègue de Hambourg, qu'il connaissait depuis des années comme un dilettante beau parleur. Il ne se laissa même pas détourner de ses jurons par l'apparition de Claudia qui, armée de pots de peinture verte, s'apprêtait à repeindre les contrevents de la remise à outils.

Finalement, il jeta la revue dans un coin, croisa les mains derrière la tête et ferma les yeux.

Il ne les rouvrit qu'en percevant le vrombissement d'un moteur et le crissement des roues d'une voiture sur le gravier. Une Audi blanche venait d'entrer dans la cour. Une Audi blanche très chic et très chère. Udo refermait justement la portière.

– Bonjour !

– Bonjour, dit Brinkmann. Qu'est-ce que c'est que cette voiture ?

– C'est celle de Vollmers. Je suis allé la chercher.

– Ah oui ?

Il s'était redressé dans sa chaise longue. Le soleil, avançant dans sa course, avait maintenant disparu. Brinkmann frissonna et pêcha de la main gauche sa veste de pyjama. Et comme Mme Michaelis venait bien à propos d'apparaître sur la terrasse, il lui demanda d'apporter un autre petit déjeuner pour Udo.

Udo monta le rejoindre sur la terrasse, détendu et candide comme la plupart du temps.

– Est-ce que Vollmers est tiré d'affaire ? demanda-t-il d'une voix tout aussi détendue et candide.

– Comment veux-tu que je le sache ? Je ne suis pas Dieu le Père.

– Oh ! alors excuse-moi.

Ainsi, la discussion était close. Du moins pour quelques minutes. Tous deux regardèrent Mme Michaelis, comme toujours taciturne, préparer derechef la table du petit déjeuner. Et puis Molli arriva, elle aussi. Elle passa prudemment au large de l'être bizarre qui avait pris la place de Käte et qui la chassait de la cuisine ou la menaçait de la tapette à tapis lorsqu'il lui arrivait de vouloir prendre ses aises dans un fauteuil ou sur le canapé.

Mais il y avait Brinkmann, et celui-ci était justement en train de tartiner de miel la moitié d'un petit pain. Molli s'assit donc sur son postérieur rondelet, leva la patte, cabotina de son mieux et obtint ce qu'elle voulait. Brinkmann lui adressa un sourire. Un sourire un peu mélancolique, cependant, comme les paroles qui l'accompagnèrent :

– Hé oui ! c'est ainsi. Quand on recherche la fidélité, avec les chiens, on n'est pas déçu.

Udo crut qu'il avait mal entendu. Il regarda son père donner à la chienne la tartine de miel, se douta de ce qui se cachait derrière ce rapprochement attendri et silencieux, et s'éclaircit la voix.

– Au cas où ce serait une allusion...

Brinkmann releva les yeux.

– Pardon ?

– Tu as très bien compris. Et je vais terminer ma phrase. Je suis contraint de te signaler que tu t'égares complètement.

– Tu es trop bon, répondit sèchement Brinkmann. Et ta remarque était d'ailleurs tout à fait superflue.

Udo ne se laissa pas déconcerter.

– Est-ce que je peux quand même te dire quelque chose ? Et sans que tu m'interrompes ?

Brinkmann se carra contre le dossier de sa chaise longue. Udo rassembla tout son courage.

– Tu as eu des journées extraordinairement éprouvantes. Je le sais. Nous le savons tous. La mort de Käte. Cette terrible histoire avec Willi. Maintenant, Vollmers à la clinique. Et dans quel état !...

– Continue.

– Bien. Si tu es un peu perdu et pars d'hypothèses erronées, ça n'a rien d'étonnant. Je le comprends. Mais tu ne peux quand même pas refuser d'admettre tes erreurs.

– Tu m'ennuies.

– Je ne crois pas.

Udo toussota afin de se donner le temps d'imaginer une stratégie pour venir à bout de cette raideur glacée derrière laquelle s'abritait son père. Il n'en trouva pas. Rien d'autre ne lui vint à l'esprit qu'une apostrophe désespérée.

– Nom de nom, il n'y a rien entre eux ! Absolument rien. Je la connais.

– C'est elle qui t'envoie ?

– Ah ! ne dis pas de bêtises. Comprends donc enfin : ils sont allés se promener. Et alors ? Pourquoi ne l'auraient-ils pas fait ? Deux collègues, qui ont travaillé ensemble... Et c'est avec toi que Christa se serait promenée, si tu en avais pris le temps. Elle aurait bien préféré être avec toi qu'avec lui.

Silence. Brinkmann était totalement enfermé, englouti en lui-même. Udo n'y tint pas.

– Dans quel monde vis-tu ? Est-ce que tu veux la cloîtrer ? Est-ce que pour toi c'est un péché de faire une randonnée en montagne avec un collègue ? Ou un scandale ?

– En tout cas, c'était déloyal.

– Ce que je trouve déloyal, c'est que tu ne t'occupes pas d'elle. Pas une seule fois tu n'as mis les pieds dans sa chambre.

– Et tu parles comme un curé.

La main de Brinkmann, en cherchant à tâtons sa pipe sur la table, renversa une tasse. Il n'ébaucha pas un geste pour réparer les dégâts.

– Change de métier. Deviens conseiller conjugal.

– Est-ce que tu ne te complais pas un peu dans ton rôle ?

– Mon rôle ?

– Le médecin-chef au noble cœur, altruiste, sauve l'amant de sa femme et se soumet à son destin... Seul son chien lui demeure fidèle. C'est à peu près ça, non ?

Brinkmann plissa les paupières.

– Dis-moi, tu as perdu la tête ?

– Moi, non. Mais toi ? A part ta vanité offensée, qu'est-ce que tu as à offrir ? D'accord, tu as raccommodé Vollmers. Et de façon grandiose.

– Ah ! ça suffit ! Tais-toi !

– Non, je ne me tairai pas. Pas avant que tu comprennes qu'il n'y a pas que Vollmers qui ait besoin de ton aide. Il y a surtout Christa, maintenant.

Brinkmann inspira profondément, ses mains se crispèrent sur les accoudoirs. Udo crut un instant qu'il allait se lever et le planter là. Le visage de son père s'était empourpré. Et après ? Aurait-il dû lui épargner cette semonce ? Il l'avait méritée.

– Crois-tu que ce soit impossible, papa ?

Cette fois, Brinkmann se leva, regarda autour de lui, découvrit dans un coin sa robe de chambre jetée sur un fauteuil en rotin, alla la chercher, l'enfila et noua la ceinture d'une main nerveuse.

– Occupe-toi donc de Claudia, et fiche-moi la paix.

– Je voulais seulement...

Il n'y avait rien à expliquer, rien à vouloir. Brinkmann se dirigea vers l'escalier, fit signe à Molli qui bondit joyeusement derrière lui, et disparut entre les buissons.

Claudia se tenait en bas de la terrasse, l'air soucieux. La peinture verte dégouttait de son pinceau.

– Qu'est-ce qui vous arrive ?

Udo se précipita vers elle, la prit dans ses bras et se sentit une fois de plus submergé par une vague de bonheur.

– Il faisait une telle tête ! Qu'est-ce qu'il a ?

– Des soucis, naturellement. Mais il arrive qu'on aime ses soucis. En tout cas, il n'est pas disposé à ce qu'on les lui ôte. C'est assez caractéristique de lui...

La mort n'est qu'une autre forme de l'être.

Et si les Indiens avaient raison ?

Ainsi songeait Klaus Brinkmann. Vêtu d'un imperméable bleu marine, ceinture serrée et col relevé, il longeait d'un pas mesuré les rangées de tombes, en compagnie de Molli. Elle levait la patte de temps à autre, inspectait quelques fleurs, reniflait un tas de terre fraîchement retournée, sans paraître songer beaucoup à l'éternité.

Il en allait tout autrement de Brinkmann. Il ne savait pas très bien ce qui l'avait poussé à venir au cimetière. Ce qu'il savait en toute certitude, pourtant, c'était que la paix qui régnait en ces lieux convenait à son humeur. La paix et la mélancolie.

Il y avait des anges, et beaucoup de croix. Des croix de bois, de grès ou de fer sur des dalles de porphyre ou de granit poli. Et beaucoup d'inscriptions. Des noms gravés dans la pierre et dorés, d'autres en caractères de bronze, des noms parfois indéchiffrables déjà, usés, érodés, emportés dans le vent des années. Rien ne dure, tout est éphémère. Mais c'est justement dans le changement que le bouddhisme voyait l'accomplissement de tout, Brinkmann le savait par les livres qu'il avait lus – pourquoi ne prenait-on jamais le temps de s'occuper de l'essentiel ?

Il s'arrêta. La couverture de nuages se déchirait, laissant apparaître des îlots mouvants de lumière. Il les observa sans cesser de sentir les battements de son cœur, et les infimes piqûres, comme de légers coups d'épingle, qui lui parcouraient le côté gauche. Douleurs intercostales ! Le système neurovégétatif était à coup sûr perturbé, peut-être y avait-il déjà des atteintes organiques...

Il laissa ses cigarettes dans sa poche. Tu es fou. Combien en fumes-tu ces derniers temps ? Vingt, trente par jour ! A ton âge...

Et après ? Quelle importance ?

Il s'était quand même assis. A côté de lui, Molli reniflait, grattait et creusait entre les bégonias et les pensées. Brinkmann la regardait et la laissait faire. Pour les bouddhistes, le monde que nous voyons est une illusion, notre destin n'est que le choc d'une vague sur le miroir des événements cosmiques. Le monde n'a pas de réalité. Mais n'était-ce pas ce que disaient les philosophes de la Grèce antique ? Le monde ? Une illusion, proclamait Platon. Il faut bien qu'il en soit ainsi. Ces arbres, ces dalles funéraires, tout ce que tu vois, même Molli et ton propre corps, tout se compose d'éléments simples, de minuscules atomes, qui n'ont rien d'une matière homogène, mais ne font qu'incarner l'énergie primitive. Tout change et passe. Toi aussi... Et quand tu seras dans la tombe, tu revêtiras une nouvelle apparence, conformément à un principe que l'on appelle Dieu, tu seras rappelé à la vie, tes molécules et tes atomes se donneront la forme d'une fleur, d'un...

– Molli ! Laisse ça, bon sang !

Çetta maudite chienne se promenait avec une touffe de bruyère entre les dents !

Brinkmann regarda furtivement autour de lui, espérant que personne n'aurait rien remarqué. Mais son espoir fut déçu. Quelqu'un les avait vus, lui et Molli...

Là-bas, cet homme en veste de loden, une écharpe noire nouée autour de son cou décharné, le visage maigre et ridé sous les cheveux blancs. L'homme le salua d'un hochement de tête solennel. Brinkmann répondit de la même façon. Puis il se leva, car il avait identifié le vieillard : Konstantin Taubricht !

Ils s'approchèrent l'un de l'autre, se serrèrent la main et s'assirent sur le banc le plus proche. Brinkmann mit sa laisse à Molli et la maintint très courte.

– Hé oui, Professeur, c'est ainsi...

– Oui, dit Brinkmann, c'est ainsi.

Et il sentit, pour ainsi dire en bouddhiste, que les mêmes vibrations d'énergie les traversaient tous deux, Konstantin Taubricht et lui.

– Il y en a de plus en plus...

– Pardon ?

– Des tombes. Il y en a de plus en plus.

– Ah oui ! Oui, c'est vrai.

Les yeux bleus regardaient Brinkmann. Il n'y vit pas de larmes, au contraire, ils semblaient emplis d'une mystérieuse lueur.

– D'abord mes parents, dit Taubricht, puis ma sœur. Puis ma femme. Et maintenant Käti...

Brinkmann acquiesça en silence.

– Mais on a au moins un but, Professeur, si bizarre que puisse paraître cette idée. Quand on ne peut plus venir au cimetière pour rendre visite aux amis, on est encore plus seul.

La sérénité euphorique qui avait pris possession de Brinkmann risquait de ne pas durer. Un cimetière n'est pas un endroit qui convienne aux chirurgiens. Vraiment pas. Les dates et les croix témoignent de trop de défaites.

Défaites inéluctables ? Peut-être...

– Je ne retourne plus m'asseoir sur ce banc, dit le vieil homme à côté de lui. Vous savez, le banc où je la rencontrais toujours, derrière le quartier des Moulins. Les dernières fois, je me disais toujours: elle va venir, il faut qu'elle vienne encore une fois...

Käte ! Brinkmann sentit de nouveau les petits coups d'épingle. Il éprouvait une vague nausée. Il ne dit rien.

Mais il nota avec soulagement que l'attention de Taubricht se trouvait détournée de lui par deux employés du cimetière en uniforme noir, qui approchaient. L'un tenait une urne sur sa poitrine. Ils passèrent sans leur jeter un regard et s'arrêtèrent tout près du rectangle plus sombre de terre ameublie surmonté d'une croix fraîchement peinte au nom de Käte Marek.

Maintenant, ils enfouissaient l'urne dans le sol, comblaient le trou, ôtaient leur casquette et s'en allaient.

Taubricht, qui avait suivi cette scène avec une agitation grandissante, se leva, les rejoignit, et revint.

– C'est bizarre, vous savez. Je ne saurais l'expliquer mais ici, je veux savoir qui sont les voisins. Les voisins de Käte, ceux de ma femme...

– Ah oui ?...

Bouddhisme, courants élémentaires ici ou là – Brinkmann regrettait d'être venu au cimetière. Qu'y cherchait-il ?

– Dites-moi, monsieur Taubricht, comment va votre jambe ?

Il avait posé cette question dans un élan de désespoir. Il voulait changer de sujet.

– Oh ! bien. Tout à fait bien, même, grâce à vous.

– Non, pas grâce à moi, vraiment pas, protesta Brinkmann.

Taubricht avait le visage d'un homme peu enclin à écouter. Il regardait vers l'endroit où l'on venait d'enterrer l'urne.

– C'était un certain Pesch...

Brinkmann raccourcit encore la laisse de la pauvre Molli, qui faillit s'étrangler. Taubricht remarqua ce geste.

– Est-ce que vous le connaissiez ?

Brinkmann hocha la tête.

– Oh oui ! Il est mort chez moi, à la clinique. La semaine dernière.

– Et il n'y a personne à son enterrement ? Je me demande bien pourquoi.

Brinkmann ne répondit pas.

– Est-ce qu'il l'a mérité ?

– Je ne sais pas, monsieur Taubricht. Comment le saurais-je ? Chacun de nous mérite ceci ou cela. Tout ce que je sais, c'est que les quelques êtres qui voulaient bien avoir affaire à lui, il les battait comme plâtre. Jusqu'à ce que ce soit son tour...

– Son tour... Nous aurons chacun le nôtre, dit Taubricht d'un ton mélancolique. Mais de tels gens... Dans quel monde vivons-nous, aujourd'hui, n'est-ce pas ?

– Oui. Quel monde...

Brinkmann hésita, puis se leva.

– Eh bien, je dois m'en aller. Au revoir, monsieur Taubricht.

– Au revoir.

Brinkmann était sur le point de partir. Mais depuis qu'il savait Pesch enterré là, ce n'était plus si simple. Et à vrai dire, il ne savait pas très bien pourquoi il agissait comme il le faisait maintenant, ce qui le poussait à cueillir une rose sur une tombe inconnue, un joli petit bouton d'un rouge profond. Il caressa la rose avec amour avant de la poser sur la terre retournée au-dessus de l'urne de Pesch.

QUI SAIT S'IL L'AVAIT MÉRITÉ ?

La première personne que Brinkmann rencontra en arrivant à la clinique fut Römer. Sa blouse flottant derrière lui, il venait du bout du couloir d'un pas énergique. Il s'arrêta devant la porte du bureau de Brinkmann.

– Tu voulais me voir ?

Römer secoua la tête.

– Non... Bonjour.

– Mais c'est bien que je te rencontre, dit Brinkmann. De toute façon, j'avais l'intention de t'appeler. Où en sommes-nous ? Est-ce que ma femme a déjà eu l'autorisation de se lever ?

Römer plissa légèrement le front, mais son visage redevint tout de suite aussi lisse et aimable que d'habitude.

– Je lui ai seulement permis de rendre une brève visite au patient.

Brinkmann hocha la tête. Le sujet était-il épuisé ? Non. Il ouvrit la porte de son bureau.

– Entre donc un moment, s'il te plaît.

Et une fois dans son bureau, devant la bibliothèque, il lutta tout d'abord contre la tentation de reprendre une cigarette. Il lutta aussi contre les pensées qui se bousculaient dans sa tête. «Je lui ai seulement permis...» Bien sûr! La scène qu'il avait vécue la veille dansait devant ses yeux comme les images peu nettes d'un film d'amateur: le service des soins intensifs. Christa et Vollmers. Christa au chevet de Vollmers. D'un Vollmers qui avait déjà suffisamment repris conscience pour poser des questions. Et quelles questions!

– Sais-tu tout ce qu'il a dû m'enlever?

IL – s'était dit Brinkmann. «Il», c'est moi... Christa tapota la main de Vollmers en un geste d'apaisement.

– Non, je ne sais pas. Mais ne t'inquiète pas.

– Oh! la situation évolue très bien, je le sais; je suis quand même un peu de la partie.

Mais Brinkmann avait refermé la porte en silence, et il était reparti. C'est à cela qu'il pensait maintenant, après la réponse de Römer: «Je lui ai seulement permis de rendre une brève visite au patient.»

Sans doute n'avait-il pas pu le lui interdire.

L'expression obligeante qui lui était habituelle avait soudain disparu du visage de Römer, comme effacée. Il scrutait Brinkmann d'un œil grave. Il dit d'une voix lente, presque solennelle:

– Je le lui ai permis pour qu'elle puisse le remercier.

– Ha! Ha! dit Brinkmann.

– Parce que cela m'a paru s'imposer. Après tout, on doit se dire que Vollmers a aussi sauvé la vie de l'enfant.

Brinkmann s'étonna:

– Parce qu'il y avait un enfant, au moment de l'accident?

Römer se leva de son fauteuil et dévisagea Brinkmann, les yeux ronds, incrédules. Sans émettre un son, il le regarda, et de telle façon que Brinkmann se sentit mal à l'aise.

– Eh bien, qu'est-ce qui t'arrive? Pourquoi fais-tu cette tête? Tu parlais d'un enfant...

– Oui, en un certain sens, il y avait aussi un enfant au moment de l'éboulement.

De nouveau ce regard, puis une pause, une pause qui sembla interminable. Et Römer demanda enfin, d'une voix pressante exprimant sa totale stupéfaction:

– Cher collègue, est-ce que tu veux me dire sérieusement que tu ne sais pas que ta femme est enceinte de trois mois?

Brinkmann entendit. Comment aurait-il pu ne pas entendre?

Römer avait presque hurlé. Il entendit, mais ne comprit pas. Il essaya, mais n'y parvint pas.

– Ça, pour une nouvelle... c'est une nouvelle..., marmonna-t-il.

Cette réaction semblait avoir épuisé ses forces. Mais Römer, qui ne l'avait pas quitté des yeux, reprit d'un ton sarcastique :

– Vous ne parlez probablement jamais de ces questions mineures ?

Brinkmann chercha d'abord ses cigarettes, puis son cognac. Il ne trouva ni les unes, ni l'autre. Il finit donc par se laisser choir dans son fauteuil et respira profondément pour calmer le martèlement nauséeux entre ses côtes.

– Ah ! tu sais, dit-il, il s'est passé tant de choses, ces derniers temps... Trop, peut-être. A la clinique, à la maison aussi... Mais ça... Elle aurait quand même pu me le dire. Écoute, est-ce que c'est vraiment...

Römer acquiesça.

– C'est un diagnostic tout à fait incontestable.

Un diagnostic tout à fait incontestable... Un enfant. Elle va avoir un enfant. Mais toi aussi, alors !

TON ENFANT !

C'était comme si une onde de chaleur lui parcourait le corps. Une sensation qu'il ne connaissait pas, qu'il n'avait jamais éprouvée, qui s'emparait de tout son être, des pieds à la tête, et lui dilatait la poitrine. Il pouvait de nouveau respirer à pleins poumons ; oh oui ! Il se leva d'un bond, contourna son bureau, s'approcha de Römer et lui posa la main sur l'épaule.

– Dis-moi ! Et cet accident ? Est-ce qu'il n'y a pas de séquelles à craindre ?

Römer souriait, à présent.

– Non, plus maintenant. Hier, avec le choc, tu peux t'imaginer que j'avais des doutes, bien sûr.

– Et aujourd'hui ?

– Non. Elle va vraiment très bien.

Brinkmann laissa retomber ses bras. Il fixa Römer.

– Dis-moi, Römer...

– Oui ?

– Penses-tu que l'on puisse considérer qu'il m'arrive parfois d'être un peu fêlé ?

– Eh bien, dit le chef du service de médecine interne, puisque tu me poses la question... Crois-tu qu'on puisse absolument exclure cette éventualité ?

Un enfant, alors ? Ton enfant !

Brinkmann courut tout le long des murs vert tilleul du service de médecine interne, arriva à l'escalier, le monta quatre à quatre sans se préoccuper le moins du monde des regards qu'on lui lançait, des têtes qui se retournaient sur son passage, des protestations timides ou indignées. Il leva les yeux pour un instant très bref et tout à fait irréel vers le buste de bronze de son père, qui le considérait du haut de sa console d'un air sévère, la moustache hérissée. Tu vois, tu aurais encore été grand-père ! songea-t-il. Enfin, il franchit les portes battantes de la maternité. Son pouls cognait. Et il ne respirait pas si bien que ça. Mais au diable ces petits problèmes ! Il se retrouvait parmi les cigognes porteuses de bébés accrochées au mur et les jeunes mères drapées dans leurs robes de chambre multicolores. Trois d'entre elles lui barrèrent aussitôt le chemin.

– Bonjour, professeur.

Brinkmann leva la main, les regarda et s'écria·

– J'attends un enfant.

Sans se soucier des trois regards stupéfaits, des trois visages sous le choc, Brinkmann continua de tonitruer:

– Vous ne me croyez sans doute pas, mesdames ? Mais pourquoi seriez-vous les seules à avoir des bébés ? Moi aussi, je vais en avoir un !

Il repartit d'un pas un peu plus pondéré. Quand on rend visite à une femme enceinte, on n'arrive pas ruisselant de sueur et hors d'haleine. Il sentit les regards des trois femmes dans son dos, sourit intérieurement et se répéta sa formule magique: un enfant !... Comment ce bonheur peut-il arriver à une vieille baderne comme moi ?

Il appuya sur la poignée, ouvrit la porte, et il la vit.

Sur l'oreiller blanc, les cheveux paraissaient plus foncés et, sous la chaude lumière qui emplissait la chambre, son visage avait des reflets rosés. Ses yeux, grands et calmes, étaient tournés vers lui. Il ne bougeait pas. Il restait planté sur le seuil, les mains dans les poches de sa blouse. Christa. Sa femme... Si familière, et si étrangère en cette seconde. Pourquoi faisait-elle cette tête ? Mais à peine s'était-il posé cette question que l'autre Brinkmann, l'analyste froid, l'assaillait de reproches : c'est toi qui demandes ça ? Tu l'as laissée seule jour après jour avec cet enfant et tous ses problèmes, et maintenant, tu t'étonnes qu'elle ne bondisse pas de son lit pour se précipiter à ton cou ?

Il contemplait la couverture comme s'il s'attendait à y distinguer un renflement.

– Eh bien, professeur ?

Brinkmann avala sa salive. Christa le regardait toujours.

– Tu en es au troisième mois ?

Elle avait le bras droit posé sur une pile de livres et de revues. Elle le leva légèrement comme si elle voulait écarter une question stupide, puis elle acquiesça.

– Ça n'est pas possible...

– Qu'est-ce qui n'est pas possible ?

Il se gratta le crâne. Il ne savait absolument plus que dire face à elle, face à ce regard mi-scrutateur mi-aimant qui l'observait sans relâche. Il s'approcha, lui posa les mains sur les épaules. Il avait la bouche si sèche qu'il avait même du mal à déglutir. Il s'assit au bord du lit.

– Que tu ne m'en aies rien dit, par exemple.

– Ça, c'était tout à fait impossible. Quand aurais-je pu t'en parler ?

– Comment ça, quand ?

– Ah ! Klaus Brinkmann, tu es parfois désespérant. Réfléchis donc un peu.

Il le fit, très honnêtement. Aucune idée ne lui vint. Il avait l'impression que son corps était en bois. Il ne pouvait même pas bouger les bras, tant ils étaient lourds et raides. Et, au lieu de dire à Christa tout ce qui s'agitait en lui et ne demandait qu'à s'exprimer, il cherchait ses mots comme un élève en classe de perfectionnement. Qu'est-ce qui se passe ? songea-t-il dans un accès de révolte impuissante.

– Tu étais toujours tellement pris. Il est vrai que tu as traversé des moments très durs... La mort de Käti, cette terrible histoire avec Willi... Je voulais te le dire, Klaus, évidemment...

– Ah ! tu voulais ? C'est très gentil de ta part.

– Ne prends pas ce maudit ton ironique. Tu ne m'as pas donné la moindre possibilité de t'en parler. Jamais.

Il hocha la tête.

– Est-ce que j'ai raison ?

Il acquiesça de nouveau, et ferma les yeux. Oui, elle avait raison. Complètement.

– Et puis ?

– Et puis il y a eu cet accident.

A ces mots, il se releva brusquement. Oui, et l'enfant avait failli être tué, lui aussi. Il lui prit les mains, les retourna de façon à en voir la paume, lutta une seconde contre la tentation de les lever vers son visage, d'enfouir son visage dans ces mains et, caché derrière elles, d'oublier le monde, comme il le faisait si souvent aux heures de défaite et de dépression. Le regard de Christa l'en empêcha. Pourquoi le regardait-elle ainsi ? Au diable tout ce qui s'était passé ! En était-il responsable ? Ne s'était-il pas échiné, n'avait-il pas donné le meilleur de lui-même ? N'avait-il pas sauvé Vollmers ? Et il fallait maintenant qu'elle revienne sur ce sujet ? Certains signes permettaient de penser qu'il l'avait soupçonnée de le tromper avec Vollmers, disait-elle. Certains signes ? Mais comment ne l'aurait-il pas soupçonnée ?

Par ailleurs, ajoutait-elle, il avait complètement changé de comportement vis-à-vis d'elle. Il n'y avait plus moyen de lui parler, il était inaccessible. Il ne rentrait à la maison, le soir, que pour se mettre au lit, jamais on ne pouvait discuter avec lui, et il faisait même répondre qu'il n'était pas disponible quand on lui téléphonait.

Il ferma les yeux. Il étreignait toujours la main de Christa. Il chercha courageusement à considérer de son point de vue ce qui s'était passé. Elle connaissait pourtant la clinique. Ne savait-elle donc pas...

– Ah ! bon Dieu !...

Mais jurer ne l'avançait pas à grand-chose.

– Laisse, n'en parlons plus, dit-il.

Il la prit dans ses bras, pressa sa joue contre la sienne, sentit l'odeur, les cheveux de Christa. Sa Christa !

Et là, quelque part sous la blouse bleue, son enfant...

– Aïe ! Tu ne peux pas faire attention !

– Excuse-moi ! Ta bosse, naturellement... Mais là-dessous ?

– Là-dessous ?

– Est-ce que tout va bien ?

– A merveille.

– Et tu m'aimes ?

– Question idiote.

Il s'écarta d'elle afin de pouvoir regarder son visage.

– Comment ça, question idiote ? s'indigna-t-il.

– Il faut bien que je t'aime. Après tout, mon enfant aura besoin d'un père, non ?

– Sais-tu que tu as de la chance ?

Il retrouvait Christa, son sourire moqueur et ses yeux attentifs.

– Pourquoi ?

– Parce que tu es enceinte. On ne donne pas de fessées aux femmes enceintes.

– Et que fait-on d'un chef de clinique furieux ?

Ils se regardèrent, et se mirent à rire. Au même instant, avec une parfaite synchronisation.

– Chers amis, chers collègues...

Brinkmann leva son verre, puis en contempla le contenu en plissant le front, avec un dégoût manifeste.

– Les privations sont le lot des chirurgiens. Dans vingt minutes, une opération de la hanche m'attend en salle n° 2. Et c'est pourquoi nous buvons, au lieu d'un noble vin du Glottertal, cette abominable bière de régime. Comment voulez-vous, dans ces conditions, que je philosophe sur le mot « adieux » ? Même sans le travail et cette pseudo-bière, je n'aurais pas eu grand plaisir à le faire. Les adieux signifient presque toujours une perte. Il nous faut nous y habituer. D'abord Schäfer, ce bon vieux Schäfer, dont chacun de nous, sans doute, porte le souvenir dans son cœur. Aujourd'hui, c'est en enseignant à Heidelberg qu'il continue à faire profiter les autres de son immense savoir. Et maintenant, Katharina, notre Katharina impériale, notre Katharina d'acier – Katharina Gessner...

Sourires autour de la longue table de la salle de conférences du rez-de-chaussée. Sourires et regards entendus passant alternativement de Katharina Gessner qui, les mains croisées sur la table, écoutait Brinkmann, à Udo qui, le visage impénétrable, vissait et dévissait le capuchon de son stylo.

– J'ai donc le sentiment d'une perte. Mais, si vous le permettez, à la frustration se mêle une certaine fierté. Car si notre collègue Schäfer nous quitte pour l'université, et notre Katharina pour le poste d'anesthésiste en chef d'une grande clinique de Hambourg, il me semble que cela prouve qu'ici, à la clinique de la Forêt-Noire, des médecins de tout premier plan parviennent à maturité. A moins que je ne comprenne vraiment plus rien à rien...

Ils applaudirent.

– Levons donc nos verres, buvons notre eau minérale, notre jus d'orange ou notre bière de régime à l'avenir de Katharina. Et à nous. Pourquoi pas ? Nous l'avons bien mérité.

Alors Katharina Gessner se leva, s'approcha de Brinkmann, et il se produisit quelque chose à quoi personne ne se serait attendu : elle posa son verre, débarrassa précautionneusement Brinkmann du sien, lui posa les mains sur les épaules, le serra contre elle et l'embrassa avec une ardeur qui coupa le souffle à toute l'assistance...

Elle remuait dans son sommeil.

Tout doucement, Brinkmann se découvrit en repliant la couverture, s'assit au bord du lit et tourna la tête pour la regarder une fois encore avant de se lever. Couchée les yeux fermés et la bouche entrouverte, elle ressemblait à un enfant, sa femme enceinte.

Il gagna le dressing-room et regarda la pendule : sept heures et demie. Toute la maison paraissait dormir : Non. L'eau coulait dans la salle de bains du bas.

Il passa un jean, glissa ses pieds nus dans ses sandales, enfila un sweat-shirt, combattit résolument sa somnolence en se plongeant la tête sous le robinet d'eau froide.

Là ! C'était reparti. Sous son crâne, la machine s'était remise à fonctionner convenablement, sans plus protester.

Brinkmann se lava les dents et enrichit son gargouillis rituel de bruits divers qu'il considéra comme un chant.

Ces tâches accomplies, il ouvrit la porte et descendit l'escalier. Pas jusqu'à la cuisine, seulement jusqu'au dernier palier. Car c'est là que lui fut accordé le spectacle d'un autre être humain ensommeillé : Claudia, charmante, ébouriffée, et si jeune avec son tee-shirt déchiré et sa toute petite culotte, que Brinkmann ne put que la gratifier d'un large sourire reconnaissant.

– Bonjour, Claudia !

– Oh ! mon Dieu !

Elle inclina la tête de côté, essayant de le voir à travers ses boucles sombres emmêlées.

– Mais non, ça n'est que moi. Que lui veux-tu, à Dieu ?

– Je ne sais pas...

Son instinct de fuite maîtrisé, elle se frotta les tempes.

– J'ai l'impression que c'est de la marmelade, là-dedans.

– Je connais ça. Le meilleur remède, c'est le mouvement ! proclama Brinkmann d'une voix joviale. Mais que fais-tu levée de si bonne heure ?

– Hé ! C'est que nous devons aller au train.

Brinkmann plissa le front. Puis il comprit. Katharina et Angie prenaient aujourd'hui le train pour Hambourg. Udo n'était sans doute pas à envier. Quant à Angie, mieux valait ne pas y penser...

Brinkmann surmonta résolument son brusque accès de mélancolie. Cette fois, il mit en route la machine à café sans provoquer de catastrophe. Tout le reste marcha également comme sur des roulettes. Les toasts jaillissaient du grille-pain dorés à point, les œufs mollets avaient un air aussi joyeux qu'appétissant dans leurs petits manteaux de laine bariolés que Käte avait tricotés – ah ! ma bonne Käti ! –, la lumière des lampes étincelait sur le service de porcelaine et sur les verres, et Brinkmann se disait fièrement : quel bon époux, quel bon père tu fais ! Là-haut, dans leur lit, la mère et l'enfant reposent, mais toi, tu leur prépares le petit déjeuner, tu veilles à leur bien-être, comme il se doit ! C'est ainsi que les choses s'organisent: un bébé, et les liens de l'amour se font chair, deviennent véritablement indissolubles. Ce bébé, tu l'accompagneras dans la vie tant que dureront tes jours. Mon Dieu, je le jure: je m'arrête de fumer ! Et si je n'y arrive pas, je réduis. Non plus quarante, non, quinze au maximum, disons dix, peut-être même cinq. Une après le petit déjeuner, une dans la matinée, la troisième après le déjeuner, la quatrième l'après-midi, et puis le soir, la pipe, plutôt.

Il était si profondément plongé dans ses pensées et ses serments solennels qu'il ne remarqua même pas que Mme Michaelis était entrée dans la cuisine. Elle toussota. Il la salua, rayonnant :

– Notre perle du Nord ! Bonjour !

Son exubérance se brisa sur le visage sévère et pétrifié de Mme Michaelis.

– Professeur, vous savez...

– Qu'est-ce que je sais, madame Michaelis ?

– Vous savez qu'en un certain sens je suis... comment dire ?

– Dites, dites...

– Oui... J'ai des idées bien arrêtées, et je ne peux pas renier ma conception des usages, des convenances, de la morale. C'est que j'ai reçu une éducation chrétienne, vous savez. Ce n'est pas un défaut, après tout.

– Certainement pas, dit Brinkmann avec un hochement de tête encourageant. Mais qu'est-ce qui choque ici la morale et l'éducation chrétiennes ?

– La dame.

– Quelle dame ?

– La dame du jeune docteur.

Le «jeune docteur» ? Mon Dieu, de quelle façon elle s'exprime ! Mais il n'y a sans doute rien à y faire. On ne transforme pas si facilement une Mme Michaelis.

– Et qu'a-t-elle fait, la dame du jeune docteur ?

– Elle se promène à moitié nue ! Et quand je dis à moitié... C'est plutôt aux trois quarts. En bas, rien du tout. Et devant tout le monde, en plus.

Brinkmann goûta le jus d'orange. Délicieux.

– Où est donc le miel ?

– Pardon ?

– Très chère madame Michaelis, je ne sais pas si votre rigueur morale vous a empêchée de le voir, mais je viens de préparer la table pour le petit déjeuner. J'ai trouvé la confiture de prunes, la confiture de fraises, il ne manque plus que le miel.

Tout se passa comme si cette réplique avait tiré Laura Michaelis d'une sorte de transe. Elle cligna les yeux, regarda la table, déglutit, puis ses lèvres se serrèrent, sa bouche se réduisit à un trait.

– Après tout, c'est mon travail, professeur, n'est-ce pas ?

– Pas aujourd'hui, proclama Brinkmann d'un ton jovial et décidé. Aujourd'hui, c'est mon tour.

Même une telle situation n'était pas en mesure d'atténuer la rigueur de Laura Michaelis. Elle semblait bien résolue à poursuivre son assaut jusqu'à son terme, quel qu'il fût.

– Professeur, vous ne m'avez pas encore répondu. Je dois vous dire tout de suite que si ces mœurs se propagent jusqu'ici, s'il faut s'attendre à rencontrer une femme nue n'importe où dans la maison ou dans le jardin, je me verrai contrainte...

Le souffle coupé, elle aspira avidement. Il ne lui restait rien d'autre à faire. Brinkmann l'avait prise dans ses bras. Laura Michaelis, pressée contre la poitrine du professeur, sentit un baiser et une quantité de poils de barbe fort piquants se poser sur son front. Pendant une seconde qui lui parut une éternité, elle craignit de s'évanouir ou de perdre la tête, puis elle entendit son employeur s'exclamer:

– Madame Michaelis! Ma chère Laura! C'est le matin, un nouveau jour commence. Il est vrai que, par ce temps, les oiseaux ne chantent pas. Mais un peu de tolérance fait toujours du bien. C'est aussi valable pour vous. Réjouissons-nous donc de la vie! Soyons un peu joyeux. Et puis regardez: est-ce que je n'ai pas préparé une belle table?

Soyons donc un petit peu joyeux...

Udo luttait pour s'imposer le respect de ce principe, deux heures plus tard, tandis qu'il garait sa voiture sur le parking de la gare d'Offingen. Garde l'air dégagé, ris, sois gentil comme si tout cela était parfaitement normal.

La veille déjà, il avait pris soin d'acheter tout un paquet de provisions de voyage pour Angie: des livres d'images, un jeu d'adresse dans lequel une petite fille d'acier exécutait les cabrioles les plus invraisemblables, du chocolat – naturellement –, un Walkman, des histoires de Mickey, et il portait le tout dans un grand sac en plastique. Le train roulerait pendant dix heures avant d'arriver à Hambourg. Après tout, le mieux serait de faire comme si elle ne partait que pour une journée, à Fribourg, ou à Offenbourg.

On peut concevoir ce genre de projets, et même très concrètement. Mais lorsqu'il descendit de voiture en compagnie de Claudia, dans le vent humide et glacé de novembre, l'heure n'était plus à l'assurance confiante.

Claudia s'arrêta.

– J'espère que je vais y arriver...

Il feignit un entrain qu'il était loin d'éprouver.

– Mais bien sûr! Pourquoi non? Allez, viens.

– Est-ce que c'est vraiment indispensable?

Il la regarda.

– Bien sûr.

Elle remua les lèvres comme si elle voulait dire quelque chose. Puis elle gagna très vite l'entrée de la gare. Udo verrouilla la voiture et courut derrière elle. Dans le hall des guichets, il ne découvrit ni Claudia, ni Angie. Mais dehors, sur le quai gris et sale, se détachant sur un fond gris et brumeux, il les vit toutes les trois: Katharina, qui tenait Claudia par le bras comme une vieille amie, et à côté d'elles, dans son anorak fourré parme, ses petites jambes chaussées de bottes, tournée vers lui et le cherchant de ses grands yeux, Angie...

Le cœur d'Udo se serra. Il se mit à courir.

– Angie ! Angie !

C'est elle qui lui facilita la séparation.

– Tu es triste, hein ?

– Eh bien...

– Sinon tu ne me regarderais pas d'un air si bête. Tu es vraiment triste, Udo, je le sais bien.

Il l'attira à lui, comme si souvent, et comme si souvent, il se sentit livré au regard scrutateur de ce visage d'enfant, tellement sérieux.

– Il ne faut pas que tu sois triste. J'ai discuté de tout avec maman. D'abord, je peux penser à toi tout le temps...

– Naturellement ! Et moi à toi !

– Ah ! toi, tu vas oublier.

– Mais non ! Pourquoi dis-tu ça ?

– Bon, d'accord. Donc, je peux penser à toi tout le temps. Et quand je pense à toi, tu le sais, hein ? C'est comme si le téléphone sonnait.

– Bien sûr ! dit Udo, la gorge serrée.

Il se sentit parcouru d'un frisson nauséeux et ne put empêcher les larmes de lui monter aux yeux.

– Bien. Ensuite, maman m'a promis que je pourrais toujours venir te voir. Au moins deux fois par an.

– Vraiment ?

– Parole d'honneur.

Il se releva. Katharina s'approcha de lui et, à sa grande surprise, ouvrit les bras et le serra affectueusement contre elle.

– Allez, Udo !

Il hocha la tête, la gorge nouée. Dieu merci, tout alla très vite... Le haut-parleur gronda au-dessus de leurs têtes :

« Les voyageurs sont priés de s'écarter du bord du quai, le train express à destination de Fribourg, Baden-Baden, Rastatt, Karlsruhe... »

– C'est un très beau train ! Je suis très contente de prendre le train, tu sais. C'est agréable, tu ne trouves pas ?

– Si, si, c'est très agréable, cria Udo pour surmonter le vacarme.

– Et je pourrai aller au wagon-restaurant, aussi ?

– Mais certainement. Et maintenant, je vais vous monter vos bagages, et puis je vais te chercher la meilleure place.

Il plaça Angie près d'une fenêtre, dans le sens de la marche. Il hissa les valises dans le filet, déposa les illustrés, les jouets et le chocolat sur le siège, et passa la main sur l'étoffe comme pour bénir la place.

Puis il redescendit. Le visage d'Angie apparut derrière la fenêtre à côté de Katharina. Regard d'adieu, main qui se lève.

Un moment de ta vie, songea-t-il. Un moment bref, et si important... Le train s'ébranla. Il vit encore que Katharina essayait d'ouvrir la fenêtre, mais n'y arrivait pas, Dieu merci, car il faisait un froid épouvantable. Puis les wagons défilèrent, emportant leurs passagers inconnus derrière les vitres où se reflétait le gris du ciel. Le grondement s'estompa en un léger chant métallique qui se perdit au loin.

Udo et Claudia se regardèrent. Claudia avait les larmes aux yeux. Udo en fut si ému qu'il oublia ses propres pleurs.

Elle leva vers lui un regard interrogateur.

– J'ai besoin de quelque chose de très important.

– Quoi ?

– Une saucisse avec de la moutarde. Il y en a là-bas, à la buvette. Avec beaucoup, beaucoup de moutarde.

A l'arrière de l'ambulance, les portes étaient ouvertes.

Le médecin accompagnateur vérifia les sangles maintenant le patient. Christa et Brinkmann glissèrent la tête à l'intérieur du véhicule. Vollmers leur fit un petit signe de la main. Son visage était calme, détendu.

– Merci à vous deux. Merci surtout à vous, Brinkmann.

Mais Brinkmann ne l'entendait pas ainsi.

– Merci ? Allons, Vollmers, c'est moi qui dois vous remercier. Si vous n'aviez pas été là, j'aurais une patiente de moins à prévoir pour la maternité, n'est-ce pas ?

Vollmers sourit en silence.

– En tout cas, vous voilà tiré d'affaire. Et vous avez raison de vous faire transférer à Fribourg. Je partage tout à fait votre avis.

– Et vous viendrez me voir, tous les deux ? Tous les trois ?

– Bien sûr.

Les portes se refermèrent, l'ambulance démarra. Ils la suivirent des yeux, épaule contre épaule, tandis qu'elle décrivait la courbe descendant vers l'entrée, évitant soigneusement les restes de neige qui avaient résisté au fœhn de la nuit précédente. Puis ils retournèrent vers le bâtiment. Mais Christa s'arrêta à mi-chemin.

– Est-ce que nous irons vraiment le voir ?

Il hocha la tête.

– Crois-tu que je puisse ne pas tenir une promesse faite à un homme tel que lui ?

« Un homme tel que lui. » Elle releva la formule et se sentit très bien. Oui, elle en fut heureuse.

Brinkmann leva les yeux vers le ciel.

– Si seulement le temps se décidait enfin à changer !

Il n'en fut rien. Cette saison maussade ne pouvait se décider à ressembler à un véritable hiver : le brouillard alternait avec des trombes de pluie entrecoupées de tourmentes de neige mouillée qui cachaient les croupes boisées sous un drap d'un blanc aussi tapageur que dans les publicités pour lessives, mais transformaient chemins et routes en bourbiers. Le pire, c'étaient les brusques retours de la chaleur. Le cœur de Brinkmann se montrait alors si capricieux qu'il le forçait parfois à s'arrêter, haletant. Mais les patients dans une situation critique souffraient davantage de ces soudaines variations de température. On se trouvait confronté à des collapsus, à des problèmes dramatiques en salle d'opération. Plusieurs patients étaient morts. Piero Rusca se montrait à la hauteur des difficultés ; en certains domaines, comme la chirurgie vasculaire, il était même remarquable. Mais on n'arrivait pas à compenser la perte de Schäfer et, depuis le départ de Katharina Gessner, un second anesthésiste faisait cruellement défaut. Bien sûr, on pouvait faire appel ponctuellement à des anesthésistes extérieurs, mais Brinkmann ne retrouvait plus jamais l'équipe bien rodée, prompte à comprendre et à réagir collectivement dans n'importe quelle situation à laquelle l'avait habitué Katharina Gessner. Brinkmann s'était immédiatement soucié du recrutement des remplaçants, son choix était même arrêté, mais les « nouveaux » ne pouvaient pas se libérer sans préavis. Aussi priait-il tous les jours pour que finisse bientôt cet hiver qui refusait d'en être un...

Mais il y avait Christa. Et l'enfant ! Le soir, couché auprès d'elle, blotti contre elle, la main posée sur son ventre chaud et bombé, il se demandait s'il avait mérité tant de bonheur. Le « petit Klaus » à venir n'avait pas changé seulement la vie de ses parents, mais celle de toute la maison. Tout doucement, de façon presque imperceptible, mais de fond en comble. Pour Brinkmann, l'enfant serait un garçon, il n'y avait pas l'ombre d'un doute, et il s'appellerait par conséquent Klaus, naturellement. D'ailleurs, la mère semblait d'accord. Une mère qui souriait toute seule, silencieuse et méditative, et qui même s'était mise au tricot. Deux mailles à l'endroit, deux mailles à l'envers. Christa s'exerça d'abord seule, mais bientôt elle passa sous la férule de Laura Michaelis, qui lui apprit à accroître le charme de la layette par l'adjonction de délicates bordures et de savants motifs ornementaux. « Il faut bien que ce soit un peu mignon, docteur. »

Pour quelque mystérieuse raison, Christa avait décidé que la pièce où l'on tricotait, c'était la cuisine. C'est là qu'elle faisait cliqueter ses aiguilles, délaissant le salon.

Ils prirent donc tous d'un commun accord l'habitude de s'asseoir sous l'abat-jour à carreaux de la lampe de la cuisine.

– Il est vrai que c'est bien plus sympathique ici, disait Brinkmann.

Il était assis dans le fauteuil que Laura Michaelis, prévenante, avait installé pour lui dans le coin de la pièce.

– Et puis au moins, on peut contrôler ce que vous nous mijotez !

Mme Michaelis avait coutume de ne répondre à de si lourdes plaisanteries que par un haussement d'épaules. De toute façon, elle ne s'attendait à rien d'autre de la part du professeur. Mais l'essentiel était que tous se tiennent là auprès d'elle. Même Udo et Claudia. Et du haut de l'étagère de bois, les poupées de Käte contemplaient la famille Brinkmann rassemblée. C'est Mme Michaelis qui les avait placées là.

– C'était vraiment une belle idée, ces poupées.

Brinkmann lui-même dut le reconnaître.

– Chaque fois que je lève les yeux, je me sens comme protégé par de bons anges.

Il sourit aux visages aimables des poupées : deux jeunes filles en costume de la Forêt-Noire, la Colombine dont les vêtements n'étaient pas tout à fait terminés, les deux clowns destinés à Angie, mais qu'elle avait oubliés, et un Arlequin au regard triste.

– C'est ce que j'appelle la tradition, répliqua froidement Laura Michaelis.

Brinkmann parut quelque peu désorienté.

– Ah ? Et pourquoi ?

– Je veux dire par là, poursuivit Laura Michaelis d'un ton très digne, que les bonnes qualités d'une personne ne sont pas enterrées avec elle, mais se transmettent.

– Ah bon ?

Il n'y eut pas d'autres commentaires. Chez les Brinkmann, on avait trouvé des accommodements. Entre la famille et Laura Michaelis, entre Laura Michaelis et la famille, bien qu'il y eût là deux univers appelés à se heurter, comme le mode de vie détendu de Udo et Claudia heurtait le sens des convenances et de la morale de Mme Michaelis. Ces derniers temps, cependant, la gouvernante faisait preuve de patience. Elle savait que, de toute façon, cela ne durerait plus longtemps. Après tout, le jeune docteur et sa dame passaient leurs soirées assis à la table familiale. Et que faisaient-ils ? Ils dessinaient. Ils dessinaient des plans, les plans d'une maison. Ils voulaient aménager un appartement dans la remise. Tantôt ils se disputaient au sujet de la cuisine intégrée, tantôt ils reprenaient leurs mesures ou compulsaient des catalogues. Non, se disait-elle, cela ne durerait plus longtemps, et mariés ou non, du moins ne seraient-ils plus dans la maison.

C'est ainsi que la cuisine devint un îlot de chaleur dans un monde en proie au froid humide. On forgeait des plans d'avenir, on faisait circuler les prospectus d'agences de voyages, cependant que Laura Michaelis étalait sur la table ses herbes médicinales et expliquait à une famille Brinkmann aussi étonnée que recueillie les vertus et le mode d'action de ces trésors de la « pharmacie du bon Dieu ».

Le seul résultat de ces éternelles parties d'échecs, c'est qu'ils avaient mal à la tête. Pour jouer au skat, il leur manquait un troisième partenaire. Le seul plaisir qui leur restait, c'étaient les petites fléchettes de métal dont la pointe venait se planter dans les ronds jaunes ou rouges de la cible avec un « plop » agréable et discret. Quand on touchait la cible, évidemment.

Mais c'était compter sans Hildegard. Le dragon avait interdit à Kritz et Ketterer même ce plaisir inoffensif.

– Est-ce que vous êtes devenus complètement fous ? fulminait-elle. Abîmer ainsi mes murs ! Est-ce que vous en feriez autant chez vous ? Que dirait votre femme ?

Contre l'infirmière-chef, il n'y avait rien à faire. Mais ils avaient finalement obtenu de Johannsen l'autorisation d'accrocher leur cible au dos de la porte de la remise à outils, dans le jardin. Par un après-midi ensoleillé, Kritz et Ketterer s'étaient donc retrouvés là, contrôlant avec un soin méfiant la distance réglementaire de dix mètres, s'invectivant ou se raillant selon les fluctuations de la situation et de leur humeur. Et au bout d'une heure, chacun trouva que le jeu rendait supportable non seulement sa réclusion, mais son voisin de chambre: deux hommes confrontés à la même misère, deux copains, en un mot.

De nouveau, Kritz prit son élan, son bras se détendit, la fléchette décrivit un arc de cercle en sifflant et vint se planter dans la cible où elle trembla un instant. En plein dans le onze.

– Tu as vu, gamin, c'est comme ça qu'on gagne !

– Gagner ? Tu vas un peu vite. Je vais te montrer ce que c'est qu'un douze.

De fait, Ketterer aurait bien aimé le lui montrer. Mais comment ? A trois reprises déjà, les rires sarcastiques de Kritz avaient retenti quand la fléchette avait rebondi sur les planches de la porte. Une fois même, la pointe s'était tordue. Mais cette fois... Toc, clac ! Cette ânerie de fléchette était de nouveau par terre, sans avoir même effleuré la cible. Le visage de Kritz exprima la plus pure compassion.

– Ah ! écoute !...

– Que veux-tu, c'est comme ça. Réjouis-toi, dit Ketterer.

Puis il s'approcha de Kritz et lui posa la main sur l'épaule.

– C'est comme ça, Willi. Tu es le meilleur. Mais moi, je suis le meilleur perdant !

Kritz ramassa la fléchette en soufflant bruyamment. Puis il revint et fixa Ketterer de ses yeux bleu clair.

– Veux-tu que je te dise ? Un mauvais gagnant vaut mieux qu'un bon perdant. C'est la loi de la vie.

Ketterer ne répondit pas immédiatement. Il chercha d'abord un endroit où s'asseoir sur le muret de pierre. Mais tout était mouillé !

– Tu sais ce que c'est ? De l'idéologie à la Grossmann. Et c'est typique d'un Kritz de répéter ça comme un perroquet.

Kritz écarquilla les yeux, comme toujours lorsqu'il était embarrassé. Peut-être aussi regrettait-il déjà ce qu'il avait dit.

– Ah ! ne recommence pas à me raconter que la Forêt-Noire

devient un désert, que le climat change, que les arbres meurent, et que nos enfants vont crever parce qu'ils n'auront plus d'air !

– Tu prends sans doute ça pour une plaisanterie ?

– Ne dis donc pas de bêtises ! Mais à quoi bon penser à tout ça ? Qu'est-ce qu'on y peut ? Autant aller se pendre tout de suite.

– On peut changer beaucoup de choses. Ce qui me donnerait envie de me pendre, c'est toi ! S'il n'y avait que toi, je me ficherais bien de l'avenir. Mais enfin, est-ce que tu n'as pas trois enfants ? Et des petits-enfants ? Est-ce que tu ne penses jamais à eux ?

– Ah ! fiche-moi la paix.

– N'y compte pas !

Pour la deuxième fois, Ketterer lui prit l'épaule. Il le fit s'asseoir sur le mur et se campa devant lui.

– Le moindre rat, la moindre souris, le moindre insecte – qu'est-ce que je dis ? –, la moindre bactérie ne connaît qu'une loi : protéger la vie de sa progéniture ! Mais nous ? Cette loi, nous l'avons oubliée, effacée de notre cerveau. Nous sommes tellement amoureux de notre petit confort stupide que nous acceptons aveuglément que nos enfants n'aient pas une chance de s'en sortir.

– Mais si, ils s'en sortiront...

– C'est toi qui le dis. Et comment ? Non, l'être humain n'est pas seulement le plus féroce des animaux, c'est un accident de parcours de la nature, Kritz, crois-moi.

Kritz en resta un moment sans voix. Il secoua la tête, pensif, puis dit, presque implorant :

– Écoute, Alfons, je suis au service de sécurité. Alors je sais bien que je dois protéger l'usine pour me protéger moi-même. A tous points de vue. Est-ce que tu voudrais que je perde ma place à trois ans de la retraite ? L'entreprise ne plaisanterait pas si je me mettais à militer pour la défense de l'environnement, ou même si je me solidarisais avec vous...

– En attendant, tu te solidarises avec ce qui te fait crever !

Kritz soupira de nouveau.

– Est-ce que tu sais que j'ai hérité un bout de forêt de mon père ? Oui, il était exploitant forestier. Alors, je vois bien ce qui se passe...

Le Dr Alfons Ketterer en eut le souffle coupé.

– Ah ! parvint-il à articuler au bout d'un moment. Ainsi tu nous tapes dessus, alors que nous défendons tes propres intérêts ?

– Que veux-tu que je fasse ?

Kritz avait détourné la tête. Ketterer suivit son regard. Un homme se tenait là, à moins de dix mètres d'eux. Le Dr Ketterer avait déjà rencontré ce patient, il l'avait même vu discuter avec Kritz. C'était un petit homme rond, jovial, gentil, les mains toujours plongées dans les poches de sa veste de loden. Il ressemblait à un instituteur ou à un forestier faisant une cure pendant ses vacances. Mais ses yeux étaient attentifs.

Ketterer était sur le point de saluer l'homme lorsque Kritz, de la façon la plus inattendue, se mit à lui hurler dans les oreilles:

– Ce que je sais, Ketterer, c'est que pour la réduction des rejets toxiques, l'entreprise Grossmann est exemplaire. Tout le monde te le dira. Et puis, est-ce que tu veux qu'il y ait encore davantage de chômeurs?

– Hé!

Ketterer le regardait, abasourdi.

– Je te demande si tu veux qu'il y ait encore plus de chômeurs.

– Va donc te faire examiner par un psychiatre. Il t'enverra tout droit...

Mais la fin de la phrase – « à l'asile » – ne franchit pas les lèvres de Ketterer. Car Kritz l'avait saisi par le coude, l'entraînait loin de la remise et lui faisait gravir l'escalier jusqu'au petit banc. Arrivé là, il s'arrêta et chuchota:

– Désolé, Ketterer... Qu'est-ce que je pouvais faire d'autre?

– Ce que tu pouvais faire?...

– Le type, là en bas, avec la veste en loden, il est chef de service chez Grossmann. Mais je peux te dire une chose: tu n'as pas besoin de me convaincre. Tout ce que tu prêches là, il y a longtemps que je l'ai compris.

– Non?

– Si. Et puis, tu sais, à la maison, j'ai un jeu de fléchettes. Et demain, quand nous quitterons cette boutique, tu passeras chez moi, et je te montrerai quelques trucs pour bien lancer. Et puis nous boirons quelques verres ensemble. Promis?

Le sourire sincère de Kritz, son regard candide, sa main qui serrait la sienne... Le Dr Alfons Ketterer se sentit faiblir.

– Promis?

– Promis, répondit-il en écho, sans bien savoir ce qu'il disait.

La clinique, et encore la clinique, naturellement. Chaque fois que Klaus Brinkmann et Udo se retrouvaient assis à la table de la cuisine, ils parlaient de leur travail : stratégies d'intervention, programme du bloc opératoire, problèmes administratifs, soucis divers, la clinique ne les laissait jamais en paix. Et, lorsque Christa observait leurs visages échauffés par la discussion, elle notait avec un étonnement presque ému à quel point les hommes s'identifient à leur métier. Ils vivent par ce qu'ils font. Et quand cela ne marche pas, c'est tout leur univers qui s'effondre.

Mais les femmes ? Les femmes sont différentes... Jamais Christa n'avait eu aussi clairement conscience de ce fait si banal. Elle assurait son service, comme toujours, peut-être même mieux, dans la mesure du possible. Mais elle était investie maintenant d'une tâche nouvelle, et quand elle y songeait, elle se sentait parfois d'humeur presque solennelle. Au même rythme que l'enfant, la gratitude croissait en elle. Gratitude pour le simple fait d'exister – cadeau infiniment précieux – et de transmettre la vie. Car à bien y réfléchir, pensait Christa, qu'était-elle d'autre, au fond, qu'un être humain faisant don au monde d'un nouvel être humain ? Si l'on envisageait son propre destin avec autant de sentimentalité qu'elle le faisait depuis quelque temps, on avait le droit de considérer les choses ainsi, non ? Quant à elle, elle en était certaine : ce monde pouvait bien tourner comme il voulait, elle l'enrichissait.

Elle avait fait part à Brinkmann de cette découverte. Mais une seule fois. Tout d'abord, il tressaillit, puis il la contempla avec un mélange de crainte respectueuse et d'admiration, une lueur d'enthousiasme brilla dans ses yeux, il jaillit de son fauteuil, dans le coin de la cuisine, comme rebondit une balle de caoutchouc, l'attira contre lui, l'embrassa, et chercha même à la soulever de terre.

– Tous les deux ! s'écria-t-il. Oui, tous les deux, nous allons enrichir le monde !

Devant tant d'autosatisfaction, Christa décida qu'à l'avenir elle refrénerait son besoin de communiquer et s'occuperait plutôt d'elle-même. De ses seins, par exemple. Ils avaient atteint une plénitude qu'elle n'aurait même pas imaginée dans ses rêves les plus fous. Ce qui la fascinait, pourtant, ce n'était pas seulement leur volume, mais aussi le processus qui s'y acccomplissait. Ils devenaient plus chauds et plus tendus au fur et à mesure que le « petit Klaus » se manifestait plus impérieusement dans son corps. Parfois, elle se levait au milieu de la nuit et descendait à la cuisine. Si elle ouvrait le réfrigérateur pour satisfaire les envies étranges qui ne la laissaient pas en repos, ce n'était pas sa faute, mais celle du «petit Klaus». Du yaourt à l'orange avec de la saucisse fumée et des cornichons ? Pourquoi pas, si c'était ce qu'il voulait. Le «petit Klaus» qui enrichirait le monde ne devait manquer de rien...

Le printemps se comporta de façon nettement plus raisonnable que l'hiver. Il entra en scène avec une parfaite assurance, revêtu de ses couleurs les plus somptueuses, d'une beauté si stupéfiante et si variée qu'il semblait sortir des dépliants sur papier glacé du syndicat d'initiative d'Offingen. Les ruisseaux murmuraient joyeusement, sur les prairies vertes parsemées de crocus et de pâquerettes les vaches se promenaient, les veaux couraient, les agneaux sautaient comme des boules d'ouate emportées par le vent, pareils aux nuages en route vers le sud dans un ciel d'un bleu transparent.

Pendant ce temps, bien sûr, les hirondelles revenaient d'Égypte !

Et avec elles arriva Vanessa Bodenstedt.

L'infirmière-chef fut la première à constater son retour. Hildegard discutait avec Brinkmann en salle de soins. Comme prise d'un soudain pressentiment, elle regarda par la fenêtre, fit un signe de croix et gémit :

– Doux Jésus, venez-moi en aide !

Voir Hildegard se signer était pour Brinkmann un spectacle inattendu. Après tout, elle était luthérienne. Sa curiosité éveillée, il regarda lui aussi par la fenêtre. Il vit la grosse Jaguar dont un robuste gaillard blond ouvrait justement la portière, il vit la dame en tailleur fraise que le même gaillard aidait avec mille précautions à s'extraire de la voiture, il vit la chevelure aux reflets roux flamboyant, bouclée de frais, et il vit enfin, lorsque le malheureux, là en-bas, s'affaira dans le coffre du véhicule, des valises, des valises, des valises !

– Et ces machins ronds, demanda Hildegard, qu'est-ce que c'est ? Est-ce qu'en plus Mme Bodenstedt va nous imposer des oiseaux dans la clinique ?

– Non, Hildegard, ce sont des cartons à chapeaux, expliqua Brinkmann d'une voix douce.

– Des cartons à chapeaux ? Et qu'est-ce qu'elle va faire de ses chapeaux, ici ? Peut-être s'imagine-t-elle que c'est le carnaval ?

L'homme en uniforme montant bleu foncé, assorti à la teinte de la voiture, ne pouvait être que le chauffeur. Il se mit à charrier les bagages.

– Cette fois-ci, elle a deux valises de plus que l'an dernier, commenta Hildegard. Elle croit sans doute que nous allons organiser un défilé de mode.

Brinkmann la taquina :

– C'est une idée... Vous pourriez vous charger de l'animation. Au fait, vous ne descendez pas saluer Mme Bodenstedt ?

– Moi ? Est-ce que je suis le portier ? Il est vrai qu'elle se croit à l'hôtel, ici.

– Et pourquoi pas ? Quant au prix, nos chambres de première catégorie sont plutôt avantageuses, comparées à celles des grands hôtels internationaux. Même au *Brenners Park-Hotel* de Baden-Baden, je suis sûr que vous ne trouveriez pas moins cher.

– Bien, bien, professeur, si vous voyez les choses ainsi... Mais dites-moi: qu'est-ce qu'elle fera, s'il lui arrive un jour de tomber vraiment malade ?

Avant que Brinkmann puisse répondre, la porte s'ouvrit brusquement, livrant passage à un directeur administratif visiblement surexcité. Mühlmann avait même déboutonné le col de sa chemise.

– Mme Bodenstedt vient d'arriver ! s'exclama-t-il en soufflant comme un phoque. Est-ce que vous l'avez remarqué ?

– Nous le remarquâmes, rétorqua Brinkmann, et nous nous en ébahîmes.

Et Hildegard, tout à fait déchaînée, se mit à trompeter:

– Taratata ! Mais enfin, monsieur Mühlmann, pourquoi ne déroule-t-on pas le tapis rouge ?

Brinkmann était ravi. Cette Hildegard-là lui plaisait bien. Mühlmann, en revanche, parut profondément offusqué.

– Je dois dire que je me serais attendu à davantage de compréhension de la part d'une infirmière-chef. Est-ce que vous attachez si peu d'importance à l'amortissement de nos chambres de première catégorie ?

L'infirmière-chef ne se laissa pas impressionner.

– Ne faites pas cette tête, monsieur Mühlmann. Nous sommes assez hypocrites pour ne nous livrer à nos remarques impertinentes que lorsque notre très honorée patiente aura le dos tourné. Devant elle, nous serons d'une telle amabilité que vous en aurez la nausée... En outre, vous pouvez compter sur...

La fin de la phrase fut couverte par les bruits venant du hall par la porte entrouverte. Des voix, des bruits de pas, puis une exclamation ravie :

– Ah ! je me sens ici comme chez moi !

C'était Vanessa Bodenstedt.

Brinkmann soupira. Sans doute valait-il mieux faire face immédiatement à la situation.

Il sortit de la pièce.

Ils arrivaient. Incroyable ! Vanessa Bodenstedt était suivie de toute une cohorte de porteurs : le chauffeur, bien sûr, mais aussi des élèves infirmières et des assistantes médico-techniques, toutes chargées de valises, de sacs de voyage, de manteaux, de cartons à chapeaux, de sacs de plastique. Le long des murs du couloir, patients et membres du personnnel faisaient la haie.

Vanessa Bodenstedt avait repéré Brinkmann. Elle se précipita vers lui, les bras en l'air.

– Cher professeur ! Que je suis heureuse ! Oh ! Et voici notre infirmière-chef Hildegard, le bon ange de cette maison !

Hildegard la salua, aussi radieuse et aimable qu'elle l'avait annoncé. Ce qu'elle dit, toutefois, se perdit dans le torrent de salutations que déversait Vanessa Bodenstedt. Elle était si heureuse de subir à nouveau « un bilan de santé correctement mené » ! Et le Dr Griesheim, à Coblence, l'avait bien déçue. Tellement déçue qu'elle avait immédiatement consulté le Pr Gündler à Bad-Mergentheim. Est-ce qu'on le connaissait ? Non ?

– Savez-vous ce qu'il m'a dit ? Eh bien, je ne me souviens plus exactement des termes qu'il a employés, mais il a parlé d'une perturbation des rapports du corps et de l'esprit. Comme si je ne souffrais pas de migraines à crier de douleur. Perturbation des rapports du corps et de l'esprit, et douleurs psychosomatiques... C'est toujours pareil. Quand ils ne trouvent pas ce qui ne va pas, ils disent que c'est psychosomatique. J'ai raison, professeur, n'est-ce pas ?

– Eh bien..., balbutia Brinkmann.

– Et voici mon ami Mühlmann ! Toujours aussi élégant ! Vous êtes le premier directeur administratif que je rencontre qui ait du style. Qu'en dites-vous, monsieur Mühlmann ?

– Eh bien..., marmonna à son tour Mühlmann en essayant de réparer aussi discrètement que possible le désordre de son col de chemise.

– Dites-moi, je retrouve ma chambre habituelle, comme toujours, n'est-ce pas ?

– Mais bien sûr, chère madame.

– Comme c'est gentil ! Tout à fait charmant, vraiment... Ah ! vous n'allez pas me croire, professeur : je vois toujours venir avec une grande joie les trois semaines que je passe chez vous, et j'y pense ensuite avec nostalgie. Car ces trois semaines sont véritablement les plus belles de l'année. Ni Saint-Moritz ni Paris, ni même Nice ou Los Angeles ne peuvent supporter la comparaison. Non, c'est à Offingen que je me sens le mieux !

Brinkmann toussota, chercha ses mots. Mais, toujours radieuse, elle fit signe au chauffeur.

– Eh bien, allons, Hartmuth !

La caravane s'éloigna dans le couloir. Brinkmann la suivit des yeux, l'épaule appuyée contre la porte, mais il eut soudain l'impression que le bois cédait, se changeait en coton hydrophile. Sa vue se brouilla et la perspective du corridor chavira.

Il respira profondément à deux, trois reprises, sentit qu'une main le soutenait et vit en rouvrant les yeux le visage soucieux de Hildegard.

– Quelque chose ne va pas, professeur ? Vous ne vous sentez pas bien ?

– Non, non... Ce n'est rien...

Il chercha à se contrôler. Il avait toujours du mal à respirer.

– C'est ce maudit cirque. Ou alors le temps.

– Mais vous êtes tout pâle.

– Eh bien, tantôt pâle, tantôt rouge, c'est normal, dans cette boutique. Mais c'est fini...

De fait, c'était fini. Son pouls battait régulièrement, les extrasystoles avaient cessé, il respirait de nouveau librement, il avait même retrouvé le sourire lorsqu'il vit arriver du bout du couloir un Mischa tout excité, brandissant un billet de cinquante marks.

– Professeur, regardez ça ! Un billet de cinquante marks pour lui avoir porté ses valises. Là, je dis : Aime ton prochain et partage son fardeau.

– Maintenant, tu peux t'imaginer le profit que la clinique tire d'une telle patiente ?

– Oh oui ! j'imagine. De quoi souffre-t-elle, en fait ?

– Tu m'en demandes trop. Jusqu'à présent, quand elle est venue, elle n'avait absolument rien. Jamais.

Mischa se tut. L'homme en uniforme bleu foncé revenait. Il les salua en inclinant la tête avec élégance. Brinkmann lui rendit son salut.

– Et lui, qui est-ce ?

– Hartmuth. Son majordome et chauffeur. Elle m'a dit qu'auparavant il était au service d'un lord anglais. Si je peux te donner un tuyau, Mischa...

– Oui ?

– Est-ce que tu saurais jouer les majordomes ?

– Vous voulez dire : faire des courbettes ?

– Si tu veux, des courbettes. Quand tu entreras dans sa chambre, tu t'inclineras légèrement, comme ça, à partir des hanches, ça ne coûte rien, c'est bon pour la colonne vertébrale, et ça peut rapporter... quelques autres billets. Elle aime ça, que veux-tu...

– Ha ! Ha ! Eh bien, on lui donnera ce qu'elle aime. Et peut-être que finalement...

Il tenta et réussit une courbette si empressée que Hildegard éclata de rire. Il l'en remercia en réitérant l'exercice.

– Si elle reste là quatre semaines, je suis sûr que je peux gagner de quoi nous acheter un nouveau téléviseur, avec mes courbettes. Parce que, justement, nous avons besoin d'un nouveau téléviseur, professeur.

« Petit Klaus » par-ci, « petit Klaus » par-là... mais si c'était une fille, Christa savait bien qu'elle la nommerait Käti. Pour elle, l'enfant était déjà une réalité, une réalité qui vivait non seulement dans son corps, mais aussi dans ses rêves. Tantôt elle l'allaitait, tantôt il dormait contre ses seins, qui déjà l'appelaient tellement qu'au moindre contact les mamelons laissaient perler des gouttes de lait.

Que tout cela était donc étrange, singulier, merveilleux, inconcevable ! Parfois, à la maison ou pendant son travail à la clinique, lorsqu'elle se perdait soudain dans ses pensées, Christa imaginait que cette naissance faisait partie d'un plan dont elle ne pouvait saisir le sens, mais auquel elle s'abandonnait avec une sorte de foi enfantine. Pourquoi ce plan ne l'aurait-il pas dirigée ? Peut-être, derrière tout cela, une intention se dissimulait-elle ? Klaus – le Klaus philosophe, non le railleur aux plaisanteries caustiques – ne prétend-il pas que ce que nous appelons hasard n'existe pas ? Peut-être qu'il a raison. Peut-être qu'il était écrit que nous nous rencontrerions ? Peut-être que tout ce qui s'est produit devait nécessairement arriver afin que nous parvenions à un but prédéterminé ? Peut-être ne sommes-nous que des porteurs de chromosomes choisis pour s'unir afin de créer non pas n'importe quel enfant, mais cet enfant-là.

Elle se rappelait à l'ordre. Allons, cesse de délirer. Tu es en pleine crise de folie des grandeurs. Et après ? Même si c'est le cas, cette pensée est agréable, et apaisante.

– Eh bien, vous n'aurez plus longtemps à attendre, chère collègue.

L'aimable et gentil Dr Bernhard, de la route de Fribourg, s'assurait à nouveau, de ses mains douces et circonspectes, que tout allait pour le mieux.

Christa suivait des yeux les creux et les crêtes que les aiguilles du monitoring traçaient sur la bande de papier millimétré au fur et à mesure qu'elle se déroulait. Ce n'était pas son cœur qui fournissait les impulsions à l'appareil, c'était le cœur du petit Klaus dont on étudiait les battements. Tout semblait parfait. La tête était bien placée, les résultats du laboratoire excellents. Selon toutes les prévisions humaines, le nouveau Brinkmann n'aurait pas de difficultés à faire son apparition dans ce monde bizarre, effrayant, et pourtant si magnifique.

Le mouvement, c'était l'élément de Vanessa Bodenstedt. S'il lui arrivait de se sentir chez elle, c'était quand elle voyageait. Cela n'était pas particulièrement étonnant. Elle ne manquait d'ailleurs jamais de souligner qu'il s'agissait là d'un « caractère acquis dans la petite enfance ». Après tout, n'était-elle pas issue d'une vieille famille de diplomates ? Peut-être avait-elle déjà dans le sang ce besoin d'agitation continuelle quand elle n'était encore qu'un bébé ? Les cinquante années d'expérience que Vanessa Bodenstedt avait accumulées depuis l'époque où elle était née, à Genève, pendant une conférence de la Société des Nations, lui avaient appris à organiser au mieux ses séjours dans des maisons dont elle changeait sans cesse : il ne fallait manquer de rien. D'où l'importance des valises. Hartmuth et Lucie, la femme de chambre de sa maison de Düsseldorf, étaient passés experts dans l'art de tenir prêt en permanence le cortège de bagages qui suivait Vanessa Bodenstedt dans ses déplacements.

Aujourd'hui, la mallette de crocodile contenant les produits de maquillage était posée à plat sur le couvre-pieds, dans sa chambre de la clinique. Vanessa Bodenstedt l'ouvrit et se contempla dans le miroir inclus à l'intérieur du couvercle, d'un œil mi-sceptique, mi-bienveillant, comme la plupart du temps lorsqu'elle se confrontait à elle-même. Les poils souples du petit pinceau ajoutèrent au fond brun doré des pommettes une touche de vert qui, selon Vanessa Bodenstedt, s'harmonisait si joliment avec celui de ses yeux. Maintenant, les paupières... Cela aussi se révéla, aujourd'hui, plus simple que d'habitude. Elle pouvait être satisfaite. Et elle l'était.

Elle redressa un peu le buste contre son oreiller, réajusta le décolleté en dentelle de sa chemise de nuit en soie couleur pêche, de façon à produire un effet pas trop provocant mais néanmoins très féminin, puis elle appuya sur le bouton de la sonnette.

Elle attendit. Mais l'attente se prolongea plus longtemps qu'elle n'était disposée à l'accepter. Et elle fut tout à fait décontenancée lorsqu'elle reconnut la personne qui finit par entrer : Hildegard !

– J'ai sonné deux fois.

– Oui ? Et alors ?

– Deux coups de sonnette, expliqua-t-elle calmement, cela signifie que je veux voir le professeur Brinkmann. Est-ce que vous l'avez oublié, depuis l'an dernier ?

– Oh non ! Malheureusement, il est occupé. C'est idiot, je l'avoue. Après avoir répondu à votre appel à huit heures moins le quart, neuf heures et demie et midi vingt-huit, il a pris la liberté de procéder à l'ablation d'un calcul rénal.

Vanessa Bodenstedt déglutit. Elle se sentit tout exposée au regard froid de Hildegard, qui la toisait de ses yeux étincelants derrière ses petites lunettes à monture dorée. Que croyait-elle donc, cette Hildegard ? Et que disait-elle encore ?

– Faut-il qu'il interrompe l'opération, poursuivait l'infirmière-chef, ou pouvez-vous attendre encore un petit moment ?

A ces mots, le visage poudré avec tant d'art faillit pourtant s'empourprer.

– Ne me parlez pas comme si j'étais un enfant, je vous prie. Naturellement, je peux attendre. Bien que...

– Bien que ?

– J'aie des spasmes très désagréables à l'aine.

Hildegard repoussa les fleurs sur le côté de la table, rangea trois livres en alignant leur tranche comme au cordeau, et dit :

– Si vous voulez, je peux vous envoyer le jeune Dr Brinkmann.

– Non, non. Surtout pas ! Je trouve que ces jeunes médecins manquent vraiment d'expérience. Mais dites-moi, Hildegard : est-ce que les résultats des analyses de sang sont déjà disponibles ?

– Oui, nous les avons.

– Et ?

– Excellents. Avec ce taux de cholestérol, vous pouvez vivre au moins jusqu'à cent trente ans. Si vous y tenez vraiment.

Vanessa Bodenstedt ne perçut pas cette nouvelle impertinence. Elle s'étonna :

– Comme c'est curieux ! Hier encore, le Pr Brinkmann me disait que si j'avais quelque chose au foie, cela se verrait dans mon hémogramme.

– Tout à fait ! dit Hildegard. Mais vous vous trouverez bien autre chose qui cloche.

– Pardon ?

Hildegard se campa au pied du lit, joignit pieusement les mains sur sa blouse et gratifia Vanessa Bodenstedt d'un long regard scrutateur, mais non dépourvu de bienveillance.

– Peut-être pas vous, madame Bodenstedt, mais en tout cas les médecins. Il faut bien qu'ils y trouvent leur compte. Et puis personne ne se fait hospitaliser pour le plaisir, n'est-ce pas ?

– C'est assez évident !

– Eh bien, que diriez-vous d'une petite promenade au grand air en attendant que le professeur ait terminé son opération ? Il ne devrait plus en avoir pour très longtemps.

Mais Vanessa Bodenstedt refusa catégoriquement de profiter du bon air.

– J'ai l'impression que vous n'avez pas encore compris, Hildegard. Je me sens toute rompue. Mon état exige absolument que je reste alitée.

– Bien, comme vous voudrez. Mais il faut malheureusement que je m'occupe de mon travail. Vous m'excuserez... A plus tard, donc, si vous permettez.

Arrogance, hypocondrie ou simple bêtise ? se demandait encore Hildegard lorsqu'elle passa devant le bloc opératoire. Et elle fut tout heureuse de rencontrer Brinkmann qui en sortait justement, plutôt épuisé, mais visiblement de bonne humeur, ainsi que Renz et Udo. L'opération avait magnifiquement réussi.

Hildegard laissa passer le chariot emportant le patient que Brinkmann venait d'opérer, puis elle barra le chemin au patron.

– Vite, professeur !

– Pardon ?

– Notre patiente s'inquiète beaucoup.

Notre patiente ? Au ton de Hildegard, il était facile de comprendre de qui il s'agissait.

– Qu'est-ce qu'elle a encore ?

– Elle a été indignée par son taux de cholestérol parfait. Elle voudrait absolument avoir une petite maladie de foie, en plus du reste. Faites lui donc ce plaisir.

Brinkmann cligna les yeux sans enthousiasme.

– Oui, oui. Je verrai ce que je peux faire.

– En tout cas, elle vous attend impatiemment.

– Eh bien, s'il le faut...

Walter Renz et Udo ricanaient. Piero Rusca, qui n'avait pas encore eu le plaisir de rencontrer Vanessa Bodenstedt, arrivait à son tour. La bonne humeur de Brinkmann avait de toute façon cédé la place à la morosité. Mais voilà qu'Udo se mettait à poser des problèmes de principe, à demander si, d'un point de vue médical, il était possible de justifier l'hospitalisation d'un « phénomène » comme Vanessa Bodenstedt.

– « Phénomène », c'est le mot, grommela Brinkmann. Mais qu'est-ce qui te semble difficile à justifier ?

– Elle est en parfaite santé. En trois semaines, la clinique va encaisser une petite fortune en frais d'hospitalisation, examens, analyses, traitement... alors que tout le monde ici sait très bien que cette brave dame n'a absolument rien.

Brinkmann soupira.

– Oui, on peut se poser la question. Je l'ai fait. Et j'ai trouvé la réponse: Pourquoi pas, après tout, si ça lui fait plaisir ? Mon principe fondamental, c'est de respecter la volonté des patients.

Les autres sourirent.

– Qu'avez-vous donc ? Un bilan de santé annuel, cela fait partie de la prévention. Et puis si quelqu'un qui se porte à merveille tient absolument à se croire malade, n'est-ce pas effectivement une maladie ?

– Sans doute. Mais qui relève du psychologue.

– C'est aussi ce que je lui ai dit.

– Mais est-ce que tu ne t'es pas encore aperçu ?...

– De quoi ?

– Qu'avant tout, elle a le béguin pour toi. Peut-être que ça relève également du psychologue ?

– Je présume que oui. Elle adore les médecins d'un certain âge, pas les jeunots comme vous. Même si vous êtes chirurgiens – car il lui faut en tout cas un chirurgien.

La sueur lui perlait au front, et il pensa mélancoliquement à une bière et à son déjeuner. Il se sentait de nouveau faible. Il remarqua le regard préoccupé d'Udo et s'efforça de garder le sourire.

– Bon, je vais y aller. Je vous rejoindrai à la cantine.

Les préliminaires étaient terminés: questions de Brinkmann, sourire de Vanessa Bodenstedt, petite conversation, main tremblante et parfumée qui se pose sur la manche de la blouse blanche, regard chaleureux et appuyé. Maintenant, elle avait repoussé le drap et découvert une paire de jambes encore tout à fait dignes d'attention. Elle pointa vers son aine un ongle au vernis rouge cardinal.

– J'ai de terribles élancements, professeur. Là. Qu'est-ce que je peux faire ? Cela dure depuis des heures.

Brinkmann eut besoin d'une chaise.

– Chère madame, je ne suis que chirurgien. Le diagnostic est du ressort du chef de service de médecine interne, le Dr Römer.

– Mais vous savez bien, professeur... Je ne peux pas faire confiance aux jeunes. Je souffre d'une fixation au père, en quelque sorte. Ma pudeur est trop grande pour que je supporte les jeunes médecins, même aussi talentueux que le Dr Römer. Le moindre regard équivoque me gêne horriblement.

– D'ailleurs, vous allez parfaitement bien, éluda Brinkmann.

– Vous pensez donc vous aussi que mes souffrances pourraient être de nature psychosomatique ?

– Oui. C'est mon avis.

– Je dois sans doute vous paraître un peu folle ?

– Eh bien... C'est vous qui le dites. Mais c'est un peu exagéré.

– Vous savez, au golf, j'ai rencontré récemment un écrivain anglais. Et voulez-vous que je vous répète ce qu'il m'a dit ? Il m'a expliqué que si je pouvais manger des quantités effrayantes sans grossir, c'était parce que je voulais me punir moi-même.

– Vous punir ? Et de quoi ?

– Eh bien, de ne jamais avoir eu de soucis à me faire, d'avoir connu depuis l'enfance une existence très protégée, sans aucun problème...

Sa voix tremblait.

– J'aimerais bien pouvoir me nourrir un peu, dit Brinkmann d'un ton pitoyable. J'ai pris mon petit déjeuner à sept heures. Depuis, je n'ai fait qu'opérer et visiter mes patients. Et il est maintenant deux heures et demie.

Elle s'assit. Dieu merci, elle lui avait lâché la main. Elle lui lança un regard implorant.

– Il faut que vous mangiez tout de suite. Pourtant, quand j'y pense, avoir faim doit être une sensation délicieuse. Mais il n'est sans doute possible de l'éprouver que lorsqu'on est constamment occupé, au point qu'on en oublie les repas.

Brinkmann se leva.

– Vous avez sans doute raison. Je vous dirai plus tard si c'était bon.

Mais elle ne le laissa pas partir ainsi. Un cri de douleur le rattrapa comme il franchissait la porte. Et, lorsqu'il se retourna, elle avait la main crispée sur ses boucles savamment coiffées.

– Qu'est-ce qu'il y a ?

– C'est parfois insupportable... Les crises de migraine surviennent de façon si soudaine ! Allez donc manger, professeur. Mais auparavant, dites-moi seulement s'il s'agit d'un grave trouble de la circulation, ou s'il se pourrait qu'il y ait une tumeur.

– Eh bien, je crois que je ne peux vous offrir ni l'un ni l'autre.

Elle laissa retomber sa main, sourit pour la première fois. Et il la trouva presque émouvante ; c'était un sourire si timide, presque un sourire d'enfant !

– Je suis probablement un cas très difficile.

– Oui, répondit Brinkmann du ton de la plus profonde conviction. Et il ferma la porte.

Œufs brouillés et jambon. Brinkmann fronça les sourcils en considérant la petite montagne appétissante et odorante qui se dressait dans l'assiette que Mme Meis lui apportait dans son bureau.

– J'ai pourtant bien dit que je ne voulais pas manger si gras !

Est-ce que vous ne l'avez pas signalé à la cuisine ? C'est mauvais pour ma santé.

– Eh bien, ne mangez que les tomates !

Il était plutôt rare que Mme Meis ait l'audace de se rebiffer contre le patron. Mais il y avait quand même des limites à tout. Qui est-ce qui attendait le bébé ? Lui ou sa femme ?

– Dans les tomates, il n'y a presque pas de calories. Et puis vous avez aussi un cornichon pour les faire passer, poursuivit-elle, impitoyable.

– Mme Meis ! Est-ce que vous êtes devenue folle ? Vous me proposez quatre tranches de tomate après toute une matinée en salle d'opération !

Sa grimace accusatrice se figea. La porte du couloir venait de s'ouvrir brusquement, laissant apparaître l'infirmière-chef Hildegard, les joues rouges d'excitation et la poitrine palpitant sous le coton empesé de sa blouse blanche.

– Votre femme ! s'écria-t-elle. Votre femme, professeur !

Brinkmann blêmit.

– Qu'est-ce qui lui est arrivé ?

– Elle est là ! Les douleurs ont commencé. Elle est déjà en salle de travail.

– En salle de travail ? marmonna Brinkmann comme s'il n'avait jamais entendu cette expression. Pourquoi personne ne m'a-t-il prévenu ?

Ses veines s'étaient gonflées sur ses tempes.

– Parce que personne n'aurait pu, professeur. Elle vient d'arriver en trombe. C'est un taxi qui l'a amenée.

Il était déjà dehors, se mettait à courir. Jamais Klaus Brinkmann n'avait couvert aussi vite la distance séparant son bureau de l'ascenseur. Mais, comme toujours dans ce genre de situation, cette satanée cabine se balançait quelque part dans les étages. Il aurait volontiers tambouriné contre les portes à coups de poing. Certes, il percevait bien l'étonnement sur tous les visages, mais que lui importaient les autres ? Qu'avait-il à faire de la clinique ?

Il se détourna des portes obstinément closes de l'ascenseur, monta l'escalier quatre à quatre, trébucha, se rattrapa de justesse à la rampe, poussa la porte de l'aile ouest, poursuivit sa course, atteignit enfin le vestibule, où il fut intercepté par le jeune Hoffmann, un des assistants du service de gynécologie.

– Ah ! Voilà enfin l'heureux futur papa !

– Voyons, Hoffmann, est-ce ainsi que tu parles à ton patron ?
– Je ne parle pas à mon patron, professeur, mais à un père ! Et je sais comment se sentent les pères...
– Est-ce qu'elle ?...
– Tout se présente le mieux du monde. Elle sera ravie de votre visite. Si je puis me permettre...
Si je puis me permettre ? Eh ! Mais où va-t-on ? se dit Brinkmann à moitié anesthésié. Et il se retrouva sans savoir comment dans la salle de travail, il la vit sur la table, les jambes relevées, sur le drap vert. Il vit Gerres, l'obstétricien, qui se penchait vers elle, la sage-femme, deux infirmières, un autre gynécologue. Mais c'était... Oui, c'était le Dr Bernhard. Lui non plus n'avait pas voulu manquer ce moment historique. Mais ce qui impressionna le plus Brinkmann, c'est qu'au lieu de se trouver confronté à un enfer de souffrances, il ne percevait autour de lui que plaisanteries, remarques aimables et sourires indulgents.
– Alors, petite mère ? Nous y voilà.
– Et comment ! Tu vas l'avoir dans un instant, ton petit Klaus !
Même quand la douleur étouffa sa voix, elle parvint à garder le sourire.

– Encore un patient, docteur, le dernier, avait dit Doris, la secrétaire. A quatorze heures, le Dr Alfons Ketterer devait quitter son cabinet pour les visites à domicile. Mais Doris revint seule de la salle d'attente.
– Qu'est-ce qu'il y a ? C'est terminé ?
– Non, il y a encore quelqu'un, comme je vous le disais. M. Rankowsky.
– Et que lui arrive-t-il ?
Le visage de Doris était soucieux.
– Je ne sais pas. Il transpire beaucoup, et il ne peut plus se lever.
– Bon, je vais voir ça...
Le Dr Ketterer gagna la salle d'attente.
Un homme maigre, aux cheveux gris clairsemés, était blotti tout au fond de la pièce, dans le coin près du philodendron. Son visage était méconnaissable. Il était penché en avant, les bras coincés entre ses genoux. Il suffit à Ketterer de le regarder une seconde pour comprendre.
– Un coussin, Doris. Vite, allez m'en chercher un en salle de soins. Et un matelas de mousse.

Il aligna en hâte les trois chaises à côté du patient.

– Là, et maintenant, levez les pieds, je vous aide. Allongez-vous comme ça, oui. Est-ce que vous êtes mieux ?

Après un gémissement étouffé, l'homme répondit :

– C'est difficilement supportable...

Ketterer ouvrit la ceinture du pantalon, palpa la sangle musculaire dure et tendue et l'estomac gonflé, prit le pouls qu'il trouva rapide et ténu, puis considéra le visage ravagé et ruisselant de sueur du patient.

– Comment êtes-vous venu ?

– A vélo.

– A vélo ? C'est incroyable ! Vous avez déjà eu des problèmes d'estomac, M. Rankowsky ?

– Assez souvent.

– Et où avez-vous été traité ?

– A Westhoven. Près de Cologne... Il n'y a que quatre semaines que je suis ici... Aïe ! Ça fait un mal de chien...

– Restez bien allongé. Et ce n'est pas la peine de parler. Encore une question, quand même : quand avez-vous mangé pour la dernière fois ?

– Il y a... Il y a deux heures.

Il ne manquait plus que ça !

Le Dr Ketterer regagna en trois bonds son cabinet de consultation, décrocha le combiné et pressa le numéro préenregistré de la clinique.

– Ketterer à l'appareil. Oui, passez-moi les urgences !

Un déclic. Une attente interminable. Ketterer jura. Enfin une voix masculine.

– Ici les urgences. Brinkmann, à l'appareil.

C'est le jeune, se dit Alfons Ketterer. Tant pis.

– Ketterer. Écoute, Brinkmann, c'est très urgent. Primo, vous m'envoyez immédiatement une ambulance. Secundo, vous préparez tout pour une opération de l'estomac. Le type vient de me faire une perforation dans ma salle d'attente. Il est en état de choc profond. Et il n'est pas à jeun. Il a déjeuné il y a deux heures !

– OK ! on s'en occupe.

La voix était tout à fait calme. Il a les nerfs solides, le jeune Brinkmann, songea Ketterer. Il entendit Udo demander si l'ambulance était prête, puis lui dire :

– Nous serons là dans dix minutes au plus tard, cher collègue.

Ketterer raccrocha, soulagé. C'est quand même une chance qu'il y ait la clinique. Maintenant à eux de se débrouiller, je leur ai refilé le bébé. Et je n'aimerais pas être à leur place...

Wolters manipulait déjà son appareil, Udo était encore en train de se laver. On venait d'introduire le patient. Udo s'essuya, franchit le sas, et deux infirmières présentes l'aidèrent à revêtir sa casaque. Walter Renz n'était pas de service. Piero préparait le patient. Wolters tourna la tête vers Udo. Le regard de Wolters, toujours si amical et encourageant, était maintenant grave et froid, ce qui irrita Udo.

– Est-ce que tu as déjà dirigé l'opération d'une perforation de l'estomac avec péritonite, Udo ?

– Non, pourquoi ?

– Eh bien, ce sera une grande première, mon cher. A moins que l'on ne fasse appeler le vieux ?

– Tu sais très bien qu'il est en salle d'accouchement.

– Je sais. Mais Christa se débrouillera très bien sans lui. Tandis qu'avec ce client...

Il ne termina pas sa phrase. Udo avait compris, il savait que Wolters avait raison.

La fréquence des douleurs augmentait. La première contraction se relâchait, et avec elle disparaissait cette sensation d'être projetée dans le ciel.

– Respire calmement. La respiration, c'est l'essentiel, tu sais.

C'était Klaus, naturellement. Christa avait le front couvert de sueur. Comme si elle ne s'était pas entraînée depuis des semaines, comme s'il venait de faire une découverte !

Elle tourna la tête vers lui. Quelque part, sur une table, le téléphone sonna. La sage-femme s'approcha, chuchota quelque chose à l'oreille de Brinkmann. Christa le vit hocher la tête, se retourner et saisir le combiné.

– Et merde !

Cela lui avait échappé. Ce n'était vraiment pas le moment de jurer. Après tout, il attendait d'un instant à l'autre la naissance de son second fils. Mais le premier paraissait malheureusement confronté à une tâche qui le dépassait.

– Une perforation de l'estomac, papa. Le patient est en danger de mort...

– En danger de mort ? Une perforation de l'estomac, ça n'est quand même pas insurmontable !

– Certainement, mais ni Piero ni moi n'avons jamais pratiqué seuls ce genre d'opération.

Brinkmann réfléchit un instant. Udo avait raison. Le patient courait de gros risques. L'aiguillage venait de basculer, il ne pouvait plus choisir d'autre voie.

Il revint près de Christa, lui posa la main sur le front. Elle lui saisit le poignet, il leva sa main et y déposa un baiser.

– Écoute, petite mère... Il ne faut pas m'en vouloir, mais je dois m'absenter quelques minutes. Nous avons une perforation de l'estomac.

Elle acquiesça.

Pourtant, les yeux baissés vers elle, il ne parvenait pas à se détacher de ce visage. Enfin, il se détourna à demi, fit un premier pas, la porte était là-bas, il allait l'atteindre. Mais il entendit de nouveau la voix de Christa.

– Klaus !

– Oui ?

– Ça va très bien, tu sais.

– Oui, je sais. Mais pourquoi dis-tu cela ?

Le visage de Christa était crispé, mais elle parlait d'une voix calme et claire.

– Je peux m'en sortir sans toi. Mais ce patient, sans doute pas.

Naturellement, elle n'aurait pas dû dire cela.

– Après tout, dit Brinkmann, tout chirurgien doit bien un jour ou l'autre opérer une perforation de l'estomac sous sa propre responsabilité !

Malgré une nouvelle contraction qui la prenait comme dans un étau, elle sourit encore.

– Un jour ou l'autre, oui. Mais pas nécessairement aujourd'hui. Et si le bébé arrive avant ton retour, je le saluerai de ta part...

Brinkmann chercha à refouler ce qui le préoccupait : l'image de Christa, telle qu'il l'avait quittée, ne laissait pas son esprit en repos. Christa sur la table. Son visage tendu par la douleur. Son sourire. Ne plus y penser. Pas maintenant.

Perforation d'un ulcère, sans aucun doute. Et à voir dans quel état de choc se trouvait le patient, la péritonite était tout aussi évidente. Complication classique.

A la tête de la table d'opération, Wolters égrenait la litanie des actes préopératoires. On pouvait seulement espérer que les fortes doses d'antibiotiques administrées par perfusion ne provoqueraient pas de choc allergique. Mais il semblait que le corps du patient les supportât bien. Il fallait jouer le tout pour le tout. De toute façon, l'homme n'avait pas beaucoup de chances d'en réchapper, et l'on n'avait pas le temps de procéder à un long test sélectif qui aurait permis d'écarter le risque d'une réaction allergique.

Ce qui compliquait encore le problème, c'était l'hémorragie patente. Et le fait que l'homme avait mangé peu de temps auparavant.

– Il n'est plus possible de pratiquer une vagotomie sélective. Je vais sectionner l'ensemble des nerfs pneumogastriques.

On allait donc couper les nerfs contrôlant l'estomac et enlever la portion de la paroi gastrique atteinte afin d'arrêter l'hémorragie. C'est la seule explication que Brinkmann donna à son équipe. Ensuite, il se tut pendant toute la durée de l'intervention.

Les instruments exécutaient leur tâche. Déjà, la laparotomie médiane sous-ombilicale était terminée. L'abdomen avait été ouvert, le fascia incisé, le saignement des vaisseaux arrêté par la pose de clamps, et la région où ils allaient intervenir était maintenant exposée à leurs regards.

Brinkmann s'arrêta et releva la tête. Il eut alors une curieuse sensation. La partie du visage d'Udo que le masque laissait à découvert lui sembla se distendre en largeur comme une bande de caoutchouc clair. En même temps, il sentit un picotement qui montait des jambes, parcourait son corps et menaçait de paralyser ses muscles. Il entendit quelqu'un dire :

– La grosse sonde gastrique.

Il émit un bref son rauque qui signifiait sans doute « continue ». C'était ce qu'il se disait : il faut continuer, ne fais pas attention à ça. Inspire profondément. Ça va déjà mieux.

Et il continua, malgré la sueur qui lui coulait dans le dos et ses genoux qui tremblaient.

Personne n'avait rien remarqué. Udo exécutait chaque geste selon l'ordre prescrit. Un tampon humide et chaud étanchait le sang du champ opératoire. Là, c'était l'estomac, très enflé. Ulcère de la face antérieure, sans aucun doute.

Mais avant d'aller plus loin, il leur fallait écarter les vaisseaux, dégager le tronc pneumogastrique et le sectionner.

Brinkmann demanda les ciseaux. A la seconde où il saisissait le métal entre le pouce et l'index, il sentit comme une onde de chaleur descendre depuis ses épaules jusqu'au bout de ses doigts. Puis ce fut comme un coup de couteau, une douleur si insupportable qu'il ouvrit brusquement la bouche, mais sans pouvoir proférer un son. Il eut l'impression de se dissoudre, en proie à une angoisse immense, qui s'abattait sur lui comme des coups de massue avant de l'engloutir.

Plus tard, diverses versions des événements circuleraient. Chacun des témoins en garda sa propre image devant les yeux, eut son propre choc à surmonter.

Mais à cette seconde, ils restèrent tous comme paralysés, protagonistes du même drame, incapables de se glisser hors du rôle qui leur était imposé. A cette seconde, ils avaient leurs instruments à la main; Udo ligaturait un vaisseau qui saignait; Rusca tenait un écarteur; Wolters, à la tête de la table d'opération, était beaucoup plus loin pour intervenir. Ella, l'instrumentiste, fut la seule à réagir. Elle réagit vite. Avec une force que l'on n'aurait pas soupçonnée chez une femme si gracile, elle agrippa Brinkmann sous les bras avant que son corps massif ne s'effondrât sur le sol. Puis elle le laissa glisser lentement, délicatement sur le carrelage, se pencha vers lui, libéra de son masque son visage blême.

– C'est un infarctus! dit Wolters.

Sa voix tremblait un peu, mais ces mots tombèrent nets, secs et durs comme un jugement sans appel dans le silence qui les paralysait tous.

Udo ne termina pas sa ligature. Il posa un clamp, courut au téléphone et saisit le combiné de sa main au gant taché de sang.

– Passez-moi immédiatement Römer! Vite! Comment? Vous ne savez pas où le trouver? Est-ce que vous êtes devenue folle? Vous allez le trouver, et tout de suite! Il faut qu'il vienne en salle d'opération. Vous entendez? En salle d'opération: nous avons... Le patron a un infarctus!

Il se retourna. Il vit Wolters agenouillé, tenant à la main un masque à oxygène qu'il posa sur le visage de son père.

Les contractions étaient comme des voiles rouges qui volaient vers elle, la recouvraient, s'épaississaient, menaçaient de l'étouffer. Contrôler le rythme de sa respiration, le régler sur celui des contractions! Toutes les techniques que Christa avait apprises restaient impuissantes à contenir la douleur. Elle était déjà bien heureuse de pouvoir encore respirer.

Puis la vague se retirait, elle faisait place à une familiarité incroyable et pleine d'amour avec ce corps souffrant et ruisselant de sueur qui était le sien. Elle essaya de penser à Klaus, à son visage désemparé, à son regard qui la cherchait, à ce pauvre Klaus Brinkmann éternellement surchargé de travail, qui se serait tant réjoui de rester auprès d'elle, mais à qui son travail avait interdit cette joie.

Klaus!

Elle serra les dents, ferma les yeux et se dit: Cette fois, c'est la bonne. Maintenant!

Elle entendit le Dr Gerres marmonner un nom de médicament, un antalgique. Elle voulait un accouchement naturel, mais qui pourrait supporter cela? Ses jambes se crispèrent, si fort qu'elle ne sentit pas la piqûre de l'aiguille. Mais aussitôt, le médicament, comme un courant apaisant, vint soulager chaque muscle, chaque fibre nerveuse, chaque cellule. Elle put de nouveau sourire. Elle ne savait pas si elle souriait parce que la douleur disparaissait, ou parce que tout semblait terminé. Que faisaient-elles, ces deux têtes d'homme, là-bas, loin, si loin d'elle? Maintenant, des mains précautionneuses s'affairaient...

La sage-femme accourait, soulevait quelque chose, une sorte de paquet rougeâtre, humide et luisant, si réel et si surnaturel à la fois que le cœur de Christa se serra: mon enfant!

Un cri de bébé. Un long cri de bébé.

Elle ferma les yeux...

L'étape suivante, c'était l'incision sur la gauche du foie. Les images résumant son expérience d'opérations antérieures étaient très nettes dans son esprit, certes. Mais après tout, il y avait une demi-douzaine de techniques d'opération de l'estomac, et le choix de celle qu'il convenait d'employer ne dépendait que de l'analyse de la situation.

En tout cas, il fallait repousser davantage le lobe gauche du foie.

– Allez, Piero! Il faut tirer plus fort si tu veux y arriver!

Piero Rusca acquiesça, et réagit en conséquence. Ce qui ne cessait de l'impressionner, de même que Renz, au long de ces terribles minutes qui s'étiraient interminablement, c'était l'assurance avec laquelle Udo exécutait son travail. Pour la première fois! Et sans pouvoir compter sur la surveillance et sur l'aide d'un opérateur expérimenté. Comment faisait-il?

– Là, tu tires encore un peu sur le péritoine. Ça marche, tu vois.

Ça marchait. Udo était en train de préparer le filet nerveux antérieur. Il le sentait comme un faisceau de câbles contre la paroi distendue de l'estomac.

– Deux clamps.

Ella lui tendit les pinces. Le temps s'écoulait au rythme monotone du monitoring. A deux reprises, déjà, l'appareil s'était affolé: troubles circulatoires.

Du coin de l'œil, Udo observa une infirmière qui revenait du téléphone et disait quelques mots à Ella. L'instrumentiste hocha la tête, puis elle se tourna vers lui, un sourire dans les yeux.

– Qu'y a-t-il? demanda-t-il d'un ton impatient.

– Tu as un petit frère, Udo.

– Comment?

– Un frère. Trois kilos.

Les pinces étaient en place. Il allait ôter un centimètre du nerf pneumogastrique gauche, ligaturer les extrémités, puis il faudrait s'attaquer au pneumogastrique droit, caché derrière l'estomac. Là, il ne verrait plus rien. Tout serait une question de sensibilité tactile. Ensuite, le lavage d'estomac au Taurolin!... Un frère... On verrait cela plus tard. L'essentiel était que le père du petit frère survive. Bon Dieu, pourvu que papa s'en tire! Ne pas y penser. Surtout pas! Continuer.

– Est-ce qu'on a des nouvelles de Römer?

Il avait posé sa question à très haute voix.

Wolters secoua la tête.

– Il faudrait pourtant que nous sachions comment ça se présente!

– Nous allons le savoir. Ne t'en fais pas, Udo, il va s'en tirer.

Il le faut! se dit Udo. Que deviendrions-nous sans lui? Puis il pria, submergé par des sentiments qui le détournaient de sa tâche mais l'emplissaient d'une piété qui l'effraya presque: Aide-nous! Aide-nous juste cette fois... Non, aide-nous cette fois encore... Est-ce que tu m'entends? Je t'appelle! Est-ce que tu nous vois dans notre misère? Même si nous échouons parfois, nous faisons tout notre possible... Est-ce que tu le vois? Alors, aide-nous.

Il luttait.

Mais le courant était si fort. Il savait nager, pourquoi ses bras ne voulaient-ils pas bouger ? Mais peut-être bougeaient-ils ? Oui, mais s'ils s'agitaient de façon désordonnée, il le savait, les vagues se refermeraient sur sa tête, il n'aurait plus d'air, il ne pourrait plus refaire surface, ce serait fini, fini pour toujours.

Encore un effort. Contre ce martèlement, contre ce bourdonnement, contre la douleur, contre les vagues grises déferlant sur lui, oui, encore un effort vers le salut.

L'île était si proche. Elle était noire, et plate, et longue. Une île qui ressemblait à un mur. C'était difficile à distinguer. Il y avait des gens, là-bas, beaucoup de gens, immobiles comme des piliers de pierre, et au-dessus de leurs têtes les mouettes traçaient leurs courbes folles, toujours à la même altitude.

Il y avait là Käte. Son père. Elena...

Il sentit sa gorge se serrer : il manquait d'air. Et il se dit au même instant : je le peux ! Je le peux vraiment. Trop souvent, j'ai renoncé. Pas cette fois. Car si je ne réussis pas, ce qui s'ensuivra sera bien pire... Oui, ce serait la fin de tout. Le monde pourrait se désagréger, sortir de ses gonds, s'écrouler, et le ciel s'effondrerait sur les ruines.

Tu dois l'empêcher... Il faut que tu les préviennes. Tant de choses en dépendent. Tant de gens comptent sur toi. Jeunes et vieux, malades et bien portants, adultes et enfants – oui, enfants !

Il le faut !

Il entendit une voix qui disait :

– Nous n'avons plus besoin du masque. Nous envoyons maintenant l'oxygène par la sonde nasale. Et puis il faut que nous augmentions encore le débit de procaïnamide.

Procaïnamide ? Qu'est-ce que c'était que ce mot ? Était-ce lui qui allait tout changer ? La formule magique ? Qu'est-ce que c'était...

– Klaus ! Est-ce que tu m'entends ? demandait la voix.

Klaus ? Qui était-ce, Klaus ?...

– Klaus, reste calme. Tout ira bien, tu verras.

Oui, maintenant, il le savait : tout irait bien. Il le fallait. Mais rester calme... Comment aurait-il pu rester calme ?

Personne ne savait comment la nouvelle avait transpiré, qui

l'avait répandue, mais elle avait couru d'étage en étage, de bureau en bureau, laissant derrière elle stupéfaction, peur et incrédulité: le patron s'était effondré en salle d'opération ? Un infarctus !

Beaucoup avaient les larmes aux yeux, d'autres cherchaient à se rassurer.

– Oui, avec toutes ces tensions... Il a présumé de ses forces. Après tout, chacun de nous peut avoir un malaise un jour ou l'autre. Mais un infarctus ? Non, pas Brinkmann, c'est exclu.

Il était peu après seize heures. Le Dr Römer quitta pour quelques minutes l'unité de soins intensifs. Il avait fait tout ce qui était en son pouvoir. Ses deux assistants resteraient au chevet de Brinkmann. Il était temps d'aller voir Udo.

Il le trouva à la bibliothèque, toujours en sandales de salle d'opération et casaque verte – un Udo différent de celui qu'il connaissait. Le visage d'éternel adolescent, blême et creusé de rides, les yeux cernés, il semblait avoir vieilli de plusieurs années en quelques heures.

Renz était avec lui. Tous deux dévisagèrent Römer. Udo se leva de sa chaise, le regard interrogateur, mais sans dire un mot.

Römer tenta d'arborer l'expression apaisante et propre à inspirer l'espoir qui était devenue une sorte de trait distinctif de la clinique. Cette fois, il échoua. Il leva les épaules, désemparé.

– Inutile de tourner autour du pot, n'est-ce pas ? C'est un infarctus du myocarde.

– Merci du renseignement ! Nous le savions déjà. Nous avons bien vu... Mais il y a infarctus et infarctus, non ? Est-ce que c'est grave ?

– Assez.

Puis Römer détourna les yeux vers la fenêtre et dit :

– Oui, c'est grave... Un gros vaisseau, apparemment. Mais nous avons rétabli la situation. Les autres fonctions sont normales, elles aussi. Et, dès que je pourrai commencer le traitement de fond à l'héparine, il retrouvera...

Renz et Udo se regardèrent. Espérons ! Pensez que les anticoagulants agiraient aussi vite, n'était-ce pas de l'optimisme de commande ?

– Le plus terrible, s'exclama Römer, sortant de ses gonds, c'est que tout le monde l'avait prévenu ! Et qu'est-ce qu'il a fait ? Au lieu de freiner, il a mis plein gaz ! Cette folie de se croire irremplaçable, cette idée fixe de devoir tout faire soi-même !

Udo sentit son cou se gonfler.

– Ne dites donc pas d'âneries, docteur Römer! Est-ce sa faute, si nous manquons de personnel? Il a pourtant tout fait pour recruter. Est-ce sa faute, si tout le monde court le voir dès qu'il y a un problème ? Est-ce sa faute si l'on fait appel à lui pour tout et n'importe quoi? Il n'avait pas le choix, Römer. Il fallait qu'il soit sans arrêt sur la brèche. Et pourquoi ? Vous le savez aussi bien que nous.

Römer se tut. Il se passa la main sur le front. On aurait dit qu'il voulait se cacher les yeux.

– Pourquoi ? répéta la voix claire et accusatrice du jeune Brinkmann. Parce que nous n'avons ici aucun chirurgien aussi compétent! Je viens encore de le constater. Et vous venez lui reprocher de se croire irremplaçable!

– Je sais bien, Udo...

– Apparemment, vous l'aviez oublié. Il ne se croit pas irremplaçable, Römer. Il l'est.

Römer regarda Renz, debout près de la fenêtre, tout aussi abattu, tout aussi désespéré.

– Comment va votre patient? C'était une perforation de l'estomac, n'est-ce pas?

Renz acquiesça.

– Comment le savez-vous?

– C'est Klaus qui me l'a dit, dans un de ses moments de conscience. Il se faisait du souci.

– Il se faisait du souci? répéta Udo d'une voix étouffée. Il avait raison.

– Le patient va aussi bien que possible, je n'ai toujours pas compris comment nous en sommes venus à bout, mais Udo a été excellent. Si, Udo, tu as été remarquable. Il a des chances de s'en tirer.

– La seule chose qui m'intéresse, répondit Udo, c'est de savoir si mon père a une chance.

Römer avait retrouvé son sourire et, apparemment, sa confiance. Il s'approcha d'Udo.

– Crois-moi, Udo, il a une chance. Et même toutes ses chances. Je peux te garantir qu'il n'y aura pas de lésions de l'endocarde. Et, compte tenu de la gravité de l'infarctus, on peut dire que son état est tout à fait satisfaisant.

Udo hocha la tête. Il croirait Römer. Il voulait le croire. Il le croyait, dans un violent sursaut de révolte contre ce qui restait pour lui aussi inconcevable que dans les premières secondes, quand la catastrophe s'était abattue sur lui.

– Je vais me changer, docteur Römer, rendez-moi un service: accompagnez-moi auprès de Christa. Il faut la mettre au courant.

– Naturellement, dit Römer.

Mais on pouvait lire sur son visage à quel point cette démarche lui était difficile.

Ils lui avaient repris le bébé. Maintenant, il était couché sur une table quelque part derrière ces murs. On le poudrait, on le pommadait, on le langeait. Elle le voyait, aussi nettement que si elle se tenait debout devant la grande baie vitrée, occupée à contempler les tables à langer et les puéricultrices alertes, à sentir l'odeur du talc, à distinguer parmi les autres petits êtres qui agitaient leurs jambes le minuscule bonhomme à la tête rouge et aux cheveux noirs qui lui appartenait. Le «petit Klaus»! Eh bien, le «grand Klaus» serait content.

Mais où était-il passé, le «grand Klaus»? L'opération n'avait quand même pas pu durer si longtemps? Même une intervention aussi difficile qu'une perforation de l'estomac devait être terminée depuis belle lurette. Dire qu'il avait fait une telle comédie pour la quitter... Et maintenant?

La poignée de la porte s'abaissa. Le battant s'ouvrit.

Ce n'était pas Klaus, mais Udo. Et derrière lui, Römer. Elle n'eut pas besoin de les interroger. Il suffisait de voir leur tête pour comprendre: il s'était passé quelque chose, quelque chose de grave.

– Eh bien, où est mon frère?

Udo s'assit sur le lit et chercha la main de Christa. Elle la retira et se redressa contre son oreiller.

– Où est Klaus, Udo? Qu'est-ce qui se passe?

Il évita son regard et baissa la tête. Il soupira.

Maintenant, Römer était lui aussi près d'elle, debout à son chevet. Elle l'entendit dire:

– Il faudra que vous attendiez un moment.

Attendre un moment? Elle était comme paralysée. Attendre un moment... Qu'est-ce que cela signifiait? Que voulait-il dire?

Puis Udo murmura:

– Papa... ton mari... Il a eu un infarctus. Pendant l'opération...

Le silence était tel, dans la chambre, que les voix leur parvenaient de l'extérieur.

Udo. Römer... La-bas sur la table, le biberon, la boîte de talc, les couches-culottes. Et ils lui disaient que Klaus...

Le mot INFARCTUS était sans équivoque. Ce n'était pas un malentendu. Ce mot menaçait de l'écraser. Un infarctus pendant l'opération? Pendant qu'elle donnait naissance à l'enfant? Ce n'était pas possible! C'était une horrible plaisanterie, d'un goût épouvantable!...

Son visage se figea, et elle s'enquit d'une voix nette et précise:

– Un infarctus?... Quel genre d'infarctus? Est-ce que c'est très grave? Désespéré?

Udo secoua énergiquement la tête.

– Non, non. C'est sérieux, mais pas désespéré, Dieu merci.

– Römer!

– Vous savez ce qu'il en est, Christa. Vu les circonstances, il va plutôt bien. Maintenant, nous ne pouvons qu'attendre les résultats du traitement. C'est seulement lorsque nous aurons les résultats des analyes du sang que nous y verrons plus clair.

Nous y verrons plus clair... Vous savez ce qu'il en est...

Elle hocha la tête. Elle était médecin. Elle chercha à mobiliser toutes ses connaissances, n'y parvint qu'avec peine. Qu'est-ce qui déciderait du sort de Klaus? L'étendue de la zone du myocarde endommagée à la suite de l'occlusion coronarienne, par exemple. La possibilité d'une extension de la thrombose à d'autres vaisseaux. Les perturbations du rythme cardiaque. Mais ce dernier danger était sans doute à exclure: aux soins intensifs, ils devaient être en mesure de contrôler cela. Une thrombose intracardiaque?

Ne pas y penser. A quoi bon?

Que restait-il d'autre à faire? Attendre, prier peut-être – si cela pouvait avoir quelque effet. Il le fallait. Sa prière serait efficace, renforcée par l'étincelle de vie que recelait un autre corps, tout neuf, encore minuscule...

Christa ferma les yeux. Elle voulait se représenter le visage de Klaus. Elle n'y réussit que difficilement...

Les anticoagulants commencèrent à donner des résultats le troisième jour après l'infarctus. L'analyse des gaz du sang le confirmait. Le risque de mort était écarté. Cela au moins était sûr.

Restait à savoir comment Klaus Brinkmann résisterait, de quelles forces il disposerait, à quel rythme il réussirait à dégrader les tissus nécrosés de son muscle cardiaque, à éliminer les déchets toxiques et à reconstituer la paroi atteinte avec des cellules neuves.

Maintenant, il gisait là, relié à des câbles et à des cathéters, corps sous perfusion devenu partie intégrante de la grande machine de surveillance et d'entretien qu'était l'unité de soins intensifs, corps que les fortes doses de tranquillisants empêchaient de prendre conscience de sa situation.

Une fois, le soir du deuxième jour, alors que Christa et Römer se tenaient à son chevet et regardaient son visage blême et couvert de sueur, Brinkmann avait ouvert les yeux: de grands yeux étrangement brillants, comme recouverts d'un voile de lumière.

Ses lèvres remuèrent, il prononça des mots qu'elle ne comprit pas. Puis, d'une voix douce et claire, une phrase qui lui était destinée, bien qu'elle ne réussît pas à en déchiffrer le sens.

– Il faut que tu t'occupes des roses, mon ange. Il les a toujours tant aimées...

Des roses ? Nous n'en avons plus au jardin, depuis que tous les rosiers ont succombé à cette mycose, l'année dernière. Et puis de qui parlait-il ? Qui aimait tant les roses ?

Des roses... Elle chercha à pénétrer dans l'univers de ses sentiments. Il songeait à des roses, à d'autres gens. Savait-il, pour l'enfant ? Quand pourrait-elle enfin le lui dire ?

Il était impossible d'y échapper. Si pressé qu'il fût par le temps, Udo devait s'occuper de la patiente de première catégorie, Vanessa Bodenstedt. Bien plus : sur la liste des tâches dont il avait discuté avec Mühlmann, elle occupait une des toutes premières places.

Udo inspira encore une fois profondément, rassembla tout son courage et appuya sur la poignée de la porte. Elle était assise dans son lit, adossée à trois oreillers, les yeux tournés vers la porte, son visage exprimant toute la mauvaise humeur d'une impératrice privée de sa cour.

– Bonjour ! dit Udo avec autant d'entrain qu'il put.

– Vous ? s'exclama Vanessa Bodenstedt.

– Pardon ?

– Je suis un peu étonnée. J'espérais que ce serait le professeur. Je l'attendais. Je l'attends même depuis trois jours.

Le ton sur lequel elle avait prononcé ce «depuis trois jours» équivalait à un verdict de damnation éternelle. Verdict qui visait apparemment les Brinkmann père et fils, et toute la clinique avec eux.

– J'en suis désolé, madame Bodenstedt. Mais mon père ne peut pas venir vous voir.

– On m'a dit qu'il était malade.

– On vous a bien informée.

En cas de problèmes avec les patients, Udo avait l'habitude de donner à ses sourcils un pli sévère, et cela lui réussissait parfois. Mais ni son regard ni ses sourcils n'eurent le moindre succès auprès de Vanessa Bodenstedt.

– Moi aussi, je suis malade, après tout. Et il est mon médecin.

– Si vous tenez absolument à lui parler, il faudra que vous vous rendiez à l'unité de soins intensifs.

– Pardon ? Aux soins intensifs ?...

– Oui madame. Il se remet des suites d'un infarctus du myocarde. Et cela prendra du temps. Il est tout à fait épuisé.

– Il a... Je veux dire : il a eu lui-même ?...

– Oui. Lui-même.

– Un infarctus ?

Comment aurait-il pu y échapper, avec de tels patients ? songea Udo, exaspéré, tout en cherchant à conserver ne fût-ce qu'un semblant de calme. Par la baie vitrée donnant sur la terrasse, il jeta un coup d'œil au jardin où le printemps resplendissait, et cette vision le soutint. Elle lui épargna au moins le mélodrame que cette actrice spécialisée dans les rôles de caractère s'était mise à interpréter du fond de son lit.

– Oh ! mon Dieu ! Klaus Brinkmann... Un homme solide comme un roc ! Ce n'est pas possible... Comment se fait-il que l'on ne m'ait pas prévenue immédiatement ?

Udo considéra qu'il avait rempli sa tâche. Tout ce qu'il souhaitait, maintenant, c'était de quitter cette pièce. Ne pas être obligé de supporter la vue des larmes de crocodile d'une Vanessa Bodenstedt.

– Madame Bodenstedt, si l'on ne vous en a rien dit, c'est peut-être parce que nous ne savons plus où donner de la tête. Nous sommes débordés de travail. Même en ce moment. C'est pourquoi je dois...

– Restez, s'il vous plaît.

– Madame Bodenstedt, si vous voulez faire la conversation, ne comptez pas sur moi. Vous avez bien votre majordome ? Pourquoi ne le faites-vous pas venir ?

– Pardon ?

– Faut-il vraiment que je vous le répète ? Il y a suffisamment de gens susceptibles de venir bavarder avec vous. Moi, je dois retourner à mon service.

– Et vous vous prétendez le fils du professeur Brinkmann ? Votre père a de la délicatesse. Il a l'intelligence du cœur. Bavarder, dites-vous ? Vous, un médecin ? Est-ce qu'aucun de vos maîtres ne vous a jamais dit quel rôle thérapeutique décisif peut jouer la qualité des contacts entre le médecin et son patient ?

Udo ne savait pas s'il devait se mettre à hurler ou éclater de rire. Il resta planté là, ébahi. En tout cas, elle avait réussi à le retenir. Elle ne se soucia pas davantage de lui. Elle replia ses draps et entreprit de se lever, crispant le visage comme si elle endurait des souffrances infinies. Il ne bougea pas. Il resta tel qu'il était, debout au milieu de la chambre, les mains dans les poches. Et Vanessa Bodenstedt fut à ce point choquée par cette attitude qu'elle préféra feindre de ne plus percevoir sa présence et le traiter comme un meuble.

– Où est donc mon argent ? Mon sac à main. Il faut que j'envoie immédiatement quelqu'un...

Elle était maintenant devant le placard. Elle l'ouvrit, en tira un objet de cuir, fit jouer le déclic d'un porte-monnaie.

– Qu'est-ce que cela peut bien coûter ?

Accablé, Udo s'obstina dans son silence pesant.

– Cinquante marks, non cent. Aucune importance. Il faut qu'il ait des montagnes de fleurs !

Elle revint à sa table de chevet et appuya sur la sonnette. Le voyant d'appel s'alluma au-dessus de la porte, mais personne ne vint. Vanessa découvrit à nouveau l'existence d'Udo.

– Qu'est-ce que c'est que cette organisation, docteur ? C'est vraiment scandaleux. Personne ne vient.

– C'est une chance, rétorqua Udo d'un ton sec. Parce que j'aurais interdit qu'on vous obéisse.

– Comment ?

Il montra les billets qu'elle tenait à la main.

– J'aurais interdit au personnel d'aller courir la région pour acheter des fleurs.

Elle avala péniblement sa salive, son visage devint tout pâle, et Udo Brinkmann se délecta de ce spectacle.

– Où suis-je donc, ici ?

Elle lui décocha un long regard accusateur.

– Dans une clinique.

– Et c'est peut-être la raison pour laquelle vous me demandez de m'habiller pour aller acheter les fleurs moi-même ?

– Je ne vous demande absolument rien, mais ce serait une bonne idée, madame Bodenstedt. Cela vous permettrait de prendre l'air, pour une fois. Et, d'un point de vue thérapeutique, je ne peux qu'y être favorable. Mais vous devez malheureusement trouver une autre façon de dépenser votre argent. A l'unité de soins intensifs, les fleurs sont en effet interdites.

Il la salua d'un signe de tête et gagna la porte. Jamais il n'avait vu un visage exprimer pareil désarroi. Si bien qu'au lieu de claquer la porte derrière lui, il la referma tout doucement.

Quelques heures plus tard, Udo revint à l'étage des patients privés. Il devait contrôler le cathéter d'un nouvel opéré. Il fallait tout régler au pas de course pour faire face au chaos qui régnait depuis l'infarctus du patron.

Pourtant, il s'arrêta. La porte de la chambre de Vanessa Bodenstedt était grande ouverte. Il regarda à l'intérieur. Le lit était vide, les portes du placard béaient sur d'innombrables cintres – et quelqu'un d'autre était là, contemplant la chambre désertée.

Mühlmann...

– Qu'est-ce qui se passe, ici ?

Mühlmann haussa les épaules. Il tourna lentement la tête vers Udo.

– Je vous aurais volontiers posé la même question, dit-il d'une voix sépulcrale.

– A moi ? Comment cela ?

– Comment cela ? Vous me le demandez sérieusement ? Elle est partie. Envolée !

– Ah ! Dieu merci !

Le cou de Mühlmann se gonfla, mais le directeur administratif se tut. Il ôta ses lunettes et se mit – ô surprise ! – à les nettoyer avec sa cravate. Il doit être vraiment dans tous ses états, se dit Udo, et il se rappela, plein de mauvaise conscience, les « principes à observer vis-à-vis de Mme Bodenstedt » que lui avait énoncés son père.

– Est-ce qu'au moins elle a payé sa note ?

– Qu'allez-vous imaginer ? Elle ne paie jamais elle-même. L'administrateur de ses biens nous envoie un chèque.

– Eh bien, alors, où est le problème ?

Cette fois Mühlmann ne put se retenir de hurler.

– C'est vous qui nous avez mis dans le pétrin ! Vous seul ! Vous avez chassé de cette maison une de nos patientes les plus rentables !

– Allons, n'exagérons pas. En quoi était-elle une patiente ? Elle n'a jamais eu la moindre maladie.

– Quelle importance ? Maintenant, en tout cas, elle ne reviendra jamais.

Udo songea au nouvel opéré qui l'attendait, au cathéter à contrôler. Tout ce qu'il cherchait, c'était une réplique qui lui permît une sortie rapide et à peu près correcte. Cette histoire ne le réjouissait pas, certes, mais devait-il pour autant regretter son attitude ?

– Monsieur Mühlmann, tout cela est naturellement un non-sens total. J'ai seulement dit à Mme Bodenstedt que je serais heureux qu'elle prenne un peu d'exercice au grand air. Mais je ne l'ai pas chassée ! Qu'est-ce qui a pu vous le faire penser ?

– Ce qui a pu me le faire penser ? C'est que j'en ai la preuve.

Mühlmann agitait une feuille de papier. Et Udo, qui commençait tout doucement à perdre lui aussi son sang-froid, la lui prit des mains.

Sur le luxueux papier rose, il n'y avait que quelques lignes, écrites à l'encre verte. Udo lut :

« Docteur Brinkmann. Après la scène que vous venez de m'infliger, et qui prouve à mes yeux non seulement votre manque de tact, mais aussi une brutalité que je ne puis expliquer que par de graves lacunes dans votre éducation, j'ai préféré m'en tenir quand même à votre conseil : je vais dépenser mon argent ! Non pas dans cette ennuyeuse Forêt-Noire où je me vois exposée à vos mauvais traitements, mais dans ma maison sur la Côte d'Azur. J'espère que cela vous servira de leçon. Vanessa Bodenstedt. »

Lentement, en prenant autant de précautions que s'il maniait un flacon de nitroglycérine, Udo posa la feuille sur le secrétaire.

– Que voulez-vous, monsieur Mühlmann, dit-il en grimaçant un mince sourire. D'un point de vue thérapeutique, nous pouvons nous féliciter de ce succès. Peut-être que je l'ai guérie. Elle devrait m'en être reconnaissante.

– Reconnaissante !

Mühlmann secoua la tête comme s'il venait de recevoir un coup de poing. Ses lèvres marmonnèrent quelques mots, mais Udo ne put percevoir ce qu'ils signifiaient. Il était déjà parti. Il était pressé, très pressé...

Patient dans sa propre clinique ! C'était une expérience toute nouvelle...

Aussi loin qu'il pût remonter dans ses souvenirs, c'était même sa première hospitalisation.

Il trouvait cela fondamentalement déplaisant. D'un autre côté, il était assez objectif pour constater que ce serait fructueux. Il apprenait tant de choses... Il en avait déjà dressé toute une liste dans son esprit. En tête de la première colonne, celle des désagréments, figurait l'affairement dévot autour du patron. Même lorsqu'il était encore là-haut, aux soins intensifs, réfléchissant à lui-même, à son destin, à la précarité de l'existence et à la mort, il n'avait rien pu y changer. Il ne s'en tiendrait d'ailleurs pas aux infirmières. A vrai dire, on ne pouvait rien leur reprocher. Elles avaient simplement peur de commettre une erreur, c'est ce que leur avait mis dans la tête la hiérarchie de la clinique. Mais lorsque même un Römer venait toutes les cinq minutes passer la tête à la porte au lieu de s'occuper des autres patients, on était en droit de se poser des questions.

Maintenant, cette étape était franchie.

Il avait parfois l'impression de porter de nouvelles lunettes. Il voyait les choses de manière plus claire, plus précise. Il y aurait une foule de questions à discuter. Pas seulement le comportement des médecins lors des visites, lorsqu'ils défilaient le doigt sur la couture du pantalon au chevet du grand chef. Non, cela commençait avant l'aurore, à cinq heures du matin, par cette façon stupide de réveiller les patients, puis cela se poursuivait par toute une ronde de règlements absurdes relatifs aussi bien au nettoyage qu'aux marches forcées des pensionnaires entre le laboratoire et le service de diagnostic, entre le service de diagnostic et le service de soins. Il convoquerait une réunion, il parlerait non seulement à Mühlmann et aux infirmières, mais au conseil d'administration.

Pour l'instant, Brinkmann gardait encore tout cela pour lui.

Pourquoi semer la panique ? Et puis, critiquer ne correspondait pas à cette vision de l'existence, indulgente et distanciée, qui s'était imposée à lui.

– Tu vois, Römer, maintenant, je me suis arrêté de fumer, dit-il lorsque le chef du service de médecine interne entra de nouveau dans sa chambre avec toute son escorte.

– Ha ! Ha ! Et c'est censé m'impressionner ?

Les sourcils froncés de Römer. Le baiser froid de la membrane du stéthoscope sur les côtes. La routine.

– Ça s'améliore, ça s'améliore..., marmonna Römer.

Oui, c'était le miracle. Lui, le grand gourou de la médecine, qui prodiguait aux autres des conseils qu'il aurait bien fait de suivre lui-même, avait malmené son corps au lieu de prendre soin de lui. Mais ce corps semblait posséder une qualité singulière : il savait pardonner ! Peut-être est-ce la robuste constitution de mes ancêtres paysans ? se disait Brinkmann. Cet organisme disposait à tout le moins de réserves insoupçonnées qu'il pouvait envoyer au front, qui luttaient, dégageaient les décombres, nettoyaient, réparaient. Il ne souffrait plus, l'arythmie avait cessé, son brave cœur maltraité battait calmement, régulièrement. Brinkmann lui en était reconnaissant. Bien sûr ! Après tout, ils avaient conclu un pacte. La chance que son cœur voulait bien lui accorder une fois encore avait fait d'eux des amis, des frères, même. Brinkmann ne tourmenterait plus son cœur et celui-ci, de son côté, lui promettait de faire tout son possible. Le résultat de ce pacte, c'était que la peur qu'ils avaient l'un de l'autre avait disparu.

Il s'entraîna à sa nouvelle technique respiratoire, aspirant profondément, envoyant l'oxygène dans tous ses vaisseaux, et regarda Römer d'un air radieux.

– Aujourd'hui, je fais une première promenade, mon vieux ! Je descends au jardin.

Épouvanté, Römer leva les bras au ciel.

– Et moi qui pensais que tu étais devenu raisonnable ! C'est du moins ce que tu prétendais ?

– C'est la raison qui me dit : Lazare, lève-toi et sors. Cher Römer ! Qui a dit que je serais dehors avant huit jours ? C'est bien toi ? Et que crois-tu que je ferai, quand je serai dehors ?

– Avec toi, je ne peux pas me permettre de croire quoi que ce soit. Je contrôlerai. Je m'assurerai que tu restes assis sur la terrasse, à lire et à te détendre.

– Personne ne peut se sentir plus détendu que moi.

Cela parut plaire à Römer.

– A toi le stress ! ajouta Brinkmann. Contrôle tout ce que tu voudras. Mais tu sais, j'ai maintenant compris ce qui ne va pas. J'ai appris tant de choses, quand j'étais chez toi, aux soins intensifs.

– Chez moi ? C'est d'abord chez toi, non ?... Et je ne vois pas très bien ce qu'un homme comme toi a pu apprendre là-haut.

– C'est parce que tu connais mal les hommes, Römer. De la part d'un spécialiste de médecine interne, je trouve cela tout à fait inquiétant. S'il y a un lieu où l'on peut apprendre quelque chose, c'est bien là. Dans une unité de soins intensifs, parfaitement. Peut-être aussi sur un bateau qui sombre. Ou bien pendant une expédition au Sahara, quand les réservoirs d'eau sont à sec. Ou...

Brinkmann chercha d'autres exemples. Il n'avait que l'embarras du choix. Comment se faire comprendre ? Et pourquoi ? Pas maintenant. Le moment n'était pas encore venu.

D'ailleurs, n'y avait-il pas des problèmes plus tangibles, plus immédiats, voire plus dramatiques ?

– Où en est-on avec le nouveau, Römer ? Est-ce qu'il s'est manifesté ?

– Oui, hier soir. Il a fallu d'abord que nous lui envoyions deux télégrammes.

– Et ?

– La même chose que la dernière fois. Il dit qu'il ne peut pas partir ainsi au pied levé, que tu lui avais d'ailleurs donné huit semaines pour se décider quant à la succession de Schäfer, qu'il va venir, mais qu'il avait déjà fait ses réservations pour des vacances en Provence.

En Provence !

Malgré leur accord moratoire, le gros muscle se mit à faire un léger tapage dans la poitrine de Brinkmann. Celui-ci tenta de réfléchir. Il ferma les yeux pour échapper au regard préoccupé de Römer. Cela ne l'aida guère. Ce Dr Klein ne lui avait-il pas donné l'impression d'être un homme très sérieux ?

En tant que chirurgien, il pouvait attester d'une grande expérience touchant toutes sortes d'opérations, dans de bonnes cliniques. En outre, il était jeune et, à ce qu'il semblait, capable d'enthousiasme. Et maintenant ? Il partait en vacances. Alors qu'ici tout allait à vau-l'eau et que lui-même avait failli crever...

– Eh bien, Römer, si c'est ainsi qu'il envisage le travail, il va falloir que nous songions à quelqu'un d'autre.

Römer hocha la tête, soulagé, et sourit de nouveau.

– C'est aussi ce que je me suis dit. J'ai déjà téléphoné un peu partout. Nous trouverons quelqu'un. Mais en attendant, nous devrons continuer à bricoler. Encore heureux que nous ayons quelqu'un de solide sous la main...

– Udo ?

– Oui. Et il n'est pas seulement capable d'improviser. Il connaît le métier à fond. Cette perforation d'estomac, il a réglé ça de façon magistrale. Ketterer lui-même se répand en louanges dans toute la région. Le patient d'Udo sera bientôt sur pied.

Römer avait sans doute raison. Brinkmann tourna les yeux vers la fenêtre. Le printemps ! Cette incroyable harmonie, si gaie, de couleurs et de formes. Notre jardin, songea-t-il, tout attendri. Et le soleil qui jouait avec les ombres. Des patients qui se promenaient, gravissaient le versant, discutaient, s'asseyaient sur les bancs et regardaient vers la clinique avec cette immense confiance qu'ils lui accordaient...

Pourquoi se laisser oppresser par de sombres pensées ? Un instant auparavant, il avait eu l'impression qu'un fardeau pesait sur lui et l'enfonçait dans ses oreillers. Mais à présent ? Oui, Römer avait raison : ils s'en sortiraient. Ils avaient suffisamment de collègues dans la région. Peut-être n'y avait-il pas de génies parmi eux, mais c'étaient de bons artisans. Tout n'était qu'une question d'organisation minutieuse et de planification. Et en attendant...

– En attendant, Römer, sans doute Udo devra-t-il assurer l'intérim.

– C'est ce qu'il fait. Et un jour...

– Un jour encore assez éloigné, Römer. Ne nous faisons pas d'illusions. Il faut des années pour former un bon chirurgien. Il n'y a qu'une chose à faire : travailler, opérer. La pratique, encore la pratique. Tu le sais bien, n'est-ce pas ?

Römer se tut. Que s'était-il imaginé ? Avait-il parlé à Udo ? Quelle importance ?

– Tu sais, Römer, mon second fils va venir tout de suite.

– Pas tout seul. Il faut encore qu'on le porte, dit Römer sans son sourire accoutumé.

– Et après ? Un jour, il pourra courir comme Udo, le chirurgien. Mais pendant que j'étais allongé là-haut, branché à tes câbles...

Römer leva des sourcils indignés.

– *Mes* câbles ?

– Pendant que j'étais allongé là-haut, reprit Brinkmann sans se laisser troubler, sais-tu ce qui m'est apparu très clairement ?

– Non. Quoi ?

– Que je suis immortel.

– Pardon ?

Römer le fixa, bouche bée, mâchoire pendante. Brinkmann pouvait s'imaginer quels signaux d'alarme retentissaient derrière son front : confusion mentale typique, peut-être due à une dégradation des tissus nécrosés ? En tout cas un signe d'aggravation.

Il rit.

– N'as-tu pas des enfants, toi aussi ? Regarde un peu dehors.

Le regard de Römer suivit la direction que Brinkmann indiquait du doigt, et il vit Udo. Les épaules voûtées, les mains dans les poches de sa blouse, il gravissait la pente en compagnie de Marks, de la démarche dégingandée qui lui était habituelle, sans doute avec l'intention de prendre un peu l'air.

– Que prétendons-nous faire contre la mort, nous autres médecins ? Malgré tous les... cris conquérants et la splendide imagerie de la pharmacie et de la recherche, nous n'en sommes qu'au début, Römer. Et nous ne dépasserons probablement jamais ce stade. Dieu merci ! Ce sont nos enfants qui nous rendent immortels. Le matériel génétique, les quelques molécules d'ADN qui nous font survivre en eux, jusqu'à ce qu'ils se dissolvent à leur tour dans le grand Tout...

La bouche de Römer se referma. Il releva le nez. Il faisait une si drôle de tête que Brinkmann le réconforta en lui tapotant la main.

– Je t'ai donné un choc, mon vieux, n'est-ce pas ? N'aie pas peur. Mais tu vois, on peut apprendre pas mal de choses même là-haut, chez toi. Tu ne crois pas ?

– Si, si. C'est certain.

– Eh bien, maintenant, j'aimerais assez que tu te rendes auprès de mon épouse, pour lui dire que j'attends sa visite.

Il sourit. Römer s'en fut, accompagné de son escorte interloquée.

– Autre chose, Römer ! lui lança encore Brinkmann, d'excellente humeur, comme il allait sortir. Prie ma femme de moucher le nez de mon petit Klaus avant de me l'apporter pour que je lui donne le sein!

Il avait plu pendant la nuit.

Christa avait d'abord émis des objections, mais Brinkmann la convainquit et ils partirent quand même. Il gara la voiture près de la table d'orientation au-dessus du barrage et ouvrit les portières. Molli fut la première dehors. Les prairies étaient humides, la forêt disparaissait dans la brume, et il s'inquiéta des dégâts que causeraient les pattes de Molli aux sièges de la voiture quand ils reviendraient.

Ce n'était pas important. Rien n'était important, sinon qu'ils gravissaient la pente côte à côte, pas à pas, qu'il sentait ses jambes, ses pieds, le sol sous ses semelles qui s'enfonçaient dans la terre détrempée et y adhéraient, si bien qu'il lui fallait vaincre une légère résistance pour faire le pas suivant.

L'ascension était fatigante. Römer l'aurait blâmé de faire un pareil effort. Et le visage de Christa était soucieux. Il ne l'en aima que davantage. La pauvre... Et tout en surveillant sa respiration, Brinkmann songeait qu'elle devait être en train de chercher dans sa mémoire tout ce qu'elle avait appris pendant ses études sur la convalescence et la réadaptation après un infarctus.

– Tu devrais marcher plus lentement, Klaus. Il ne faut pas que tu te fatigues!

– Mais je marche tout doucement.

Il ne marchait ni lentement ni rapidement, il gardait le rythme qu'il avait trouvé, il avait conscience des battements réguliers de son pouls, du mouvement de son diaphragme qui contribuait au contrôle de sa respiration. Il était en harmonie avec lui-même, avec son corps, avec ce monde, cette forêt qui maintenant émergeait lentement de ses voiles, avec les nuages et les oiseaux qui planaient au-dessus de leur tête, avec Molli qui, là-haut en avant d'eux, courait en rond, jappait, se couchait une seconde dans l'herbe, dressait ses oreilles frémissantes, les fixait d'un œil impatient, et décidait de leur donner une démonstration de vitesse.

Elle arrivait ventre à terre.

Christa, la mère protectrice, prête à tuer des dragons pour défendre la vie de Klaus, s'écria:

– Molli ! Est-ce que tu es folle ? Tu vas le faire tomber à la renverse !

Naturellement, il n'en fut rien. Brinkmann se sentait tout à fait solide sur ses jambes.

Molli repartit en glapissant aux trousses de quelque chat, lapin ou campagnol imaginaire.

A un moment ou à un autre, il faudrait qu'il le dise. Pourquoi pas maintenant ? L'heure s'y prêtait aussi bien que n'importe quelle autre.

– Christa, qu'en penses-tu ? Est-ce que je dois continuer à la clinique ?

Il sut aussitôt qu'elle s'attendait à cette question. Elle ne répondit pas, et de nouveau elle lui fit de la peine. Comment pouvait-il lui infliger encore ce fardeau, lui demander de trouver à ses doutes une réponse que lui-même avait du mal à concevoir ? Doutait-il vraiment, d'ailleurs ?

– Il y a, dans la vie, des choses plus importantes que la direction d'une clinique ajouta-t-il.

– C'est certain.

– D'ailleurs, j'ai atteint mon but. J'ignore l'ambition. Et puis il y a toi. Il y a Udo. Il y a le petit. Est-ce que ce n'est pas suffisant ? Que me faut-il de plus ?

Elle regarda le bout de ses chaussures, puis rejeta la tête en arrière et suivit des yeux la buse qui s'élevait en spirale au-dessus de la crête boisée, très haut, de plus en plus haut dans le ciel bleu. Puis elle dit d'une voix très calme et très douce :

– Une table d'opération.

Et Brinkmann sut que, bien sûr, elle avait raison. Ce qu'il ne savait pas, c'est comment il allait se comporter devant cette table d'opération – à l'avenir.

Il serait bien temps d'y penser.

Il parcourut des yeux le paysage aux lignes sinueuses, les pentes, les vallées, les layons et les cimes. Tout en bas s'étendait la ville. Il détourna le regard des toits et chercha la clinique. Elle était cachée derrière les arbres, on n'en voyait rien, elle aurait pu tout aussi bien ne pas exister.

Il se rétablirait complètement, c'était pour lui une certitude. Il deviendrait un autre homme. Il avait appris une chose très importante : prendre du recul vis-à-vis de ses rêves et faire face à sa propre réalité. La table d'opération appartiendrait-elle à cette réalité ? Il n'en savait rien...

– Ils disent tous qu'ils ne peuvent pas se passer de moi, Christa.

– Udo a vraiment besoin de toi.

– Et moi de toi !

Il lui prit la main et songea: On dit cela très vite, facilement, trop souvent, et il sentit avec un étonnement douloureux combien, dans le cas présent, c'était vrai...

Imprimé en France par la Société Nouvelle Firmin-Didot
Dépôt légal : septembre 1990
N° d'édition : 2390 – N° d'impression : 15706